器官移植护理学

主　　审　严律南　文天夫　杨家印

名誉主编　蒋　艳　罗艳丽

主　　编　吴孟航　谷　波

副 主 编　唐　荔　白阳静　杨小玲

编　　者　（按姓氏笔画排序）

王　瑶　王亚波　王艳琼　王凌云　王颖莉　毛　凌
邓应平　卢　丹　叶燕琳　白阳静　冯志仙　任秋平
邬　涛　刘元春　刘双双　刘惠蓉　刘雅惠　李思琴
李婷婷　李蕊利　杨　梅　杨小玲　肖开芝　吴孟航
谷　波　张　丹　张川莉　罗羽鸥　罗艳丽　周美池
周朝霞　赵上萍　袁邻雁　徐正英　高佳丽　郭　晖
唐　荔　唐　静　黄建琼　梁诗琪　葛玉花　蒋　禹
覃　莉　程　柳　程　蓉　曾继红　谭其玲

人民卫生出版社

·北　京·

图书在版编目（CIP）数据

器官移植护理学 / 吴孟航，谷波主编 . -- 北京 ：
人民卫生出版社，2024. 6. -- ISBN 978-7-117-36410-2
Ⅰ. R473. 6
中国国家版本馆 CIP 数据核字第 20244VR836 号

人卫智网	www.ipmph.com	医学教育、学术、考试、健康，购书智慧智能综合服务平台
人卫官网	www.pmph.com	人卫官方资讯发布平台

器官移植护理学
Qiguan Yizhi Hulixue

主　　编：吴孟航　谷　波
出版发行：人民卫生出版社（中继线 010-59780011）
地　　址：北京市朝阳区潘家园南里 19 号
邮　　编：100021
E - mail：pmph @ pmph.com
购书热线：010-59787592　010-59787584　010-65264830
印　　刷：北京汇林印务有限公司
经　　销：新华书店
开　　本：710 × 1000　1/16　　印张：23　　插页：4
字　　数：401 千字
版　　次：2024 年 6 月第 1 版
印　　次：2024 年 9 月第 1 次印刷
标准书号：ISBN 978-7-117-36410-2
定　　价：89.00 元
打击盗版举报电话：010-59787491　E-mail：WQ @ pmph.com
质量问题联系电话：010-59787234　E-mail：zhiliang @ pmph.com
数字融合服务电话：4001118166　E-mail：zengzhi @ pmph.com

前 言

人体器官移植是20世纪医学领域的重大成就，挽救了很多终末期器官衰竭患者的生命。随着麻醉、器官移植技术、术后监护水平不断提高，器官保存液和免疫抑制剂的应用与不断更新，器官移植发展迅速，其疗效不断提高，移植受者生存期不断延长。目前，我国器官移植手术技术、围手术期处理和临床疗效已接近国际先进水平。器官移植在飞速发展的同时，也给器官移植护理带来了机遇和挑战。

四川大学华西医院器官移植中心（以下简称中心）是最早在国内开展器官移植的单位之一。目前，肝移植在著名肝胆外科专家严律南教授领导下已开展各种术式，达到国内领先、国际先进水平。肾移植不论数量还是质量均居于全国前列，肾移植受者术后1年生存率、5年生存率分别达到99%、96%。在活体肾移植、ABO血型不合肾移植、免疫诱导和维持、排斥反应的诊断和治疗以及移植物长期存活等领域居全国领先地位。中心也是西南地区唯一一个大规模开展心脏移植的单位，是西部地区最早开展肺移植的单位，角膜移植手术量和手术技术同样处于全国先进行列，西部领先水平。

本书的编者多来自四川大学华西医院器官移植护理团队，长期从事器官移植临床护理工作，协同医疗团队开展各项围手术期护理、并发症的预防及护理、疑难和危重症的抢救及护理。编者总结了临床护理工作中的经验，结合国内外器官移植在理论基础和临床应用中新的进展，编写了本书。本书共13章，对器官移植的发展史、器官捐献的管理、移植免疫基础与排斥反应，以及肝、肾、心、肺、胰腺、造血干细胞、皮肤、角膜移植受者的护理等方面进行了较系统的介绍。本书注重实用性、科学性，希望能成为一本对国内从事器官移植护理工作的同仁们有用的参考书，为我国器官移植护理专业发展尽一份绵薄之力。

鉴于编者水平有限，经验不足，难免有错误和不足之处，恳请各位同仁不吝赐教。

吴孟航　谷　波

2024 年 2 月

目录

第一章　器官移植概述

第一节　概　　述

一、概念

将一个个体的细胞、组织或器官通过手术、输注等方法，移植到自体或另一个个体的某一部位，称为移植术（transplantation）。移植的细胞、组织或器官称为移植物（graft），提供移植物的个体，称为供体 / 供者（donor），接受移植物的个体，称为受体 / 受者（recipient）或宿主（host）。如果供者与受者是同一个体，则称为自体移植（autotransplantation）。在自体移植时，若移植物重新移植到原来的解剖部位，称为再植术（replantation），如断肢再植。而人工合成的高分子材料和各种金属材料在体内的应用，如人工皮肤、人工心瓣膜等属于生物医学工程的范畴，不属于移植术。

二、移植的种类

（一）按遗传免疫学的观点分类

供者和受者有完全相同的基因型，如同卵双生子之间的移植，称为同系移植（isotransplantation），移植后不会发生排斥反应。供者和受者属于同一种族，但基因不同，如人与人之间的移植，称为同种移植或同种异体移植（allotransplantation），通常称为同种移植，移植后会发生排斥反应，这是当今医学界应用最多的移植类别。不同种属之间（如猪与人）的移植，称为异种移植（xenotransplantation），移植后会发生强烈的排斥反应，尚在实验研究中。

（二）按移植物的活力分类

如移植物在移植过程中始终保持着活力，移植后能较快地恢复其原有的生理功能，这种移植称为活体移植。若移植物在移植时已丧失活力，则称为结构移植或支架移植、非活体移植，如血管、骨、软骨、肌腱及筋膜等的移植，这些移植物的作用是机械性的，仅在于提供支持性基质和解剖结构，使来自受者的同类细胞能够长入、定居。故此，同种结构移植在术后不会发生排斥反应。

（三）按移植方法分类

1. 游离移植　移植时移植物完全脱离供者，其血管全部切断，且移植时不进行吻合。移植后，周围的受者组织发出新生血管，逐渐长入移植物内，重新建立血液供应，如各种游离的皮片移植。

2. 带蒂移植　移植物与供者在解剖上大部分已切断，但有一带有血管（包括输入和输出血管）的蒂相连，包括移植过程中也始终保持血液循环。这种移植都是自体移植，如各种皮瓣移植。

3. 吻合移植　移植物完全脱离供者，所有血管也已切断，在移植术中将移植物的主要血管（包括动、静脉）和受者的血管进行吻合，移植完毕时，移植物的血液供应才得到有效恢复，临床上开展的同种异体肾、肝、心脏移植都是吻合移植。

若一次同时移植 2 个器官，如心脏和肺、胰和肾，习惯称为联合移植（combined transplantation）。如一次同时移植 3 个或更多器官，称为多器官移植（multiple organ transplantation）。这类移植器官往往有一个总的血管蒂，整块切除后连在一起，外形如一串葡萄，故名器官簇移植（organ cluster transplantation）。移植时只须吻合其主要的动、静脉主干即可，如肝、十二指肠 - 胰腺移植。

4. 输注移植　是将有活力的细胞悬液，输至受者的血管、体腔、组织、脏器内或包膜下的一种移植方法。例如输全血、输红细胞、骨髓移植、胰岛移植等。

（四）按移植部位分类

将移植物移植到受者该器官原来解剖位置的，叫原位移植；移植到另一部位的，叫异位移植或辅助移植。原位移植时必须将受者原来的器官先予以切除，如原位肝移植、原位心脏移植；而异位移植时，受者原来的器官一般不予以切除，如将肾移植到髂窝内、甲状旁腺移植到皮下或腹腔内。

三、临床常见的移植

临床常见的移植可按解剖学来分类，一般分为 3 种类型，即细胞移植、组织移植和器官（脏器）移植。

（一）细胞移植

将有活力的细胞群，制备成悬液，从一个个体输注至另一个个体内，称为细胞移植。接受移植的部位常为血管、体腔，也有植入各种组织（如皮下、肌肉）内和各种器官（如脾、肾、肝包膜下或实质）内的。

将细胞移植归入器官移植范畴，是因为它具有两个明显的特征，一是同种移植后必然发生不同程度的排斥反应；二是被移植的细胞在全部移植过程中始终保持着活力。然而，细胞移植与通常所说的器官（脏器）移植相比较，又有下述几个特点：①它不具有器官的正常外形及解剖结构，不是一个完整的器官，移植时无须吻合血管。②供者细胞在分离、纯化、制备和输注过程中，多有损伤，部分细胞丧失活力，为了取得疗效，要进行大量高活力的细胞群团移植。③移植物在体内是可以移动的，可在远离原来植入部位处遭到破坏，也可在远处发生局部反应，引起症状。④移植细胞多不在人体原来的解剖位置，失去了正常生存的生理环境，对长期生长不利。⑤移植细胞经过几代传代繁殖后，会发生变异、退化，而逐渐失去原器官固有的功能，有效期多数是短暂的。

细胞移植的典型例子就是骨髓移植。骨髓移植的适应证有肿瘤性疾病和非肿瘤性疾病两大类。肿瘤性疾病包括急性白血病、慢性髓细胞性白血病、恶性淋巴瘤、多发性骨髓瘤、慢性淋巴细胞白血病及骨髓增生异常综合征，非肿瘤性疾病则有重症再生障碍性贫血、遗传性免疫缺陷病、地中海贫血、骨硬化病和获得性免疫缺陷综合征（acquired immune deficiency syndrome，AIDS）等。然而迄今，仅在人类白细胞抗原 A（human leukocyte antigen A，HLA-A）系统配型相符的同胞（即有血缘关系）之间行异基因骨髓移植，并输入足够的细胞数，才有一定的疗效。

近来，应用于临床的细胞移植还有同种胰岛移植。我国多应用经短期培养的胚胎胰岛于胰岛素依赖型糖尿病受者，有减少胰岛素用量的作用，少数受者能长期停用胰岛素。也有开展肝细胞移植治疗重型肝炎，脾细胞移植治疗重症血友病 A 和晚期肝癌，有一定疗效。

（二）组织移植

组织移植包括皮肤、黏膜、脂肪、筋膜、肌腱、肌肉、角膜、血管、淋巴管、神经、软骨和骨等的移植。除皮肤外，上述组织在移植前，组织内细胞的活力已完全丧失或绝大多数丧失，因此都属于结构移植，移植后移植物的功能完全依赖其机械结构。

临床上通常采用经过冷冻或化学药品（如汞剂）处理后的组织，目的是达到无菌，并完整地保存组织的物理结构，不影响其韧性。另外，由于同种新鲜或冻干组织移植的免疫反应强度是与组织内存活的细胞数量成正比的，处理后移植物组织内的细胞已失去活性，主要成分是纤维和不定形基质，不易引起免疫反应。但有实验显示，处于溶解状态的、变性不严重的胶原，在某些辅助剂存在时,有一定的免疫原性。

1. 皮肤移植　属活体移植。同种皮肤移植包括表层皮、厚层皮和全层皮片等多种类型。皮片可取自自愿献皮者。同种异体皮肤移植后短期内(约2周),即会发生极为强烈和典型的急性排斥反应,现有的免疫抑制措施不能控制和逆转。移植物很快坏死、脱落,至今未见长期存活者。目前临床上仅用于大面积烧伤时,对防止局部感染、消除早期创面炎症和败血症有一定的价值。

2. 黏膜移植　多为自体移植。用于修补黏膜创面的缺损,如眼睑黏膜可采用颊部黏膜修补。为避免黏膜收缩,移植时须加压固定,以获取较好的生长状态。

3. 脂肪移植　为自体移植。用于填平面部的凹陷畸形,预防神经或肌腱松解术后发生粘连。脂肪可取自臀部。因移植的脂肪片易被吸收(可达20%~40%),故宜切取较大的脂肪块。术后2周内易发生脂肪液化,应抽出,并用绷带加压包扎。

4. 筋膜移植　鉴于筋膜的韧性和不可吸收性,可用来作吊带。如切取自体大腿阔筋膜作吊带牵引,以矫正颜面神经麻痹后的口角歪斜。在巨大腹股沟疝修补时,移植阔筋膜于腹股沟管后壁,以加强腹壁薄弱处。阔筋膜还可用作关节成形术时的隔离物。

5. 肌腱移植　为自体移植。用于修补肌腱缺损或替代丧失功能的肌腱。如移植胫前肌腱到足部外侧、移植拇长屈肌腱到第一跖骨,以治疗急性脊髓灰质炎后遗腓骨肌瘫痪所致的严重足内翻。

6. 肌移植　常用的是带血管神经蒂的肌肉,移植后,利用其收缩能力,替代丧失功能的肌肉。如股薄肌转移肛门括约肌成形术,治疗肛门失禁。在面神经麻痹时移植部分颞肌或咬肌,使其产生一些表情动作。近来,有移植带血管的自体游离肌的报道,如移植游离胸大肌治疗前臂肌缺血性挛缩,也有移植带血管的游离肌皮瓣复合组织(如股薄肌皮瓣或背阔肌皮瓣)。

7. 血管移植　用于:①修补血管缺损,恢复正常血液通路,常用于动脉瘤、动静脉瘘和血管损伤切除术后。②作转流或分流用,以治疗原血液通道的阻塞,如切取大隐静脉,在主动脉与冠状动脉间搭桥,治疗心肌梗死。自体血管或经过处理的同种异体血管都可作为移植材料。临床上常用自体静脉替代四肢直径较小动脉的缺损。由于静脉腔内有单向瓣膜,应将静脉远端与动脉近端相接,以免发生血流受阻。

8. 软骨移植　移植自体肋软骨填补软骨或骨(如颧骨、颌骨、眼眶)的缺损,或用作鼻、耳再造的支架。

9. **骨移植**　移植骨可采用自体的或他人的,常用的是髂骨、肋骨和胫骨。由于骨移植属结构移植,可将取得的骨经过化学溶液、冷冻或冻干等方法处理,放入骨库中备用。骨移植可用于填补骨切除术的缺损、修复大块骨质缺失的假关节,以及脊椎融合术和关节骨折时的内固定。随着显微外科技术的发展,应用带血管蒂的游离自体骨移植已在临床上试用,如移植带腓动、静脉蒂的游离腓骨和带旋髂浅、深血管蒂的游离髂骨治疗外伤或骨髓炎死骨形成后的大段骨缺损,以及骨折连接所致的假关节。

10. **神经移植**　由于移植的神经无直接血液供应,必须从周围组织获取营养,故细小的神经元比粗大的神经元容易成活。粗大神经的中部常因难以得到必要的营养而坏死。神经移植最好在伤后 2 个月内进行,若时间过久,离断的远端神经端易发生纤维化。移植时要求局部无感染、无张力。

11. **角膜移植**　见第十章角膜移植受者的护理。

12. **大网膜移植**　大网膜有极为丰富的血管,再生能力强,易与其他组织发生粘连而形成广泛的侧支循环,临床上常行带蒂或游离自体移植。适应证包括颅骨或头皮大块缺损的修复、下肢和乳癌根治术后顽固性溃疡、颅内广泛小血管狭窄或闭塞所造成的脑缺血、颜面萎缩畸形和下肢血栓闭塞性脉管炎等。游离移植时须应用显微外科技术,将大网膜的动、静脉与相应部位的动、静脉吻合。带蒂移植时应谨防大网膜在其穿过的皮下隧道内受压或损伤。

13. **脑组织移植**　选取供者脑组织或特定区域的神经元组织植入受者脑内,以治疗相应的疾病。目前临床应用主要有:①脑组织移植治疗帕金森病,包括自体肾上腺髓质移植,胎儿中脑黑质和肾上腺髓质移植等。②小脑移植治疗小脑萎缩,主要包括单纯性小脑萎缩和晚期小脑皮质萎缩。③神经内分泌组织移植治疗神经内分泌疾病,如下丘脑前区移植治疗中枢性尿崩症、垂体移植治疗成人垂体前叶功能减退症、垂体移植治疗垂体性侏儒症。④脑组织移植治疗外伤性截瘫、癫痫和扭转性痉挛。脑组织大多取自胎脑,制备成悬液或匀浆,也有经短期培养的。

14. **胸腺组织移植**　胸腺是人体的中枢免疫器官,移植后可重建并提高人体的免疫功能。主要用于治疗晚期恶性肿瘤和免疫功能低下的疾病。胸腺取自胚胎,制成细胞悬液或切成薄片以供应用。适应证包括已不能切除,也不能行介入栓塞治疗的晚期肝癌或其他晚期恶性肿瘤,以及支气管哮喘、银屑病、多发性神经根炎和肌炎等。

(三)器官移植

用手术的方法,将某一个体具有活力的器官移植到自体体内或另一个体的某一部位,称为器官移植。临床上用器官移植治疗其他疗法无法治愈的终末期器官衰竭。器官移植特点如下:①从切取时切断血管到植入时接通血管,期间始终保持活力。②移植术时,吻合动、静脉,建立移植物和受者间的血液循环。③如为同种异体移植,术后不可避免地会出现排斥反应。器官移植属于活体移植,器官内细胞必须保持活力,以便在移植术后能尽快实现有效的功能。从移植技术来看,器官移植属于吻合移植。

目前,同种间的许多器官如肾、心脏、肝等移植已成为有实用价值的常规医疗方法。同胞间、父代与子代间、其他亲属间以及非亲属之间的移植都属于同种异体移植。临床上同种异体移植用的器官可来自活体或器官捐献。成双的器官如肾或可再生的组织如肝,可来自活体捐献,而单一生命器官如心脏,器官捐献则是唯一来源。肾、心脏、肝、胰、胰肾联合、肺(单肺、双肺)、心肺联合等移植已成为临床常规治疗手段,广泛开展;而心肝联合、肝肾联合、小肠移植也在开展;此外,尚可进行甲状旁腺、肾上腺移植等。

(罗艳丽)

第二节 器官移植的发展史

同种异体移植是目前临床广泛开展的移植类型。用一个功能良好的器官取代一个丧失功能或患有恶性疾病的“坏器官”,使受者“绝处逢生”,恢复健康,是人类自古以来的愿望。器官移植自幻想、实验研究、临床早期到临床发展阶段并取得伟大成就的历史是一个漫长和艰辛的过程。

一、幻想阶段

在古代中国和欧洲就有人将器官移植治疗疾病作为一种神奇的传说而加以描述。相传战国时期扁鹊为两人互换心脏以治病,为了纪念这位中国的“神医”,1987 年在美国华盛顿召开的第二届国际环孢素学术会议决定以扁鹊像为会徽,并以第一张幻灯片于会场播放,这是我国医学界的光荣。古欧洲也有类似的记载,如 15 世纪意大利诗人 Calenzio 曾描述当时的奴隶为主人献出自己的鼻子,在欧洲文艺复兴时代有想象移植肢体的油画。

二、实验研究阶段

从 18 世纪开始，有许多学者开始做组织或器官移植的动物实验。如苏格兰的 Joimtluuter 报道了鸡睾丸的自体移植。19 世纪 Woodruff 的综述首次报道了游离皮肤、肌腱、神经、软骨、肾上腺、甲状腺、甲状旁腺等多种移植，但这些移植并不吻合血管。1902 年 Ulman 首先用套接血管法施行自体、同种和异种的肾移植。1902—1912 年 Carrel 和 Guthrie 创立并运用现代血管缝合法开展整个器官移植的动物实验，包括心脏、肾、脾、卵巢、肢体以及各种内分泌器官，他们进行了 1 例同种猫肾移植，受者存活 12 日后因排斥反应死亡。由于当时对排斥反应尚无了解，故仍无法使移植物获得长期存活。

三、临床早期阶段

最早试用于临床的是同种肾移植。1936 年 Voronov 首次为 1 例尿毒症患者移植尸体肾，供肾取自一位因脑炎死亡者，但受者于术后 48 小时死亡。此后 Woodruff、Dubost、Hamburger 和 Hume 均有肾移植的报道，特别是 Hume 报道了 9 例，其中 1 例将尸体肾移植于受者的大腿部，受者存活了 5 个半月，最终由于排斥反应而失败。

1954 年美国 Murray 进行同卵双生兄弟间的肾移植成功，这是器官移植医学史上首例移植器官获得长期有功能存活的病例。它也使人们认识到同质移植和同种移植在免疫学方面是有差别的。1959 年 Murray 和法国 Hamburger 分别为异卵双生同胞间施行了肾移植，术后受者均接受全身照射进行免疫抑制，移植肾获得了长期有功能的存活。1962 年 Murray 施行同种尸体肾移植，用硫唑嘌呤作免疫抑制剂，也获得长期存活。这 3 次不同类型肾移植的相继成功，标志着现代器官移植时期的实际开始，人类长期向往的器官移植治疗终于实现。

现代器官移植经历了 3 个重要的突破：①血管吻合技术的发展。②低温保存移植物技术的成功。如 1967 年 Belzer 通过持续低温脉冲式机器灌洗法能安全保存供肾 72 小时；1969 年 Collins 利用仿细胞内液型液体进行简单低温储存法，使供肾安全保存 24 小时，从而使供肾自切下至移植后接通血管始终保持活力。③免疫抑制剂研发的成功。从 1961 年开始相继应用硫唑嘌呤（1961 年）、泼尼松（1963 年）、抗淋巴细胞球蛋白（1966 年）、环磷酰胺（1971 年）、环孢素（1978 年）和他克莫司（1989 年）等免疫抑制剂。

四、临床发展阶段

20 世纪 60 年代陆续开展了各种人类器官移植，包括肝、肺、脾、胰腺、心脏、小肠、胰岛等移植，见表 1-1。

表 1-1　国际首例临床器官移植

年份	移植医生	移植类型
1963	Starzl	全肝原位移植
1963	Hardy	肺移植
1964	Hardy	心脏原位移植（异种：黑猩猩）
1964	Detterling	小肠移植（节段、亲属）
1966	Kelly	胰腺移植（节段）
1966	Lillehei	胰肾联合移植
1967	Barnard	心脏原位移植（同种）
1981	Reitz	心肺联合移植
1983	Williams，Starzl	腹部多器官移植

1968 年，美国哈佛大学医学院制订了脑死亡标准，此后，可在确定供者脑死亡后、心搏停止之前切取其器官，这一突破促进了器官移植的稳步发展。20 世纪 60 年代，由于常规应用免疫抑制剂（常规二联为硫唑嘌呤加泼尼松，常规三联再加抗淋巴细胞球蛋白），移植物有功能存活有所进展，肾、肝、心脏移植获得较广泛应用和开展。进入 70 年代后，器官移植数量逐年增加，但移植物有功能存活率和受者生存率提高不明显。例如：移植物 1 年有功能存活率，尸体肾移植为 70%~75%，心脏移植为 70%，肝移植为 60%，难以提高。直到 1978 年，新一代强有力的免疫抑制剂环孢素 A 问世，使临床同种器官移植的疗效获得迅速提高。

在我国，器官移植的实验室尝试开始于 20 世纪 50 年代，70 年代初才进入系统的、大量的动物实验。1972 年中山医学院开展了首例亲属供者肾移植，1977 年 10 月上海瑞金医院开展了第一例人体原位肝移植，1978 年上海瑞金医院开展了首例临床原位心脏移植，1979 年北京辛育龄教授进行了 2 例肺移植。从此，掀开了我国临床器官移植的序幕。1984 年，由于环孢素 A 的引进，肾移植术后排斥反应发生率大幅下降，肾移植受者 1 年生存率从 50% 提高至 80%，我国器官移植进入快速发展阶段。

（罗艳丽）

第二章 移植免疫基础与排斥反应

第一节 移植免疫学基础

一、排斥反应的免疫学相关基础

(一) 免疫学概述

1. 免疫系统 人体每天要遭受数以百万计的内源性和外源性因子的袭击,然而人体拥有一套独特的防御系统,即免疫系统。免疫系统是机体防卫病原体入侵最有效的武器,它能发现并清除异物,防止细胞恶性变及异常增殖,实现免疫防卫功能,保持机体内环境稳定,但其功能亢进也会对自身器官或组织产生伤害。

免疫系统由免疫分子、免疫细胞、免疫组织及免疫器官组成。

(1)免疫分子:主要包括免疫球蛋白、补体系统、细胞因子、MHC 分子、白细胞分化抗原和黏附分子等。

(2)免疫细胞:即参与免疫应答或与免疫应答有关的细胞。主要包括淋巴细胞、单核 - 巨噬细胞、抗原提呈细胞、粒细胞和肥大细胞等。

淋巴细胞主要有 T 细胞、B 细胞、NK 细胞和 NKT 细胞等,在免疫应答过程中起核心作用。T 细胞受体(T cell receptor,TCR)是 T 细胞表面重要标志,CD3 是 T 细胞的重要分子,CD3 分子通过盐桥与 TCR 形成稳定的 TCR-CD3 复合体,TCR-CD3 复合体是 T 细胞识别抗原和转导信号的基本结构。外周成熟的 T 细胞根据其表面表达的抗原可分为 $CD4^{+}$T 细胞和 $CD8^{+}$T 细胞两个亚群,若按照功能不同可分为辅助性 T 细胞(helper T cell,Th)、细胞毒性 T 细胞(cytotoxic T cell,CTL 或 Tc)和抑制性 T 细胞(suppressor T cell,Ts)等。B 细胞受体(B cell receptor,BCR)包含 B 细胞表面识别抗原的物质,在 B 细胞识别抗原、活化增殖过程中发挥重要作用。抗原提呈细胞(antigen-presenting cell,APC)是指在免疫应答过程中执行向 T 细胞和 B 细胞传递免疫信息的一类细胞。

(3) 免疫组织和免疫器官：包括骨髓、胸腺、脾、淋巴结等。骨髓和胸腺是免疫细胞发育、成熟的主要场所。骨髓是主要的造血器官，是各类血细胞的发源地；胸腺是T细胞分化和成熟的场所，因而T细胞亦称为胸腺依赖性淋巴细胞。脾和遍布全身的淋巴结是执行免疫功能的重要器官。脾是人体最大的外周免疫器官，承担过滤血液的职能，可以除去死亡的血细胞，吞噬病毒和细菌，还能激活B细胞使其产生大量的抗体。

2. 免疫应答　免疫应答是由机体接触抗原如病原微生物、同种或异种移植物以及衰老、凋亡和改变修饰了的自身细胞组织等而引发，它是一个连续的免疫反应过程。

免疫应答通常有3个阶段。①感应阶段(抗原识别阶段)：指成熟淋巴细胞上特异性抗原受体与抗原结合的过程，如T、B细胞分别通过T细胞表面受体和B细胞表面受体识别抗原。②增殖分化阶段：识别了抗原的淋巴细胞发生增殖分化，产生效应细胞、效应分子和记忆细胞。③效应阶段：效应细胞和效应分子清除抗原。

免疫系统主要通过抗原特异性免疫应答与抗原非特异性(天然)免疫应答发挥其免疫防护作用。非特异性免疫是先天遗传的天然免疫力，在机体抵抗病原微生物的侵袭方面发挥重要作用。特异性免疫是在非特异性免疫基础上建立的，是个体在成长过程中受到抗原性异物刺激后主动产生，或接受免疫球蛋白分子及致敏淋巴细胞后被动获得的，又称获得性免疫。抗原特异性免疫应答是同种器官移植的主要免疫屏障。

(二) 移植抗原的识别及免疫应答

1. 移植抗原的识别　移植抗原的识别通过两条途径。①直接识别：受者T细胞直接识别移植物上完整的同种MHC分子。②间接识别：移植抗原不能直接刺激T细胞并使之活化，必须经过抗原提呈细胞摄取、加工并降解为多肽片段，这些抗原多肽与受者抗原提呈细胞表面的MHC分子结合，形成抗原肽-MHC复合物后，才能被受者T细胞表面受体识别。

2. T细胞的活化　抗原特异的T细胞免疫反应始于$CD4^{+}$Th细胞与抗原提呈细胞的相互作用。T细胞和抗原提呈细胞相互作用可分为3个过程。①黏附过程：T细胞和抗原提呈细胞通过细胞黏附分子等发生接触或结合。②识别过程：T细胞通过T细胞受体识别抗原提呈细胞提呈的抗原肽-MHC复合物，从而启动T细胞活化，并产生复杂的细胞内信号传导。③共刺激过程：由共刺激分子提供共刺激信号，使T细胞充分活化、增殖。

3. 受者对移植抗原的免疫应答过程　$CD4^{+}$Th细胞识别抗原提呈细胞

提呈的抗原肽-MHC复合物后被激活，活化的Th细胞分泌多种细胞因子，促使T细胞增殖、分化，并促使抗原非特异性炎症细胞在移植物局部聚集、浸润。当排斥反应发生时，在移植物局部浸润并相继活化的$CD4^+$Th细胞、$CD8^+$CTL、巨噬细胞、NK细胞以及在Th细胞辅助下分化成熟的B细胞等，通过细胞免疫和体液免疫机制共同介导排斥反应。

4. 免疫耐受　免疫耐受是免疫系统接触抗原后产生的特异性无应答或低应答，又称免疫无反应性，是免疫应答的一种特殊形式。移植免疫耐受是指受者对移植物抗原表现出的免疫无反应性，是受者与移植物之间免疫反应的一种新的动态平衡。一旦形成免疫耐受，受者T细胞和B细胞将不对供者的器官或组织的特异性抗原进行免疫应答，受者将移植物当作自己的组织而接受，使移植物能够在受者体内长期存活。所以，诱导供、受者之间的免疫耐受被认为是解决同种异体或异种移植后排斥反应的最佳方法。

（三）移植免疫反应

移植免疫反应主要包括宿主抗移植物反应和移植物抗宿主反应。

1. 宿主抗移植物反应　是受者免疫细胞识别同种异体组织相容性抗原后，活化、增殖、分化成效应淋巴细胞，并破坏或损伤移植物的免疫应答过程。

2. 移植物抗宿主反应　是指移植物中的免疫活性细胞识别受者抗原而活化、增殖并介导免疫应答，直接或间接攻击受者靶器官的一种排斥反应，又称移植物抗宿主病（graft versus host disease，GVHD）。较易受到攻击的靶器官是消化道、皮肤和肝脏等。发生移植物抗宿主病需3个必备条件：①移植物中含有免疫活性细胞。②受者表达供者没有的组织抗原。③受者没有能力发动摧毁移植细胞。

一般来说，对免疫系统功能受损或者免疫反应低下（如联合免疫缺陷病、因辐照引起的再生障碍性贫血）受者进行造血干细胞移植时，有可能发生移植物抗宿主反应。移植物抗宿主病是造成造血干细胞移植失败的主要原因之一，其严重程度与供、受者之间组织相容性程度密切相关。

（四）排斥反应的免疫学机制

器官移植排斥反应的本质是受者体内复杂的免疫机制所致的炎症反应，是由细胞免疫和体液免疫共同参与完成的。其中，细胞免疫在排斥反应中占主导地位。

1. 排斥反应的细胞免疫机制　细胞免疫指T细胞介导的特异性免疫反应。主要通过$CD8^+$CTL介导的溶细胞作用（可直接杀死移植物靶细胞），活化的巨噬细胞和NK细胞介导的溶细胞作用，以及活化的$CD4^+$T细胞释放白细胞介素（interleukin，IL）、干扰素（interferon，IFN）、肿瘤坏死因子（tumor necrosis factor，TNF）等多种细胞因子直接或间接地损伤靶细胞。器官移植急性排斥反应发生时，移植物的病理改变常以实质细胞坏死并伴有淋巴细胞（其中有大量针对移植抗原的细胞毒性 T 细胞）和巨噬细胞浸润为主要表现，故又称为急性细胞性排斥反应。

2. 排斥反应的体液免疫机制　体液免疫是指抗体介导的免疫反应。因抗体（如 IgG、IgM、IgE 等）一般分布在淋巴液、组织液等体液和黏膜分泌液内，故称为体液免疫。虽然在排斥反应中细胞免疫起主导作用，但有时体液免疫同样能够发挥重要作用。当抗体与抗原结合后可直接发挥效用，如调理作用、中和作用或激活补体后产生损伤性作用（Ⅰ型变态反应、溶细胞作用），也可与 K 细胞上 Fc 受体结合，产生抗体依赖细胞介导的细胞毒作用，破坏靶细胞。

二、供、受者免疫学选配

（一）主要组织相容性复合体

在同种异体组织或器官移植中，由于供、受者双方组织或器官的不相容性而发生排斥反应，引起移植物排斥反应的抗原称移植抗原（transplantation antigen）或组织相容性抗原（histocompatibility antigen）。根据其抗原性强弱和诱发排斥反应的强度，把组织相容性抗原分为主要组织相容性抗原和次要组织相容性抗原。主要组织相容性抗原是由多个系统组成的一个复杂抗原系统，即主要组织相容性系统（major histocompatibility system，MHS），编码 MHS 的基因是该物种的某一染色体上的一组连锁基因群，称主要组织相容性复合体（major histocompatibility complex，MHC）。MHC 编码的蛋白通称 MHC 分子或 MHC 抗原。

人类主要组织相容性复合体通常称为人类白细胞抗原（human leukocyte antigen，HLA）基因复合体，它代表人类染色体上整个编码组织相容性抗原的基因群所在区域。目前已知 HLA 基因复合体至少包括 4 个与移植有关的基因座位，即 HLA-A、HLA-B、HLA-C、HLA-D，其中 HLA-D 又被分为 HLA-DP、HLA-DQ、HLA-DR。HLA 基因复合体中 A、B、C、D/DR 等座位靠得很紧，不同座位上的等位基因在同一条染色体上组成单体型进行连锁遗传，每人有两条，分别来自父、母的单体型，两条单体型的总和称为基因型。子代和亲代之间总有一条单体型相同，即 HLA 半相同；兄弟姐妹之间，有机会 HLA 半相同，有机会完全相同或完全不相同。

（二）供、受者免疫学选配

临床医生在供、受者选配时应考虑免疫学因素和非免疫学因素。非免疫学因素包括供者年龄、生理状态、供器官大小等。免疫学因素主要包括四方面。

1. ABO血型相容原则　供者ABO血型与受者ABO血型应相容，即符合输血原则。尽管O型血供者的移植物可提供给不同血型的受者，AB血型的受者可接受的移植物范围广，但仍应尽量选择同血型的供、受者进行移植。

2. HLA配型　供、受者间HLA的相容程度是影响移植物长期存活的主要因素之一。HLA复合体不同基因座位对排斥反应的影响不同。在同种肾移植中，HLA-DR座位对排斥反应最为重要，其次为HLA-B和HLA-A座位。临床资料显示，HLA-A、HLA-B、HLA-DR全相同的供、受者进行器官移植，1年存活率达90%以上，其中半数的存活期可达19年以上。造血干细胞移植时HLA配型通常检查HLA-A、HLA-B、HLA-DR 3个座位的基因，由于每个座位有两个等位基因，所以一个人最多有3对等位基因共6个基因决定其HLA基因型。6个基因全相同，能取得最佳移植效果，如无全相同的供者，有时也取5个或更少配合的供者做移植。美国国家骨髓库供受者匹配要求，对36~55岁的受者，供、受者HLA-A、HLA-B、HLA-DR必须全相同；小于36岁受者允许HLA-A、HLA-B、HLA-DR 3个座位上6个基因至少5个相合。其他实体器官如心、肺、胰腺移植时，供、受者HLA相配程度同样直接影响移植效果。

3. 群体反应性抗体　监测群体反应性抗体（panel reactive antibody，PRA）可了解受者体内预存抗体的水平、性质及其特异性，判断受者的预致敏状态，有助于医生选择合适的供者器官及手术时机。群体反应性抗体能激活受者补体系统，引起器官移植后超急性排斥反应和加速性排斥反应。受者致敏的程度用群体反应性抗体百分率来表示，PRA>10%提示群体反应性抗体阳性。

器官移植后群体反应性抗体应作为术后随访的必检项目。有资料显示术后群体反应性抗体阳性的受者其移植物丧失率显著高于持续阴性的受者。移植术后群体反应性抗体检测对免疫抑制药的选择、使用剂量和使用时间均有指导意义。

4. 供者-受者交叉配型　将供者和受者淋巴细胞做混合淋巴细胞培养（mixed lymphocyte culture，MLC），或者灭活供者的淋巴细胞做单向混合淋巴细胞培养。细胞反应的程度与供、受者相容的程度呈负相关，大于15%为阳性。

（唐　荔　任秋平　徐正英）

第二节　排斥反应的类型

临床上依据排斥反应发生的时间、发病机制、临床表现及病理形态学改变将其分为超急性排斥反应、加速性排斥反应、急性排斥反应和慢性排斥反应4种类型。

一、超急性排斥反应

超急性排斥反应(hyperacute rejection,HAR)是指发生在移植物血管吻合、血液循环恢复后几分钟至术后数小时内的不可逆性体液排斥反应。表现为血供恢复后移植物色泽由鲜红色逐渐变为暗红或青紫,质地逐渐变软,失去充实的饱胀感,同时移植物功能丧失。

超急性排斥反应常在肾移植术后48小时内发生,最常发生在手术中移植肾血液循环开放后几分钟内。表现为开放血液循环后移植肾充溢饱满,呈深红色,数分钟后逐渐变软,移植肾变为花斑色,尿液分泌停止。超急性排斥反应多为不可逆性的,一旦发生,必须立即切除移植肾。

心脏移植的超急性排斥反应多在移植后24小时内,恢复血供即可发生。移植心脏由于间质出血而呈暗红色,质地变软,可出现急性心力衰竭的表现,常迅速导致受者死亡。

超急性排斥反应在肝移植中罕见。

二、加速性排斥反应

加速性排斥反应主要表现为术后移植物逐渐恢复功能,甚至移植物功能完全恢复正常后,突然出现体温升高、移植物肿胀、压痛,移植器官功能迅速减退甚至完全丧失。临床上加速性排斥反应并不少见,常由于认识不足将其归于急性排斥反应。

肾移植发生加速性排斥反应时,主要表现为受者术后状况良好,甚至移植肾功能已恢复正常的情况下,突然出现体温上升,同时伴乏力、食欲缺乏、腹胀等全身不适,继之出现尿量减少、血压升高、移植肾肿胀、压痛,血清肌酐迅速上升,病情进行性发展并不断恶化,最终发展至无尿,肾功能急剧减退直至完全丧失。当肾肿胀,且肾组织压力超出肾包膜可承受的张力时,可使移植肾破裂。

三、急性排斥反应

急性排斥反应是排斥反应中最常见的一种,也是造成器官移植失败的主要原因,常常发生在术后几天至数月内。随着近年来各种新型有效免疫抑制剂的应用,术后急性排斥反应已经大大降低。急性排斥反应发生的时间、频率、强度、临床表现及转归可因供、受者之间的组织相容性程度、免疫抑制治疗方案、受者个体免疫功能状态、诱发因素等的不同而有所不同。通常急性排斥反应发生越早、起病越急骤,病理形态学改变程度越重,临床表现越显著和危急。

肝移植急性排斥反应常发生于术后1个月内,受者感到乏力、精神萎靡、食欲减退,出现皮肤巩膜黄染、陶土样大便、肝区胀痛、黄疸加深,胆汁分泌减少、颜色变淡、质地变稀等。实验室检查提示嗜酸性粒细胞、血清总胆红素(total bilirubin,TB)、丙氨酸转氨酶(alanine transaminase,ALT)、天冬氨酸转氨酶(aspartate transaminase,AST)、碱性磷酸酶升高,凝血时间延长,肾功能损害。

肾移植急性排斥反应常发生在移植后3个月内,急性排斥反应是同种异体肾移植后最常见的排斥反应类型,占排斥反应的40%。全身症状有不明原因的发热,体温一般在38℃左右,热型不规则,还可出现全身不适、乏力、腹胀、食欲减退、血压升高并伴有不明原因的情绪改变。移植肾肿大和疼痛是较早出现的症状,局部压痛明显、质地变硬、体积增大、张力增高等。移植肾肿大明显时,特别是术后早期移植肾可自发破裂,表现为移植肾区剧烈疼痛,大量失血甚至休克。移植肾功能迅速减退,表现为尿量减少、水钠潴留、体重增加、血清肌酐迅速升高、尿素氮升高、尿肌酐清除率明显降低、尿中嗜酸性粒细胞增多等。

四、慢性排斥反应

慢性排斥反应大多数在术后几个月甚至1年以后出现。病程进展缓慢,临床表现不明显,移植器官功能呈进行性减退直至衰竭,应用药物进行抗排斥治疗效果不佳。目前,慢性排斥反应仍是移植物长期存活的主要障碍之一。

慢性排斥反应有时在移植术后几周也可发生,往往伴随急性排斥反应或在严重的急性排斥反应后发生,临床上不多见。慢性排斥反应发生机制尚未完全清楚,其病变特征是移植物组织结构损伤、纤维增生和血管平滑肌细胞增生,导致移植器官功能进行性丧失。

肝移植术后慢性排斥反应的临床诊断通常根据受者有多次急性排斥反应

发作史,伴有进展性胆汁淤积和胆管酶升高,以及对抗排斥反应治疗无效。肝移植术后慢性排斥反应的特征性靶病变包括:胆管病变,即小的和中等大小的肝内胆管的破坏和缺失;肝动脉及其分支病变,为累及中动脉或大动脉的闭塞性动脉病;终末肝静脉及其围绕的纤维结缔组织病变,表现为内皮下或静脉周围单核细胞浸润,伴有静脉周围出现肝细胞的脱出、富含色素的巨噬细胞以及静脉周围轻度纤维化。现已确定与肝移植慢性排斥反应有关的因素有:急性排斥反应发生的频率和强度、组织不相容性、冷缺血时间过长、供者年龄偏大或偏小、高脂血症、巨细胞病毒感染、免疫抑制不充分。肝移植慢性排斥反应临床特征不明显,主要为移植物功能障碍渐进性发展,最终移植物功能衰竭。慢性排斥反应发生后免疫抑制剂治疗无效,再行肝移植是唯一可行的办法。

肾移植慢性排斥反应病程呈慢性进行性发展,表现为移植肾功能逐渐减退,并伴随蛋白尿、血尿、血肌酐升高、血压增高、进行性贫血及移植肾体积缩小。病变早期可看到轻度的间质纤维增生,淋巴细胞和浆细胞浸润,轻度肾小球肾炎并逐渐加重,后期发展为广泛的间质纤维增生,肾小球基底膜增厚、硬化、透明样变,继而闭塞,肾小球萎缩退化。目前尚无有效治疗方法,至少有一半的移植肾在 10 年内最终由于慢性排斥反应而失去功能,是影响移植肾长期存活的重要因素。目前认为肾移植慢性排斥反应主要与急性排斥反应的频率和程度有关,供者与受者组织不相容、移植肾缺血时间长、供者年龄太大或太小、高脂血症、巨细胞病毒感染、高血压、糖尿病等也是导致慢性排斥反应的因素。

（唐 荔　徐正英　任秋平）

第三节　免疫抑制剂

一、化学免疫抑制剂

（一）抗细胞增殖类药物

1. 硫唑嘌呤(azathioprine,AZA)　硫唑嘌呤是以前临床应用很广泛的嘌呤类似物,是抗代谢药物的一种,主要通过干扰 T 淋巴细胞的增殖和分化,来抑制细胞免疫和体液免疫。硫唑嘌呤为最先广泛用于器官移植的免疫抑制剂,当吗替麦考酚酯出现后,硫唑嘌呤的使用明显减少。

硫唑嘌呤的主要不良反应是白细胞减少、胆汁淤积、肝细胞损害。

使用期间应注意：①严密观察病情，注意是否有感染征象。②嘱受者避免长时间日晒，避免发生皮肤癌。③遵医嘱监测血常规，当白细胞 $<5\times10^9/L$ 时应酌情减量，当白细胞 $<3\times10^9/L$ 时建议停用。④注意受者肝功能变化，当发生严重药物性肝炎时应减量或者换药。

2. 环磷酰胺（cyclophosphamide，Cy） 环磷酰胺属烷化剂，是抗代谢药物的一种，能在体内产生具有烷化作用的代谢产物，杀伤免疫细胞，影响免疫过程，常作为造血干细胞移植的术前准备用药。目前，大多数移植中心不常规使用环磷酰胺作为维持性免疫抑制剂。

环磷酰胺的主要不良反应为出血性膀胱炎、胃肠道反应（如恶心、呕吐）、肝脏毒性，以及贫血、脱发等。

由于环磷酰胺的代谢产物对尿路有刺激性，应用时应鼓励受者多饮水，大剂量应用时应水化、利尿，同时给予尿路保护剂。

3. 吗替麦考酚酯（mycophemolate mofetil，MMF） 吗替麦考酚酯又名霉酚酸酯，是新型抗代谢药物，为霉酚酸（mycophenolic acid，MPA）的2-乙基酚类衍生物，能通过抑制鸟嘌呤合成来阻断淋巴细胞的增殖。其不良反应较少，没有肝、肾毒性，目前多取代硫唑嘌呤使用，常与环孢素A联合应用预防急性排斥反应。

吗替麦考酚酯的不良反应有胃肠道症状（如恶心、呕吐、出血性胃炎等）、血液系统损伤（如白细胞减少）、继发感染等。

使用时注意：①严格给药剂量、时间。②处在消化性溃疡活动期、有严重腹泻、吸收障碍的受者应慎用。③使用吗替麦考酚酯时，尽量不与硫唑嘌呤合用，避免使用抑酸药，以免影响其肠道吸收功能，谨慎使用影响肝肠循环的药物。④遵医嘱监测血常规变化，注意观察骨髓抑制及有无血液系统病变的表现。

（二）肾上腺皮质激素

糖皮质激素是临床最常用的免疫抑制剂之一，具有各种抗炎作用，给药后6小时可见血液淋巴细胞数量下降，可用于治疗急性排斥反应。糖皮质激素的主要作用机制是抑制编码巨噬细胞细胞因子基因的转录和翻译，抑制T细胞产生细胞因子，溶解淋巴细胞，减少针对自身抗原的抗体生成，抑制前列腺素的合成等。

长期使用糖皮质激素会产生严重不良反应，如消化性溃疡、高血压、激素性糖尿病、肥胖、骨质疏松、白内障等，所以如何在控制急性排斥反应的同时减少糖皮质激素的用量和缩短使用时间十分重要。

使用时注意：①严格给药剂量、时间，服药期间密切观察血压、血糖、血脂等。②应低盐、低糖、高蛋白饮食，尽量减轻副作用。③长期服药期间禁用阿司匹林等损害胃黏膜的药物，一般预防性使用 H_2 受体拮抗剂，以预防应激性溃疡或溃疡复发；出现消化道出血时，遵医嘱减量或停药，对症治疗。④基础眼压较高的受者，角膜移植术后应监测眼内压。⑤停药时，须遵医嘱逐渐减量，以预防突然停药引起的反跳现象。⑥长期大量服用皮质激素可有容貌改变等不良反应，受者服药前应有心理准备，保持良好心理状态。

（三）钙调磷酸酶抑制药

1. 环孢素 A（cyclosporin A，CsA） 环孢素 A 是临床应用最广泛的免疫抑制剂之一，为真菌代谢产物提纯的大环内酯，是一种强效的细胞因子合成抑制剂。环孢素 A 的主要作用机制是抑制 T 细胞白细胞介素 -2 基因的转录，具有淋巴细胞特异性，尤其对 Th 细胞有较好的选择性抑制作用。

环孢素 A 的不良反应包括肾、肝及神经毒性，高血压、高钾血症、多毛、牙龈肥大、继发肿瘤和感染的危险。其治疗剂量与肾毒性剂量十分接近，在临床使用中常与糖皮质激素等合用以减少用量，降低肾毒性作用。

使用时注意：①严格给药剂量、时间，监测血药浓度。②严密观察血压、尿量等，注意不良反应的发生。③遵医嘱监测血液生化指标，观察受者肝肾功能、血液电解质等的变化情况。④注意药物配伍禁忌。

2. 他克莫司（tacrolimus） 他克莫司是一种新型强效免疫抑制剂，也为真菌来源，属大环内酯类，与环孢素 A 的作用机制类似，能抑制 T 细胞白细胞介素 -2 基因的表达，但不影响抑制性 T 细胞的活化。可用于治疗其他免疫抑制剂无法控制的移植物排斥反应，延长移植物的存活时间，逆转使用环孢素 A 所引起的耐激素和难治性排斥反应。

他克莫司的主要不良反应与环孢素 A 类似，主要为神经毒性、糖耐量减低和肾功能减退，但不包括多毛和牙龈肥大。

使用时注意：①严格给药剂量、时间，监测血药浓度。②指导受者低脂饮食，忌酒。③注意药物间的相互影响。

（四）雷帕霉素

雷帕霉素（rapamycin）又称西罗莫司（sirolimus），是一种大环内酯类抗生素，主要用作免疫抑制剂。雷帕霉素作为免疫抑制剂的机制为其能阻断 T 淋巴细胞活化的后期反应（增殖），抑制细胞从 G_1 期进入 S 期，阻断白细胞介素 -2 与其受体的结合，使细胞毒性 T 细胞、迟发性反应 T 细胞不能成为具有免疫应答作用的致敏 T 细胞。

雷帕霉素的不良反应主要有高脂血症(高胆固醇血症、高甘油三酯血症)、血小板和白细胞减少、伤口愈合延迟等。

二、生物免疫抑制剂

(一) 多克隆抗体

多克隆抗体是将不同来源的人淋巴细胞,如胸腺淋巴细胞、胸导管淋巴细胞、淋巴结淋巴细胞、脾淋巴细胞和外周血淋巴细胞等作为免疫原,免疫马和兔等动物而获得的,称为抗淋巴细胞球蛋白(antilymphocyte globulin,ALG)。用人的胸腺细胞免疫动物制备的抗淋巴细胞球蛋白又称为抗胸腺细胞球蛋白(antithymocyte globulin,ATG)。

多克隆抗体主要适用于:①急性排斥反应的冲击治疗。②常规免疫抑制方法开始前的诱导治疗。③作为常规疗法,如环孢素 A + 硫唑嘌呤 + 糖皮质激素 + 抗淋巴细胞球蛋白的四联用药方案。④造血干细胞移植时,预防和治疗移植物抗宿主病。

多克隆抗体的不良反应主要有寒战、发热、血清病、血小板减少、过敏性休克、感染等。

(二) 单克隆抗体

1. OKT3 单克隆抗体 它是一种抗人 T 淋巴细胞分化抗原 CD3 的单克隆抗体,CD3 抗原是成熟 T 细胞的共同分化抗原,在全部外周血 T 细胞和胸腺、淋巴结内接近成熟的 T 细胞上表达。与抗淋巴细胞球蛋白相似,两者都可延迟排斥的发生并降低其发生率。

2. 巴利昔单抗 一种人鼠嵌合型抗 T 细胞单克隆抗体,能特异性地与 CD25 抗原结合,阻断 T 细胞增殖的信息。

3. 利妥昔单抗 一种人鼠嵌合型抗 B 细胞单克隆抗体,能特异性地与 CD20 抗原结合,启动介导 B 细胞溶解的免疫反应。

(邬 涛 袁邻雁 唐 荔)

第三章　肾移植受者的护理

第一节　肾脏的解剖与生理

一、肾脏的解剖

（一）肾脏的形态

肾脏（kidney）是实质器官，位于腹后壁，脊柱两侧，左右各一，形如蚕豆。正常成人肾脏长约10cm（8~14cm），宽约6cm（5~7cm），厚约4cm（3~5cm），重130~150g。右肾低于左肾1~2cm。肾脏分上下两端、前后两面和内外两缘。内侧缘中部凹陷称为肾门（renal hilum），肾门处有肾动脉、肾静脉、淋巴管、肾神经以及肾盂（renal pelvis），包裹这些结构的结缔组织称为肾蒂。肾蒂主要结构从上到下排列顺序为肾动脉、肾静脉、肾盂；由前至后则为肾静脉、肾动脉、肾盂末端。由肾门伸入肾实质的凹陷称为肾窦。

（二）肾脏的结构

将肾脏从顶到底剖开，可以看到有两个区域，外侧为肾皮质（renal cortex），厚1~1.5cm；内侧为肾髓质（renal medulla），约占肾实质厚度2/3。肾髓质可以分为多个圆锥形的实体，称为肾锥体（renal pyramids）。每个肾锥体的基底部朝向皮质，尖端称为肾乳头（renal papilla），伸向肾窦，在肾窦内有7~8个漏斗状的肾小盏（minor renal calice），每个肾小盏包绕1~2个肾乳头，每2~3个肾小盏合并成肾大盏（major renal calice），肾大盏集合成扁平漏斗状的肾盂，肾盂出肾门移行于输尿管（彩图3-1）。

（三）肾脏的位置

肾脏位于腹后壁，腹膜腔的外侧。左肾上缘平T_{11}下缘，下缘平L_2下缘，左肾门平L_1。右肾由于肝脏关系比左肾略低。右肾上缘平T_{12}上缘，下缘平L_3上缘，右肾门平L_2（彩图3-2）。正常肾脏上下移动在1~2cm以内。

二、肾单位

人体每个肾脏大约含有100万个肾单位(肾脏的功能单位),每个肾单位包括肾小体和肾小管两个部分。

(一) 肾小体

肾小体呈球形,由肾小球和肾小囊两部分组成。肾小球是一团盘曲袢状毛细血管网,由内皮细胞、肾小球基底膜及上皮细胞构成。肾小球的包囊称为肾小囊,是肾小管盲端扩大形成的双层球状囊。肾小囊内层(脏层)紧贴在毛细血管壁上,外层(壁层)与肾小管壁相连,两层上皮之间的腔隙称为囊腔,与肾小管管腔相通。

(二) 肾小管

肾小囊延续即为肾小管。肾小管由近端小管、髓袢细段和远端小管三部分组成。肾小管的初始段高度屈曲,称为近曲小管,位于肾皮质,随后伸直下降,走行于髓质内,然后折返上升,再返回皮质,再度弯曲称为远曲小管,最后通入集合管。近端小管包括近曲小管和髓袢降支粗段。髓袢由髓袢降支细段和髓袢升支细段组成。远端小管包括髓袢升支粗段和远曲小管。远曲小管末端与集合管相连。

(三) 皮质肾单位和近髓肾单位

根据肾小体在肾皮质中所处的位置不同,可以将肾单位分为皮质肾单位和近髓肾单位两类(表3-1)。

表3-1 皮质肾单位和近髓肾单位的异同点

	位置	数量	肾小球	髓袢	入球小动脉/出球小动脉	球后直小血管	主要作用
皮质肾单位	外皮质层和中皮质层	较多	体积较小	较短	2∶1	较短	形成原尿
近髓肾单位	内皮质层	较少	较大	较长	1∶1	较长	与尿液浓缩、稀释有关

三、集合管

集合管的功能与肾单位密切相关,但它并不包括在肾单位中。肾单位的远端小管以后为连接小管和皮质的集合小管,8~10个皮质集合小管结合形成一个较大的集合小管,向下行走进入髓质,称为髓质集合小管。许多髓质集合小管汇合成为较大集合管。较大集合管合并形成大的集合管，最后经过肾乳头顶部进入肾盂。

四、球旁器

球旁器(又称近球小体)是由球旁细胞、致密斑和球外系膜细胞组成的。球旁细胞是位于入球小动脉中层内的平滑肌细胞，呈球形或椭圆形，球旁细胞内含分泌颗粒，分泌颗粒内含肾素；致密斑位于髓袢升支粗段的末端部分或远端小管的始段，此段肾小管处于入球小动脉和出球小动脉的夹角之间，并紧靠这两条小动脉，此处的上皮细胞为高柱状，使该部呈斑状隆起，故称为致密斑，具有调节肾素释放的作用；球外系膜细胞是位于入球小动脉和出球小动脉之间的一群细胞，具有吞噬作用。

五、肾脏的血液供应

肾脏的血液供应直接来自腹主动脉分出的左、右肾动脉。肾动脉经肾门进入肾脏，然后分支形成叶间动脉、弓形动脉、小叶间动脉和入球小动脉。入球小动脉在肾小体内分支形成肾小球毛细血管网，肾小球毛细血管中局部血压高(约 60mmHg，1mmHg=0.133kPa)，大量的液体和溶质(除血浆蛋白)在此处被滤过，形成原尿。肾小球毛细血管网汇集成出球小动脉离开肾小体。出球小动脉再次分支形成第二套毛细血管网，缠绕于肾小管和集合管周围。肾小管周围毛细血管中局部血压低(约 13mmHg)，使得液体迅速地被重吸收，形成终尿。通过调整入球和出球小动脉的阻力，肾脏能有效地调节肾小球和肾小管周围毛细血管中的血压，从而改变肾小球的滤过作用和 / 或肾小管的重吸收作用，以保证身体内环境的稳态。肾小管周围毛细血管汇合成小静脉，通过小叶间静脉、弓形静脉、叶间静脉、肾静脉汇入下腔静脉返回心脏。

六、肾脏的生理

(一) 泌尿功能

肾脏的基本功能是泌尿功能，通过肾小球的滤过、肾小管及集合管的重吸收作用，实现排出代谢产物和调节水、电解质及酸碱平衡。

1. 肾小球滤过 循环血液流经肾小球毛细血管网时通过肾小球的滤过膜被超滤进入肾小囊的过程称为肾小球滤过。正常人两侧肾脏血流量约为心排血量的 22%，即 1 200~1 400ml/min，其中血浆流量 600~700ml/min，两侧肾脏每日从肾小球滤过的血浆总量达 180 000ml。所滤过的这部分血浆称为原尿。单位时间内(每分钟)两肾生成的超滤液量(即从全部肾小球滤过的血浆毫升数)称为肾小球滤过率(glomerular filtration rate,GFR),正常成人为120~140ml/min。临床上使用的是估算肾小球滤过率,临床参考值由不同计算方式确定。

影响肾小球滤过的主要因素包括肾小球滤过膜的通透性和滤过面积、肾小球毛细血管血压、肾小囊内压和血浆胶体渗透压等。由于肾血流量的自身调节机制,血压波动在80~180mmHg时,肾小球毛细血管血压可以保持相对稳定。当血压降至80mmHg以下时,肾小球毛细血管血压也相应下降,可造成有效滤过压和肾小球滤过率的降低。当动脉压降至40mmHg以下时,肾小球滤过率为0,出现无尿现象。

2. 肾小管重吸收 原尿流经肾小管及集合管,约99%被重吸收。因此,排出体外的终尿约每日1 500~1 800ml。

(1)肾小管重吸收的方式

1)被动重吸收:是一种顺电化学梯度进行转运的过程,不需要直接消耗代谢能量进行重吸收。尿素、水和HCO_3^-的重吸收都是被动性的。

2)主动重吸收:是逆电化学梯度进行转运的过程,需要消耗能量进行重吸收。一般说来,机体对所需要的物质,如葡萄糖、氨基酸、钠离子等都是由肾小管主动重吸收的。

(2)肾小管重吸收的特性

1)肾小管重吸收的高度选择性:正常情况下,某些物质,如葡萄糖、维生素和氨基酸,能够被肾小管完全重吸收,尿中排泄率几乎为0。滤液中的水和电解质,如钠、氯等离子,也被高度重吸收。但肾小管的重吸收量是可变的,某些代谢产物,如尿素氮、肌酐等,小部分被重吸收或不吸收,这取决于身体的需要。

2)肾小管主动重吸收的最大限度:这个限度是由于肾小管中的溶质量超过了载体蛋白的数量,使专门的转运系统达到饱和的缘故。如肾小管对葡萄糖的重吸收就有一定限度,如果滤过的葡萄糖量超过肾小管重吸收葡萄糖的能力,尿中就会有葡萄糖。

3. 肾小管重吸收某些电解质受激素调节 远曲小管和集合管可继续重吸收水和Na^+,与其他部位不同的是,此处Na^+和水的重吸收受激素的控制。盐皮质激素,如醛固酮,可刺激Na^+的重吸收,主要作用部位为皮质集合管;神经垂体激素,如抗利尿激素(antidiuretic hormone,ADH),可刺激水分的重吸收。当机体缺水时,重吸收量增多,不缺水时则减少。

（二）内分泌功能

肾脏不仅是一个泌尿器官，还可以分泌激素类的生理活性物质，主要有肾素、激肽释放酶、前列腺素、促红细胞生成素、1，25- 二羟维生素 D_3 等，对血压、水电解质平衡、红细胞生成及钙、磷的代谢等许多生理功能的调节起重要作用。

1. 肾素　体内 90% 以上肾素来源于肾脏，球旁器中的球旁细胞是肾素合成、贮存、释放的主要场所。肾素的主要生理作用是将肝脏产生的血管紧张素原水解，形成血管紧张素 I，从而激活肾素 - 血管紧张素 - 醛固酮系统（renin-angiotensin-aldosterone system，RAAS）。RAAS 的主要作用是使小动脉收缩、血压升高、肾血流量减少，降低肾小球滤过率，减少水、钠的排出。肾素的分泌受交感神经、压力感受器和致密斑对体内钠量感受的控制，并受血管紧张素、醛固酮和抗利尿激素的反馈调节。血中钙、镁过高，钾过低等亦可刺激肾素的分泌。

2. 激肽释放酶 - 激肽系统　激肽释放酶分为血浆型激肽释放酶（plasma kallikrein，PK）和组织型激肽释放酶（tissue kallikrein，TK），不同的激肽释放酶可使不同的激肽原释放出不同的缓激肽。缓激肽的主要作用：①对抗血管紧张素及交感神经兴奋，使小动脉舒张，血管通透性增强，血压下降。②肾血流的主要调节者之一，同时抑制抗利尿激素对远端肾小管的作用，具有强大的利钠、利尿效应，促进水、钠排泄。③对冠状动脉的作用具有双重性，通过内皮细胞释放内皮舒血管因子，使冠状动脉舒张，增加心脏血流量，提高心脏射血功能，而其代谢产物可以直接作用于冠状动脉血管平滑肌，使血管收缩。

3. 前列腺素　肾的皮质和髓质均可合成前列腺素（prostaglandin，PG），但主要来源于髓质乳头部的间质细胞。前列腺素是由前列腺素前体即花生四烯酸（在肾间质细胞内脂肪颗粒中）在前列腺素合成酶作用下生成的。前列腺素可抑制血管平滑肌的收缩，具有很强的扩血管效应，对血压和体液调节起重要作用，亦可刺激环磷酸腺苷的形成，对抗抗利尿激素，促进水、钠排泄，使动脉压下降。肾内前列腺素分泌受许多因素影响，缓激肽可直接刺激肾髓质乳头间质细胞，血管紧张素促进前列腺素分泌。

4. 促红细胞生成素（erythropoietin，EPO）　是一种调节红细胞生成的多肽类激素，90% 由肾脏产生，约 10% 在肝、脾等产生。促红细胞生成素的合成与分泌主要受组织氧的供求比例调节，减少氧供或增加组织需氧量，可激活肾脏腺苷酸环化酶，促进促红细胞生成素的分泌。促红细胞生成素可通过反馈机制抑制促红细胞生成素生成，保持机体红细胞维持在正常水平。促红细胞生成素的绝对和相对不足是肾性贫血的重要发生机制之一。

5. 1,25-二羟维生素 D_3 [$1,25-(OH)_2-D_3$] 体内生成或摄入的维生素 D_3 须经肝内 25-羟化酶的催化，形成 $25-(OH)_2-D_3$，然后再经肾小管上皮细胞内线粒体中 1-羟化酶的作用而形成具有高度生物活性的 $1,25-(OH)_2-D_3$。其主要生理作用：①促进肠道对钙、磷的吸收。②促进骨中钙、磷吸收及骨盐沉积。$1,25-(OH)_2-D_3$ 受血钙、血磷的调节，并受甲状旁腺激素和降钙素的控制。血中钙、磷含量低可促进 $1,25-(OH)_2-D_3$ 生成，反之则减少。甲状旁腺激素可激活肾脏 1-羟化酶，促进 $1,25-(OH)_2-D_3$ 生成，降钙素则抑制 1-羟化酶，使 $1,25-(OH)_2-D_3$ 生成减少。$1,25-(OH)_2-D_3$ 的生成还受自身反馈调节。许多疾病可影响 $1,25-(OH)_2-D_3$ 生成，如肾脏器质性损害，导致 1-羟化酶生成障碍，使 $1,25-(OH)_2-D_3$ 生成减少，可诱发肾性佝偻病、肾性骨营养不良及骨质疏松症。

（程 蓉　谷 波）

第二节　肾移植技术

一、概述

（一）国际肾移植的发展与现状

肾移植手术已经成为肾病终末期患者的主要治疗手段之一，相对于透析，肾移植受者的生存率以及生活质量明显提高。1954 年哈佛大学 Merril 和 Murray 首次成功地完成同卵双生子之间的肾移植并使受者获得了长期存活。随着多种免疫抑制剂的开发及临床应用，如他克莫司、霉酚酸酯先后进入临床，形成了钙调磷酸酶抑制药、霉酚酸酯联合糖皮质激素的标准三联免疫抑制方案，进一步减少了排斥反应的发生率，提高了肾移植受者的生存率。肾移植手术是所有实体器官移植手术中发展最早、手术技术最成熟、移植数量最多的手术。

（二）国内肾移植的发展及现状

我国的肾移植工作开始于 1960 年 2 月，由吴阶平教授率先进行了 2 例遗体肾移植，开创了我国临床肾移植的先河，但因缺乏有效的免疫抑制剂，受者未能长期存活。1972 年，广州中山医学院第一附属医院开展了国内首例活体肾移植术并获成功。2017 年以后，我国每年有上万人接受肾移植手术，其中以公民逝世后捐献肾移植为主，我国肾移植水平已经位居国际前列，肾移植术后 1 年、3 年移植肾存活率分别达 97.9% 和 92.65%。

二、适应证与禁忌证

(一) 肾移植的适应证

各种原因所致的终末期肾病均可视为肾移植的适应证。肾移植手术无年龄限制，但肾移植术后的效果与受者的年龄相关。目前，从几个月的婴儿到八旬老人都能进行肾移植。但年龄大于 55 岁的受者手术并发症增多，危险性相对增高；年龄小于 13 岁尤其是小于 4 岁的受者，肾移植的手术难度明显增大。

(二) 肾移植的禁忌证

目前也有乙型肝炎患者接受移植，但术前应做好相关知情同意，术前、术中及术后进行相关治疗。肾移植的禁忌证见表 3-2。

表 3-2　肾移植手术相对及绝对禁忌证

相对禁忌证	绝对禁忌证
1. 乙型肝炎病毒或丙型肝炎病毒血清学阳性	1. 术前全身性的严重感染：包括活动性肺结核、活动性肝炎
2. 难以控制的糖尿病	2. 预计术后遵医行为差：如精神病
3. 活动性系统性红斑狼疮	3. 严重影响预后的合并症：活动性溃疡病、恶性肿瘤、顽固性心力衰竭、凝血功能障碍、弥漫性血管炎
4. 体重超过标准体重 30%	

三、肾移植手术方式

(一) 供肾切取

1. 公民逝世后捐献供肾　心搏停止后，须尽可能缩短热缺血时间。取肾步骤可分为原位低温灌注后整块切取肾脏，或整块切取肾脏后离体灌注，或分侧切取肾脏后离体灌注。

2. 活体供肾　手术采用开放式或者腹腔镜肾切除术，必须保证供肾者的安全，同时要求热缺血时间尽量缩短，取第 11~12 肋间切口，逐步游离肾脏、输尿管、肾动脉及肾静脉，切断血管取出肾脏。

(二) 供肾修整与保存

器官移植要求移植有活力的器官，安全有效的器官保存是肾移植成功的先决条件。器官保存的目的是保持移植肾的最大活力，热缺血时间>20 分钟，则肾移植效果较差，供肾可接受热缺血时间一般<60 分钟。但是这种缺血损害在一定时间内是可逆的，器官保存的目的在于使离体缺血的器官保持最大的活力，并在恢复血供后能够迅速恢复功能。

1. 公民逝世后捐献供肾　将供肾置于肾冰盒上，进行低温灌注，压力约 100cmH_2O（1cmH_2O=0.098kPa），灌注至肾静脉流出清亮液体，同时供肾表面呈均匀暗灰色即可。灌注过程中进行供肾修整待手术使用，修整的目的是整理出完整的肾动脉、肾静脉及输尿管，切去肾门处过多的脂肪、肌肉组织及肾上腺，如果发现血管损伤和多支肾动脉，要进行血管修补和成形，对细小血管断端及毛细血管丰富的脂肪组织进行结扎，防止开放血管后大量出血。供肾保存采用供肾低温持续脉冲式胶体灌洗（最常用），脉冲灌洗通过脉冲泵、氧合膜及与肾动脉相连的管道完成，以灌注液（7~10℃）做持续循环灌注，以达到既保证肾脏在低温下代谢所需的基本营养，又可以清除其所产生的代谢产物的目的。

2. 活体供肾　为缩短活体供肾冷缺血及热缺血时间，取出肾脏后立刻采用低温灌注液进行灌注，将肾内血液冲洗干净，接下来对肾血管及肾周脂肪进行修整，分离出肾动脉、肾静脉及输尿管后置入 0~4℃肾保存液中低温保存，等待移植手术。临床上常常不需要活体供肾保存，常规对移植肾进行修复后即可进行手术，从而缩短缺血时间。2016 年，我国中山大学附属第一医院器官移植中心已经成功开展“无缺血”活体肾移植手术，避免了缺血及再灌注对移植肾的损伤。

（三）手术方式

肾移植手术一般采用异位移植，以髂窝内移植为主，并且首选右侧髂窝，其次是左侧髂窝、原位和腹腔内。髂窝内移植的优点在于部位相对表浅，可供选择的动脉血管更多，术后容易观察移植肾的变化，出现手术并发症容易处理，肾活检时容易操作。但缺点是容易遭受外伤导致肾破裂。

以右侧髂窝移植为例，行气管插管全身麻醉后，在右下腹切口，游离髂外静脉和髂内动脉，将供肾动脉与髂内动脉端端吻合、供肾静脉与髂外静脉端侧吻合，开放血流，供肾输尿管与受者膀胱吻合实现输尿管重建，输尿管及肾盂内置双 J 管作支架，髂窝内留置引流管一根，移植肾植入髂窝。

四、受者的评估与教育

对拟行肾移植手术的受者进行有目的的评估可有效评估手术风险，并找出高危因素，进行术前干预，进而提高围手术期受者的安全。同时，术前评估能够指导移植团队制订相应预案，从而预防和应对可能的风险。同时，移植前提供充分的肾移植教育，有助于受者及家属充分理解肾移植及术后长期自我管理的重要性。

（一）移植前评估时机

1. 公民逝世后捐献供肾　由于等待公民逝世后捐献供肾的时间不能确定，可能需要等待较长时间，因此应在等待接受肾移植的过程中有计划地进行透析治疗，并在透析期间定期再评估。

2. 活体供肾　对于活体供肾移植而言，为获得更好的预后，可抢先在透析治疗之前接受肾移植手术，即对潜在的肾移植受者，建议在肾脏替代治疗之前的 6~12 个月接受移植前评估，避免透析或建立静脉通路，建议肾小球滤过率在 15~30ml/（min·1.73m^2）的受者可以进行移植前评估。

（二）移植前健康教育

所有潜在的肾移植等待者应该被鼓励参加关于器官移植知识的讲座或专科咨询。

1. 移植与透析优劣比较　向受者宣教移植和透析的优劣点，让受者充分与医生讨论及咨询相关问题，譬如了解移植的风险、免疫抑制剂的副作用、术后并发症、对生活质量的影响、经济负担等。

2. 供者来源　不论是来源于公民逝世后捐献还是活体捐献的肾脏，皆需要符合相关法律法规及伦理规定。

3. 生活方式干预　了解受者是否存在影响移植的高危因素。鼓励和劝导受者术前尽早戒烟、控制高脂血症、控制体重在合理范围内。不能长期坚持按医嘱服用免疫抑制剂是发生排斥反应和移植肾衰竭最常见的原因，因此对于有可能存在吸毒、依从性差、精神行为异常的受者应进行充分评估，尽早进行干预或治疗。

4. 强化免疫接种　根据移植医生评估及建议，尽可能在术前完成减毒疫苗接种，如水痘疫苗，减少术后感染风险。

（三）移植前社会经济支持及心理状态评估

1. 社会经济支持　评估受者家庭社会支持系统，包括疾病对家庭或个人角色的影响、职业情况、经济情况以及现有的社会支持系统等。

2. 心理状态　心理状态不稳定会影响受者依从性，造成服药不规范，导致排斥反应甚至死亡。建议评估受者既往有无精神、心理疾病史，目前精神状态及应对机制，有无药物滥用史，对医务人员的信任度等。

（四）移植前医学评估

1. 系统性评估

⑴病史评估：年龄；原发肾病；是否有妊娠、输血、既往肾移植史；是否有糖尿病；是否有心血管病史，包括吸烟史、冠状动脉硬化家族史、以往的心血管意外事件；是否有感染性疾病史或感染性疾病接触史。

⑵实验室检查：血常规、肾功能、肝功能、凝血常规、尿常规和大便常规等。乙型肝炎病毒、丙型肝炎病毒、巨细胞病毒、人类免疫缺陷病毒、梅毒螺旋体血清学检查等。部分受者进行结核菌素试验排除结核感染。

⑶其他检查：胸部X线检查、心电图、腹部血管彩色多普勒超声检查（简称彩超）等。

2. 免疫配型

⑴血型分型：供-受者配对时，首选ABO血型和Rh血型系统相符者，要求受者血清中不存在抗供者血型抗原的抗体，其原则与输血原则相同。但如对受者做某些特殊的术前处理，血型不合的肾移植也可获得成功。术前特殊处理包括血浆置换及免疫抑制剂治疗等，目的是清除血浆中的天然抗体及减少抗体的再次生成。

⑵组织相容性配型：评估供者-受者人类白细胞抗原（human leukocyte antigen，HLA）相合状态；供者-受者交叉配型。

1）HLA：包括HLA Ⅰ类（HLA-A、HLA-B）、Ⅱ类（HLA-DR、HLA-DQ），临床上HLA-A、HLA-B、HLA-DR位点的测定很重要，其中HLA-DR匹配权重更大，HLA配型最佳为6个位点相合，HLA错配点数越小（≤2个），移植物的长期存活可能性越高。HLA抗体阳性进行PRA检测，用于评估受者对供者的淋巴细胞产生抗体反应的情况，根据PRA可分为：未致敏（PRA≤10%）、轻度致敏（10%<PRA≤50%）、中度致敏（50%<PRA≤80%）和高度致敏（PRA>80%）。输血、妊娠和先前的移植都会引起PRA的上升，应避免等待期输血。PRA越高，术后发生排斥反应的概率也越高。致敏PRA受者应检测供者特异性抗体（donor specific antibody，DSA），明确HLA抗原在靶细胞的表达，推荐至少每3个月检测1次。

2）补体依赖的细胞毒性（complement dependent cytotoxicity，CDC）：亦称为淋巴毒交叉试验，用于评价受者血清与供者淋巴细胞的交叉反应性。将供者淋巴细胞和受者血清交叉混合一段时间后，计数淋巴细胞死亡的百分比，10%以下为阴性，10%~20%为弱阳性，20%以上为阳性。对于弱阳性者，特别是长期不能找到合适供者的受者，应分别做T淋巴细胞和B淋巴细胞的交叉配合试验：若 T 淋巴细胞抗体阳性则不推荐施行移植；若 B 淋巴细胞抗体阳性可做移植，因为 B 淋巴细胞抗体是免疫增强抗体，对移植物有保护作用，可获得良好的移植效果。阳性者说明受者血清中含有针对供者 HLA 抗原的预存抗体，移植后易导致超急性排斥反应。

五、供者的评估

（一）公民逝世后捐献的供者

1. 伦理及法律法规评估 公民是否生前同意捐献，或未反对捐献，死后由家属同意的器官捐献；符合心脏死亡标准。

2. 临床信息收集 供者年龄、性别、体重、身高；手术史和既往史（吸烟、酗酒、过敏史、传染性疾病史、肿瘤病史、高血压或糖尿病史）；导致死亡原因；ICU 住院时间；目前的临床状况（包括生理参数，机械通气参数，合并感染及抗感染方案，心肺复苏次数及持续时间，低血氧饱和度的时间，血管活性药物的使用种类和剂量等）；低血压休克时间（收缩压<100mmHg 不超过 4 小时，收缩压<80mmHg 不超过 2 小时，收缩压<50mmHg 不超过 30 分钟），是否有尿，尿量多少；有无透析史；是否溺水，有无肺部感染；肾功能情况；全身感染情况。

3. 实验室检查 ABO 血型、HLA 配型、全血细胞计数、电解质、血糖、动脉血气分析、尿液分析、凝血功能（凝血酶原时间和活化部分凝血活酶时间）；病原微生物感染性疾病检查。

4. 肾脏检查 电解质、血尿素氮、血肌酐。

5. 供肾质量评估

(1) 临床评分：根据供者年龄、死亡原因、有无高血压及低血压、冷缺血时间和血肌酐等，初步判断供肾质量。根据《公民逝世后器官捐献供者评分系统》，见表 3-3，建议将供者评分<5 分的供肾质量评估为优，5~15 分为良好，16~30 分为一般，>30 分为差。

(2) 供肾植入前活检：判断供肾是否有急性损伤或慢性病变。

(3) 体外机器灌注力测定：根据灌注流体力学参数和灌注液肾损伤生物标志物水平，判断供肾热缺血影响，评估肾脏细胞坏死的程度。

（二）活体供者

1. 伦理及法律评估 遵循自愿原则、非商业化原则、公平原则；供者 18 岁以上且具有民事行为能力，完全知情同意，遵循不伤害原则，评估器官捐献意愿是否真实，是否符合人体器官捐献的相关法律要求，杜绝器官买卖的发生。

表 3-3　公民逝世后器官捐献供者评分系统

评分项目			评分
年龄 / 岁		18~49	0
		13~17 或 50~59	3
		6~12 或 60~65	6
		1~5 或 66~70	10
		<1 或 >70	15
低血压持续时间	血压 <80mmHg 且≥ 50mmHg 时间 /min	0	0
		>0~<60	5
		60~120	10
		>120	15
	血压 <50mmHg 时间 /min	0	0
		>0~<10	5
		10~30	10
		>30	15
原发病		脑外伤	0
		其他原因	5
		脑出血	10
		缺氧性脑损伤	15
高血压患病时间 / 年		0	0
		>0~5	5
		6~10	10
		>10	15
糖尿病患病时间 / 年		0	0
		>0~5	3
		6~10	5
		>10	10
血肌酐 /$\mu mol\cdot L^{-1}$		<177	0
		177~265	5
		266~442	10
		>442	15
心肺复苏时间 /min		0	0
		>0~<10	5
		10~30	10
		>30	15

2. 免疫学评估

(1) ABO 血型选择：供 - 受者配对时，应首先考虑供受者 ABO 血型是否相容，即符合输血原则。避免计划外的 ABO 血型不相容的肾移植。对于血型不相容的活体供者 - 受者肾移植手术，若对受者做好术前处理，血型不合的肾移植也可获得成功。

(2) 组织相容性检测：确定供 - 受者 HLA 相合状态；供 - 受者淋巴毒交叉试验。供 - 受者淋巴毒交叉试验阳性者，不推荐移植。

3. 医学评估　全面病史评估、肾脏解剖学评估、肾功能评估。

(1) 病史评估：意向供者有无糖尿病、高血压、高尿酸血症、肿瘤等病史，有无家族遗传性肾病史，是否现存感染。捐献肾脏要求意向供者的血压维持在正常范围内，或者仅使用 1~2 种抗高血压药即可将血压控制在 140/90mmHg 以下，且没有靶器官损害。应告知供者，捐献肾脏可能导致肾功能减退，从而可导致血尿酸升高，增加发生痛风的风险。由于绝大多数活体肾移植供者与受者有亲属关系，家族遗传性肾病史是供者评估的重要方面。当受者和供者有遗传学的亲缘关系时，受者肾衰竭的病因应尽量明确。供者如发现有可能导致肾衰竭的遗传性肾病，则不宜捐献肾脏。肿瘤筛查的时间应该尽量靠近肾脏捐献。

术前筛查人类免疫缺陷病毒、乙型肝炎病毒、丙型肝炎病毒、巨细胞病毒、EB 病毒、梅毒螺旋体、结核分枝杆菌等。对于影响肾功能风险的疾病或用药情况，术前对供者及其家属做好单肾风险告知。患有疾病的潜在供者如果捐献意愿强烈，应该在相应专科医生的诊治下，控制好疾病状态，再考虑捐献肾脏。感染筛查和评估的时间要靠近肾脏捐献的时间。如果发现意向供者有传染性疾病，那么意向供者、意向受者和移植团队应仔细衡量继续捐献的风险和收益，如果继续捐献，必须得到供者和受者的一致知情同意，同时制订相应的应对方案。

(2) 肾脏解剖学评估：评估双肾体积、肾血管以及其他解剖变异。推荐 CT 三维重建或血管造影检查。肾移植专科护士应了解供肾的选择，协助术前准备及术后护理。

(3) 肾功能评估：评估供者 GFR，检查是否存在肾结石、蛋白尿或血尿。推荐活体供者 GFR ≥ 80ml/(min·1.73m^2)，单侧肾脏的 GFR ≥ 40ml/(min·1.73m^2)。检出镜下血尿的供者，应进行进一步的排查和评估，以辨别镜下血尿是由可逆因素引起（如尿路感染、泌尿系统结石），还是由肿瘤、传染病或可能增加供者肾衰竭风险的肾小球疾病而引起，见表 3-4。

表 3-4　肾功能评估与捐献推荐

评估项目	可捐献肾脏	个体化综合评估，慎重抉择	不推荐捐献肾脏
肾小球滤过率(GFR)	≥80ml/(min·1.73m²)	60~<80ml/(min·1.73m²)	<60ml/(min·1.73m²)
24h 尿蛋白	<30mg	30~150mg	>150mg
血尿	由可逆因素导致镜下血尿的潜在供者，治疗好转后(如抗感染治疗)		病理性或不明原因镜下血尿
肾结石	结石体积较小(直径<1.5cm)，且年龄为中青年		双肾结石和易复发结石

4. 社会心理学评估　社会心理学评估有助于明确供者在社会心理学的角度上是否适合捐献肾脏。与供者进行面对面的社会心理学评估，由一位或多位专业人士进行知识宣教和计划制订。供者可以表达顾虑，了解潜在的捐献肾脏的社会心理学风险和收益：是否获得家庭的支持；是否会因为捐献使生活质量下降；是否会有心理阴影；是否会影响家庭和睦。社会心理学评估还可用于制订相关心理干预计划，帮助供者在评估、捐献以及捐献后保持积极的社会心理状态。社会心理学的有效评估，能够为正确的医学评估提供有力的证据，深入认识供者的动机，排除供者是因为接受各种物质或者非物质方面的报酬而捐赠器官；同时确保供者是完全自愿，而不是迫于家庭、道德压力。如果不是完全自愿，可以帮助供者拒绝(告知家属供者身体条件不合适、配型不好等)。肾移植项目组应当按照指南去评估供者的社会心理状态。

5. 特殊评估　评估意向供者的年龄、体重、生活方式、是否吸烟等。考虑供者的围手术期安全，推荐≤65 岁者作为活体供者。对于体重指数(body mass index，BMI)>30kg/m² 的意向供者，推荐术前进行减肥、降低体重，综合考虑决定捐献时机。应告知供者，在非捐献人群中，血压可能会随年龄增长而升高，捐献肾脏可能加速血压升高的进程，捐献后高血压的发生风险因供者的基础健康状况不同而不同。确诊糖尿病、药物难以控制的高血压者不适合捐献肾脏。专科护士应做好术前评估及宣教，告知不良生活习惯可能导致围手术期并发症、癌症、肺源性心脏病和肾脏疾病的风险，建议意向供者从准备捐献时即开始健康饮食、戒烟、保持合适体重、规律锻炼，并维持终身。

育龄妇女意向捐献前，应排除妊娠并询问妊娠计划，年轻未育女性通常不宜作为供者。女性供者应询问既往妊娠期高血压病史(如妊娠高血压、先兆子痫和子痫)。专科护士应告知育龄妇女，同意捐献肾脏到捐献后的恢复期期间须避孕；对有生育计划的妇女，应告知捐献肾脏对妊娠可能造成的影响，包括增加妊娠高血压或先兆子痫的风险。

（赵上萍　周朝霞）

第三节　肾移植活体供者围手术期护理

肾移植活体供者护理的核心是保障供者安全、加速供者康复、缩短供者住院时间、使其尽早回归到正常的生活及工作中。

一、术前护理

（一）完善术前准备

1. 完成术前检查　进行血常规、凝血常规、生化全套（肝功能、肾功能、血糖、血脂、电解质）、免疫学检测（ABO 血型、HLA、DSA、PRA）、人类免疫缺陷病毒、肝炎病毒（乙型、丙型）、梅毒螺旋体、尿常规、大便常规等术前检查。影像辅助检查：常规行心电图，肝、胆、胰及泌尿系统超声，胸部 X 线检查。供者特殊性检查：SPECT 肾显像，肾脏 CT 平扫，双肾肾动、静脉 CT 血管成像，必要时查血管造影或磁共振血管成像等，选择性行膀胱造影、尿动力学检查等，根据供者具体情况有针对性地进行其他检查，如心血管造影、各类内镜和活检等。

2. 做好术前准备　交叉配血，必要时皮试。准备术中带药（不同移植中心使用的抗生素种类及剂量不同，可使用头孢唑林钠 2 000mg 或克林霉素 1 200mg）及术后相关药品。准备床单位、床旁医疗设备（如心电监护仪、吸氧装置等）和生活用品（如洗漱用品等）。

（二）术前宣教

1. 适应性训练

(1) 翻身活动训练：指导供者自行调整卧位和床上翻身的方法，同时指导供者卧床时行踝泵运动，以适应术后卧床并主动参与术后早期康复。

(2) 深呼吸训练：指导供者练习深呼吸运动，练习慢慢用鼻腔吸气，用嘴呼气。吸烟会刺激气管，引起咳嗽，增加术后肺部感染风险，建议术前戒烟。

(3) 有效排痰训练：指导供者有效咳嗽、咳痰。取半卧位，将手掌支撑在伤口两侧，深吸气后轻轻咳 1~2 次，然后用力咳嗽，以利于排出深部痰液。

2. 肠道准备 术前1日清淡饮食，不宜暴饮暴食，术前晚可进食半流食，如粥、粉、面等，于术前8小时禁食，2小时禁饮。术前不常规灌肠或肠道清洗准备，术日晨自行排空肠道。对满足条件可进入快速康复路径的供者，术前2小时可口服200ml的碳水化合物液体。

3. 皮肤准备 手术前，应全身沐浴或擦浴，保持皮肤清洁，女性应注意清洗会阴部。

4. 心理护理 供者由于不了解肾移植手术，对亲属供肾知之甚少，担心缺少一个肾脏会影响其健康、工作或生活，担心手术失败以及对手术本身的害怕，担心受者术后发生排斥反应及是否能正常生活，因此产生焦虑与紧张情绪。医护人员应为供者提供手术的相关知识，让其了解供者取肾术前准备、手术过程和术后康复过程的注意事项及可能发生的问题，让供者做好心理预期准备，减轻供者对手术的担心与顾虑，肯定供者器官捐献的无私与伟大精神，确保其在心理上能积极面对手术。护士应了解供者情绪、疑惑和心理状态，及时发现供者的各种心理问题，针对其担心给予耐心细致的心理疏导，对供肾较为犹豫的供者，确保其完全自愿，而不是迫于家庭、道德压力。

二、术后护理

（一）病情观察

1. 呼吸、脉搏及血氧饱和度监测 术后常规使用心电监护仪，连续监测心电图、心率、心律、呼吸频率及血氧饱和度，术后当日常规低流量鼻塞吸氧，并保持血氧饱和度在95%以上。

2. 无创血压监测 术后维持良好的血压对保障供者肾血流灌注及保护供者肾功能有重要意义。手术后当天及术后第1天，应每2小时监测血压。术后第2天且血压稳定者，可适当减少监测频次。

3. 体温监测 术后每天4次监测体温并记录。术后供者机体应激性状态下体温可能会有所升高，但一般不超过38℃。如果体温超过38℃，应及时与医生沟通，怀疑感染时须及时检查、明确诊断，必要时根据病原体培养结果使用药物。

4. 疼痛 术后常规评估供者疼痛情况，当疼痛评分≥3分或对于疼痛耐受低的供者应及时予以止痛处理。

（二）出入量平衡

1. 液体入量维持 供者术后应合理补液，由于在切除肾的短期内，有可能会出现应激状态下的少尿，如手术当日尿量小于500ml，护士应评估液体出入量是否平衡，评估静脉补液量和饮水量，询问供者有无口渴等组织灌注量不足的症状，叩诊供者膀胱是否充盈，导尿管是否通畅，如果是以上问题，根据供者情况加快补液速度或增加饮水量；排除以上原因则及时告知医生，当输入液量明显大于尿量时，应该在医生指导下使用利尿剂帮助尿液排出。根据临床情况和化验结果，预防非蛋白质氮增高、酸中毒、水和电解质紊乱等。

2. 尿管护理　术后保证尿管妥善固定和引流通畅，观察并记录小便量、颜色及性状，定期进行尿管护理，及时清洗分泌物，保持尿道口清洁。肾移植供者一般于术后第 2 天拔除尿管。拔管后指导供者正常饮水，督促其排尿，观察其尿量、颜色、性状以及有无尿路刺激征。若排尿困难，物理刺激排尿无效后可考虑重新安置尿管。

3. 伤口及引流管护理　术后定时挤压引流管，防止引流管堵塞、扭曲、受压，保持引流通畅；引流管须二次固定，防止脱落。定时观察引流液的性质、颜色及量的变化，并做好记录。若每小时引流量超过 100ml 应密切观察生命体征变化，及时报告医生处理。术后第 2 天，若 24 小时引流量少于 100ml，可拔除引流管。观察伤口有无红、肿、脓性分泌物、渗血、渗液，每 3~4 天更换伤口敷料 1 次，开放式取肾手术术后 5~7 天伤口可拆线（腹腔镜手术不涉及）。

（三）饮食及营养指导

麻醉清醒后，评估有无呛咳、恶心、呕吐等不适，可少量饮水，术后 6 小时可选择进食少量稀饭等流质饮食，循序渐进，逐渐过渡至普通饮食。观察供者饮食后有无恶心、呕吐、腹胀、腹痛等，如果有，适当推迟饮食时间。恢复正常饮食后，应以高优质蛋白质、高维生素、低盐饮食为原则，多补充含纤维素丰富的新鲜蔬菜和水果。

（四）活动指导

术后返回病房，供者意识清醒即可使用枕头，并适当抬高床头（以供者舒适为宜），指导并协助供者至少每 2 小时翻身 1 次，床上进行踝泵运动，防止下肢深静脉血栓形成，对于血栓高风险供者使用机械性预防措施。术后第 2 天可根据病情及供者耐受性协助其下床活动，活动量应循序渐进，以供者能耐受为原则。指导供者进行自我保护，避免摔倒，养成良好活动习惯。

（五）心理护理

护士可根据供者心理特点（主要是担心自身和受者恢复状况），主动与其交谈，耐心倾听其主诉。鼓励供者尽早探视受者，告诉供者积极、稳定的心态有利于身体恢复。

三、供者围手术期常见并发症及护理

活体供者切除供肾后围手术期并发症平均发生率为32%,严重并发症发生率为4.4%。最常见的并发症为出血。在腹腔镜取肾术后,围手术期的常见并发症为腹胀及气胸。

(一) 出血

出血常发生于术后24~48小时或术后7~14天,多与手术中血管吻合不紧密或血管破裂、伤口内止血不彻底、结扎线脱落、创面广泛渗血、凝血机制差、脾脏及肾上腺损伤等引起的腹膜后出血有关。

1. 临床表现 主要表现为血尿,切口处敷料血性渗出明显,引流量增多、颜色鲜红或暗红,腰痛,严重者可出现血容量不足的表现,甚至出现失血性休克。彩超检查显示肾切除处血肿或积血,血肿区域内有血流信号。

2. 预防与处理 严密观察创腔引流液的颜色、量、性质及切口敷料情况,关注供者肾切除区疼痛程度主诉,观察切口周围有无肿胀,生命体征有无异常等。一旦发现出血征象,如伤口大量渗血、引流液鲜红且量多、心率加快、血压降低等,应及时通知医生,建立静脉通道并配合处理,对于须行急诊手术止血者应迅速做好相应的术前准备。

(二) 腹胀

1. 临床表现 供者自诉腹胀,叩诊呈鼓音,术后一侧肾功能代偿、留置导尿使供者排尿不畅,可表现为供者尿少,自诉膀胱区域胀痛不适等症状。

2. 预防与处理 鼓励供者术后早期进行床上活动、翻身等,并鼓励供者早期下床活动。早期进食少量流食、半流食,逐步过渡至普通饮食,适当增加青菜、水果等富含纤维素食物的摄入量,同时禁食牛奶、甜食等,以免引起肠胀气。腹腔镜肾切除术后,为了减轻腹胀,术后应持续吸氧6小时以上,术后吸氧能增加组织血氧含量,促进氧气和二氧化碳交换,能有效缓解供者腹胀及肩背酸胀。根据腹胀的情况选择治疗方案,轻微腹胀者可采用腹部顺时针按摩,热敷腹部,早期活动,必要时服用胃肠促动药,以减轻腹胀症状。腹胀明显并伴有腹肌紧张、压痛、反跳痛,应及时通知医生,完善相关检查及进一步治疗。

(三) 气胸及皮下气肿

后腹腔镜肾切除术手术部位靠近膈肌,如术中损伤膈肌,可导致气胸的发生,若术中腹腔内气体压力过高,二氧化碳气体向皮下软组织扩散可引起皮下气肿。

1. 临床表现　气胸一般表现为突发胸痛、气短及咳嗽，出现呼吸急促，不能平卧，血氧饱和度低。术中腹腔内气体压力过高，引起皮下气肿，重者可达面颈部，可扪及捻发音，伴有咳嗽、胸痛、呼吸频率的变化。

2. 预防与处理　给予持续低流量吸氧，半坐卧位，持续心电监护，密切观察供者是否出现呼吸困难、咳嗽、胸痛及呼吸频率变化。教会供者有效咳嗽、咳痰和腹式呼吸的方法，指导供者每天练习 1~4 次，每次 5~10 分钟。如果出现憋气、情绪或神志改变、胸骨后疼痛等症状，可通过听诊肺部呼吸音、叩诊胸部、监测血气分析、胸部 X 线、胸腔穿刺等检查，判断胸膜损伤的程度。怀疑气胸，应拍胸片确认，必要时抽吸气体或放置胸腔引流管。

四、健康教育与随访管理

肾移植活体供者作为健康供肾者，需要加强随访，促进供者术后养成良好的生活习惯，帮助供者更顺利回归术前生活状态。同时，对供者的长期随访有利于早期发现供者的健康问题并及时治疗。

（一）健康教育

1. 健康生活方式　术后 1 个月内，注意休息，适当进行户外锻炼，以增加机体抵抗力；术后 3 个月内限制剧烈的活动，防止腰部受伤，但可以回归正常生活及非重体力的工作状态。健康饮食，保证营养。

2. 居家用药　用药时，应告知医生自己为单肾，慎用对肾脏有毒性的药物，如氨基糖苷类药物，尿量减少时应及时就医。

3. 心理调适　供者术后的心理健康不仅取决于自己术后的身体康复情况，更受到受者移植后结果的影响。快速康复的临床实施使供者能够在术后短期出院，在供者身体状况稳定以后，应尽快回归社会，回归正常生活，减少心理落差。

（二）随访管理

1. 随访时间　供者术后肌酐会短时间内代偿性升高，但是 3~5 个月后会恢复术前状态，并且对供者长期生存没有影响。供者通常在术后 1 个月、6 个月、12 个月随访，此后建议每年定期体检。

2. 随访方式　随着延续护理的加强，可以通过电话、网络平台（社交软件、公众号、直播平台、线上课程）、视频、线下宣教等与供者进行交流，为供者答疑解惑，普及健康知识。

3. 随访内容　供者的生活质量、肾功能、尿蛋白、血压以及糖尿病和心血管疾病的发生。了解与供者长期健康相关的生活质量、心理健康状况和社会经济学状态。国外相关研究机构推荐关注供者的“警惕性事件”（包括供者死亡、术后透析、肾移植），建立供者随访系统，完整收集供者的长期数据，可准确评估供者的长期风险，为制订器官捐献相关政策提供依据。

（周朝霞　谷　波）

第四节　肾移植受者围手术期护理

加速康复理念在肾移植围手术期护理实践，通过优化术前准备和术后早期护理措施，缓解手术创伤导致的受者应激反应，提高受者的术后耐受能力，从而减少术后并发症，缩短住院时间，节省医疗费用。因此护士在加速康复护理过程中，需要不断更新护理理念，优化护理流程，为受者加速康复保驾护航。

一、术前护理

（一）完善术前评估及检查

1. 病史询问　了解受者肾病的病因、病程，出现肾衰竭的时间及诊疗情况，透析方式（途径、频率、持续时间）及效果等。了解既往史：评估受者有无心血管、呼吸系统、消化系统、泌尿系统疾病及糖尿病、肿瘤病史等；有无手术史及药物过敏史；家族中有无出血倾向的家人。

2. 全身体格检查　评估受者生命体征、营养状况，有无高血压、水肿、贫血、皮肤溃疡或慢性感染等；是否排尿以及尿量，有无排尿困难和排尿疼痛等；肾区有无疼痛、压痛、叩击痛；有无其他合并症或伴随症状。

3. 实验室及其他检查　护士应保证血液标本采集质量，指导受者正确获取大、小便标本，确保受者进入手术室前已完善以下评估及检查。

(1) 实验室检查：血常规、凝血常规、肝功能、肾功能、电解质、尿常规、大便常规等检查。

(2) 免疫学检测：血型（ABO 血型和 Rh 血型）、人类白细胞抗原Ⅰ类（HLA-A，HLA-B）、人类白细胞抗原Ⅱ类（HLA-DR，HLA-DQ）、供者特异性抗体、淋巴毒交叉试验及群体反应性抗体检测。

(3) 病原学检查：巨细胞病毒（IgG、IgM，若 IgM 阳性须加 CMV-DNA）、人类免疫缺陷病毒、肝炎病毒（乙型、丙型）、梅毒螺旋体等，必要时查结核分枝杆菌感染 T 细胞的 γ 干扰素释放试验和真菌半乳甘露聚糖抗原试验

(galactomannan antigen test，GM)。

(4)影像辅助检查：常规行心电图，肝、胆、胰及泌尿系超声，胸部X线检查，选择性行膀胱造影、尿动力学检查等，根据受者具体情况有针对性地进行其他检查，如心血管造影、CT、各类内镜和活检等。

(二)心理护理

1. 心理-社会支持状况评估

(1)评估受者的心理状态：与其他泌尿系统手术相比，肾移植手术及术后治疗复杂、并发症多、费用昂贵、移植效果存在诸多的不确定性因素，受者在术前普遍存在复杂的心理反应。肾移植受者为终末期肾病患者，病程长，生活质量低，影响个人的工作、学习和前途，术前可能已有焦虑、抑郁等负性情绪；术前对肾移植手术期望高，但又担忧手术效果，对亲属活体供肾存在拒绝、内疚、感恩等情绪，对公民逝世后捐献供者的未知，以及对移植器官质量和配型程度担忧，因此常出现矛盾心理，有过度紧张、烦躁不安或悲观情绪等；有的甚至担心肾移植术后自己的思维和性格会变得与供者相同，存在恐惧心理。受者心理状态可影响其是否决定行肾移植手术，同时影响肾移植术后康复情况，因此，护士需要评估受者心理状态，并做好肾移植手术术前宣教，让受者术前有良好的心理状态以接受手术。

(2)评估受者社会支持系统：评估受者家庭及社会支持系统对肾移植手术的风险、术后治疗、康复相关知识、后期治疗费用的了解及接受程度，以及对受者长期照护的承受能力，引导受者及家属对肾移植有正确的心理预期。

2. 心理支持　为受者及照顾者提供肾移植的相关知识，让其了解肾移植术前准备、手术过程和术后康复过程的注意事项和可能发生的问题，使受者做好心理预期准备。同时，可介绍受者认识其他移植受者，让受者了解移植后的生活情况，减轻对移植的恐惧和不安，增强信心，以良好的心态接受手术。护士应当重视受者的心理状态，多与受者交流，了解受者情绪、疑惑和心理状态，及时解答其疑问，缓解受者的紧张心态，让其做好充分的思想准备。

(三)术前受者身体准备

1. 充分透析　术前充分透析可有效纠正受者的氮质血症、酸中毒、低蛋白血症、水钠潴留和电解质紊乱，降低免疫抗体水平，同时维持受者体内内环境和病情的相对稳定，以提高受者手术耐受性并保证手术安全。血液透析受者术前1日增加血液透析治疗1次；腹膜透析受者一般按常规行腹膜透析，必要时增加透析1次。

2. 控制和消除体内感染灶　终末期肾病患者由于免疫功能低下，潜在的感染灶不易被发现，但是在肾移植手术后使用大量的免疫抑制剂，潜在的感染灶极易乘机发作，危及生命。因此，肾移植前应详细询问病史、做好各种分泌物的培养，及时发现并彻底治疗感染，遵医嘱应用抗菌药。

3. 营养支持　术前应加强营养，补充优质蛋白、高碳水化合物、高维生素及低盐饮食，以满足术后机体高代谢的需要，提高手术耐受性。为纠正受者的贫血状况，首选促红细胞生成素，避免多次输血导致潜在的各种病毒感染和受者致敏，在必要输血时应选择去白细胞的红细胞悬液。

4. 纠正心血管异常　终末期肾病患者常有高血压、心肌损害、心包积液等病变，移植前应积极治疗。严重的高血压经过规律的血液透析后可有所下降，大部分受者需要应用抗高血压药，将血压调整到较理想水平；有心力衰竭或心包积液的受者，可通过透析治疗改善水钠潴留、纠正贫血、控制血压、消除肺部感染等综合措施，使心胸比例小于或等于 50%。

5. 呼吸道准备　戒烟，指导胸式呼吸训练。

6. 肠道准备　术前 1 日正常清淡饮食，不宜暴饮暴食，于术前禁食 8 小时，禁饮 2 小时（术日晨可少量饮水服用免疫抑制剂和抗高血压药），符合快速康复的受者于术前 2 小时口服碳水化合物营养液。术前不常规灌肠或肠道清洗准备，术日晨自行排空肠道。

7. 其他准备　手术前，应剪短指（趾）甲，全身沐浴或擦浴保持皮肤清洁，女性受者应注意清洗会阴部；可以练习卧床漱口、刷牙，术前取下义齿、眼镜、手表等配饰。

（四）术前用药护理

1. 免疫抑制剂　为预防排斥反应，手术前或术中即开始使用免疫抑制剂，具体药物剂量、用法及用药时间须根据受者情况及各移植中心规范决定。可术前口服 1 次免疫抑制剂（如吗替麦考酚酯胶囊 / 吗替麦考酚酯分散片 / 麦考酚钠肠溶片三选一），剂量根据受者体重确定。术前 1~2 小时内使用免疫诱导治疗（如抗人 T 淋巴细胞免疫球蛋白 / 巴利昔单抗等）。

2. 抗高血压药　术晨常规服用抗高血压药维持血压稳定，对于难治性高血压，遵医嘱予静脉抗高血压药持续降压，以保证血压稳定。

3. 术中带药　抗生素（不同移植中心使用的抗生素种类及剂量不同）、糖皮质激素、利尿剂和抗凝剂。

（五）隔离病房的准备

1. 物品准备

（1）仪器及设备：心电监护仪、微量注射泵、输液泵、体温计、氧气湿化瓶、吸氧管道、尿袋、创腔引流瓶、量杯、便器等。

(2)生活用品：餐具、洗漱用品等。

2. 隔离与消毒　保护性隔离病房每天2次空气消毒，严格限制亲友探视人数及时间，可采用远程网络探视，医护人员进入移植隔离病房前应洗手、戴口罩等。

二、术后护理

(一) 保护性隔离

肾移植术后，受者由于手术刺激以及免疫抑制剂的使用，机体免疫力低下，容易感染。因此术后受者入住隔离病房，实施保护性隔离，严格控制家属探视时间，并控制探视家属数量，对于有感冒或可疑感冒的家属，拒绝其探视并做好解释工作，建议通过语音或视频方式表达关心。鼓励亲属活体供者探视受者，指导供者手卫生及正确佩戴口罩，增加活体供者与受者之间的接触，减少供-受双方术后担心和忧虑，同时增加双方康复的信心。

(二) 生命体征观察

1. 血压监测　成人术后高血压发生率在50%~80%。肾移植术后良好的血压对维持移植肾血流灌注以及移植肾功能恢复有重要意义。手术后应至少每2小时监测血压，必要时监测中心静脉压，血压控制平稳后，可根据情况减少测量频次。测血压时避开动静脉内瘘侧肢体，否则会导致测量值不准确，甚至因加压引起动静脉内瘘破裂或闭塞，对双上肢测量困难者可测量下肢血压，但应该使用下肢血压袖带。多数肾移植受者术前都有高血压，依靠抗高血压药维持血压，因此护士须了解受者术前血压水平及服用抗高血压药情况，遵循个体化原则设定血压控制目标，术后7日内收缩压控制在高于术前10~20mmHg。对于婴幼儿供肾来源的受者，应使用小儿血压袖带，其收缩压应该控制在100~110mmHg，避免血压过高造成移植肾灌注压过高、吻合口漏血。长期血压控制目标：年轻、合并症少、肾功能恢复良好者，血压应低于130/80mmHg；老年、合并症多、肾功能尚未恢复者，血压应低于140/90mmHg。若血压控制欠佳，术后应遵医嘱及时使用口服抗高血压药。再者，可以使用微量注射泵静脉泵入抗高血压药，但需要增加血压监测频次，观察受者主诉症状，及时根据血压情况调整静脉泵入剂量。

2. 体温监测　体温是肾移植术后排斥反应和感染的敏感指标，因此对体温的监测不容忽视。术后监测体温每天4次，如有异常，及时和医生沟通。肾移植术后体温异常一般有两种情况：如果体温逐渐上升，但尿量无明显减少和血肌酐未增高，提示可能有感染，这时须明确感染源，进行抗感染处理，必要时根据病原体培养结果使用药物；如果体温突然上升，同时伴有尿量明显减少和血肌酐增加，往往提示有急性排斥反应发生，此时应检查移植肾状态，尽早进行抗排斥治疗。

3. 呼吸、心率及血氧饱和度监测　肾移植受者麻醉复苏后一般不需要呼吸机辅助呼吸，因此术后应尽早拔除气管插管，减少感染的可能。肾移植术后常规使用心电监护仪，连续监测心率、呼吸频率及氧饱和度。术后常规低流量鼻塞吸氧。如果受者出现呼吸困难、痰多、氧饱和度下降，应考虑肺部感染的可能，予吸氧及抗感染治疗。肺不张一般发生在术后 1 周，可以通过鼓励受者深呼吸、咳嗽、咳痰来预防。

（三）维持体液和内环境平衡

1. 合理补液　肾移植术后补液应遵循“量出为入”的原则，每小时出量包括尿量、引流量和不显性失水。合理补液的基础在于准确记录每小时尿量。尿量是反映移植肾功能状况及体液平衡的重要指标，因此肾移植术后首日须严密观察并记录每小时尿量，及时了解尿量变化，并根据尿量准确调整输液速度和量，保持受者出入量平衡，以后每天监测 24 小时尿量。

常规每小时尿量小于 500ml，补液量为出量的全量；每小时尿量 500~1 000ml，补液量为出量的 2/3；每小时尿量超过 1 000ml，补液量为出量的 1/2。同时，须根据受者心率、血压及具体合并症（如心脏疾病）的病情合理调节输液顺序及速度。保持静脉通路畅通，避开动静脉造瘘侧上肢，尽可能不在手术侧下肢输液。

2. 维持电解质、酸碱平衡　维持电解质、酸碱平衡的重要基础是准确记录出入量，保证出入量平衡，同时及时关注电解质检查结果。

（1）多尿：由于受者术前常存在不同程度的水钠潴留，术后早期可存在多尿期（每小时尿量可达 1 000ml），易发生在术后 24 小时内。多尿期受者体内钠、钾离子随尿排出增多，如不及时补充钠、钾离子，容易导致低钾、低钠及严重脱水，因此应根据生化化验结果及时补充钾、钠，防止发生电解质、酸碱平衡紊乱。补液时不同液体循环交替输入，若出现低钙，可补充 10% 的葡萄糖酸钙缓解肌肉痉挛。

（2）少尿：部分受者肾移植术后由于不同原因可出现少尿（每小时尿量少于 100ml）。肾移植术后如果每小时尿量少于 30ml，应判断是血容量不足还是移植肾功能恢复延迟。部分受者术前透析脱水过度、术中出血较多未能及时补充，引起血容量不足，出现少尿。如果加快输液速度后，尿量随之增加，即可认为是血容量不足。若排除低血容量引起的少尿,可适当使用利尿剂。少尿和无尿是肾移植术后常见的临床表现,通常少尿期越长,病情越严重,预后越差。如果尿量突然下降,应检查导尿管是否通畅、血压是否稳定、液体出入量是否平衡等。同时通知医生,分析和查找原因。少尿者由于体内钠、钾离子排出少,容易出现高钾血症等,因此避免输注含钾液体。

3. 实验室监测　肾功能及电解质检查是反映肾移植术后受者体内水电解质平衡的客观指标。肾移植术后须定期监测肾功能、电解质及血常规,须注意的是抽取血液标本时应该避开输液侧手臂。待肾功能恢复后逐渐延长监测间隔时间。尿常规检查能反映肾功能及尿路感染情况,怀疑尿路感染者及时查尿常规。由于移植肾肾小管可能有缺血损害,术后早期受者可出现明显的蛋白尿,一般几天后转为阴性,也可能持续数周或数月。

(四) 伤口及引流管护理

1. 伤口护理　伤口护理是预防感染的重要关口。术后须严密观察伤口有无渗血、渗液,如有渗血、渗液或敷料脱落,及时更换伤口敷料。如有异常分泌物,及时告知医生,必要时取伤口处分泌物做细菌培养。更换敷料过程中严格遵循无菌原则,预防感染,一般每 3 天或伤口有渗血、渗液、敷料脱落时更换敷料,手术线或手术钉缝合的伤口一般在术后 10~14 天拆线。

2. 血浆引流管护理　观察并记录血浆引流液的量、色和性质;定时挤压引流管,防止扭曲受压,保持引流通畅;妥善固定引流管,防止脱落。术后 3~7 天,24 小时引流量 <50ml,即可拔除血浆引流管。

3. 尿管护理　由于肾移植术后早期多有肉眼血尿,尿中偶伴有小的血凝块或组织碎片,容易堵塞尿管,需要定时挤压尿管,保持尿管引流通畅,并妥善固定,减少因尿管牵拉引起受者疼痛或不适。如尿量突然下降,应叩诊受者膀胱是否充盈,检查有无血凝块堵塞、导尿管是否通畅。若尿管堵塞会造成尿液逆流,增加尿路感染风险。定期行尿管护理,保持尿道口清洁。

(五) 使用免疫抑制剂护理

1. 提高服药依从性　帮助受者认识药物,指导受者定时、准量服用,例如设置服药闹钟,告知受者勿自行调整药物剂量。

2. 监测血药浓度　为了准确、适当地使用免疫抑制剂,减少药物副作用,术后根据病情变化检测免疫抑制剂药物浓度(参照第三章第五节“肾移植免疫抑制治疗及护理”),医生根据检测结果及受者症状、体征调节药物用量。免疫抑制剂治疗是维持移植肾功能的关键。然而,免疫抑制剂治疗浓度范围窄,药代动力学个体差异大,是临床合理用药的主要难题;其血药浓度与疗效和毒性密切相关,因此,监测血药浓度极为重要。但具体的血药浓度的临床价值要根据受者的临床表现具体判定。

肾移植术后他克莫司血药谷浓度参考值:术后 1 个月内 10~15ng/ml,1~3 个月 8~15ng/ml,3~12 个月 5~12ng/ml,1 年以后 5~10ng/ml。

肾移植术后环孢素血药谷浓度参考值:术后 1 个月内 200~350ng/ml,1~3 个月 150~300ng/ml,3~12 个月 100~250ng/ml,1 年以后大于 50ng/ml。

不同移植中心的血药浓度采血时机不同,表 3-5 中常用免疫抑制剂血药浓度采血时机可作参考。

表 3-5　常用免疫抑制剂血药浓度采血时机

常用免疫抑制剂	采血时机
吗替麦考酚酯	0h、0.5h、2h、4h
麦考酚钠肠溶片	0h、1.5h、4h、6h
环孢素	0h 和 / 或 2h
他克莫司	0h
雷帕霉素	0h

注:0h 即免疫抑制剂服药前半小时内,通常要求空腹 6~8 小时。0.5h、1.5h、2h、4h、6h 分别指服药后半小时、1 个半小时、2 小时、4 小时、6 小时。

3. 观察不良反应　观察受者是否发生免疫抑制剂副作用(参照第三章第五节“肾移植免疫抑制治疗及护理”)。

(六) 活动指导

术后返回监护室,受者意识清晰即可使用枕头,并适当抬高床头 20°~30°。指导受者深呼吸训练和咳痰训练,指导受者床上活动双下肢及踝泵运动,对于血栓中高风险受者予以机械性预防和 / 或药物预防,协助受者早期下床活动,预防肺部感染及静脉血栓栓塞发生。评估受者无下床禁忌证后,可在医务人员的协助下首次下床,避免摔倒,以步行活动为主。运动过程中避免突然改变体位,以防血管吻合口受牵拉而破裂,活动量循序渐进,以受者能耐受为原则。指导受者进行移植肾自我保护,避免腹部碰撞,形成良好的活动习惯。

(七) 心理护理

肾移植术后受者容易存在积极情绪与消极情绪交替且不稳定的复杂心理过程。术后早期受者是积极与消极情绪交替的矛盾心理状态:移植手术顺利完成的高兴,可能伴有对亲属活体供者的担心、内疚和感谢情绪,同时术后由于保护性隔离而感觉孤独。术后早期需要护士主动关心和评估受者心理状态，增加受者对肾移植的正确认识，告诉受者积极、稳定的心态有利于调动免疫系统，促进肾功能恢复。当病情稳定后，受者以积极情绪为主，这个阶段护士应以肾移植健康宣教和自我管理指导为主，让受者对肾移植术后自我管理充满自信。当出现并发症时，受者以消极悲观情绪为主，护士可通过介绍肾移植术成功案例，增强受者康复信心，同时可鼓励肾移植受者相互交流心得，减轻其焦虑、抑郁甚至恐惧情绪。在任何阶段，医护、病友以及亲属的关爱和支持都有助于受者积极应对，因此护士应鼓励受者及时倾诉，引导抒发不良情绪和分享积极且愉快的事情，并给予合理的建议和心理疏导，构建良好的病房环境和群体人际关系，指导家属及照顾者对受者提供足够的情感支持，提升受者战胜疾病的信心。

（谷 波　赵上萍）

第五节　肾移植免疫抑制治疗及护理

随着手术技术的成熟和新型免疫抑制剂的应用，国内肾移植的近期存活率已达95%以上。但同时，肾移植术后的免疫抑制剂治疗在临床实践中的问题也日益突出，因此，免疫抑制剂的用法、用量的准确性以及受者依从性成为了护理工作的核心之一。

一、肾移植常见免疫抑制剂

（一）免疫维持治疗药物

1. 糖皮质激素　常用药有泼尼松（prednisone）、甲泼尼龙/甲基强的松龙（methelprednisolone，MP）。术中及术后3~5天静脉用药，后改为每日晨起早饭后顿服，剂量逐渐减至维持量。

2. 钙调磷酸酶抑制药（calcineurin inhibitors，CNI）　CNI包括环孢素A和他克莫司，两者生化特性不同，但在作用机制、疗效上相似。

（1）环孢素A：每天2次口服，间隔12小时，监测药物谷浓度（服药前0小时），必要时监测服药后2小时浓度。

（2）他克莫司：每天2次口服，间隔12小时，监测他克莫司谷浓度（服药前0小时）即可较好反映药物暴露浓度。

3. 抗代谢药物　统称为霉酚酸酯，是一种具有选择性的抗代谢药物。口服可迅速吸收，其生物利用率约在90%，存在肝肠循环。

(1)吗替麦考酚酯：每天2次口服，间隔12小时。

(2)麦考酚钠肠溶片：在体内发挥作用的有效成分同为霉酚酸。本药在胃内酸性条件下不溶解，到达小肠后才释放出活性成分霉酚酸。其独特的剂型优势减轻了胃肠道的不良反应，提高了器官移植受者对服用抗排异药物的耐受性与依从性，受者的减量及停药现象较传统的抗排异药物显著减少。

4. 细胞周期抑制剂　代表药物为雷帕霉素，也称西罗莫司。推荐在移植肾功能完全恢复、伤口愈合之后开始使用。雷帕霉素的半衰期长，血药浓度应在改变剂量数天后测定，一旦浓度稳定，就不需要频繁监测药物浓度。

(二) 免疫诱导及排斥反应治疗药物

1. 多克隆抗体　兔抗人胸腺细胞免疫球蛋白、抗人T细胞猪免疫球蛋白、抗人T细胞兔免疫球蛋白，用于排斥反应较严重的受者。

2. 单克隆抗体

(1)巴利昔单抗：用于预防肾移植术后早期急性排斥反应。

(2)利妥昔单抗：常用于术后抗体较高的受者。

3. 静脉注射人免疫球蛋白　静脉注射人免疫球蛋白是从健康人血液中提取的高滴度的抗体。其作用机制是中和循环中的抗体，降低受者体内的HLA水平。常用于肾移植术前高致敏状态的受者；术后体液免疫介导的排斥反应的受者。

表3-6至表3-8为肾移植常见免疫抑制剂用法、注意事项及副作用。

表3-6　免疫维持治疗药物的用法及注意事项

类别	药物	用药方法	注意事项
糖皮质激素	泼尼松、甲泼尼龙	1. 静脉输注，术中及术后3~5d每天1次，间隔24h； 2. 口服，术后从静脉输液停止当天开始服用，间隔24h，早饭后服用，勿空腹	1. 严格给药剂量、时间，用药期间密切观察血压、血糖、血脂等； 2. 低盐、低糖、低钠、高蛋白饮食，尽量减轻不良反应； 3. 长期用药期间禁用阿司匹林等损害胃黏膜的药物，一般预防使用H_2受体拮抗剂，以预防应激性溃疡，出现消化道出血时，遵医嘱减量或停药； 4. 停药时，须遵医嘱逐渐减量，以预防突然停药引起的反跳现象； 5. 长期大量服用糖皮质激素可有容貌改变等不良反应，还可引起骨代谢异常，造成骨质疏松，甚至发生股骨头坏死，应注意补充钙剂

续表

类别	药物	用药方法	注意事项
钙调磷酸酶抑制药	环孢素A	1. 口服，定时，间隔12h； 2. 环孢素A为亲脂分子，与脂溶性食物同服可提高其生物利用度，可与牛奶、橙汁稀释后服用，避免用柚子汁、梨子汁或者木瓜汁稀释	1. 严格给药剂量、时间，监测血药浓度； 2. 严密观察血压、尿量等； 3. 遵医嘱监测血液生化指标，观察受者肝肾功能、血液电解质等变化； 4. 注意药物配伍禁忌； 5. 注意不良反应的发生，如肾毒性、血栓性微血管病、电解质紊乱、高血压、消化系统毒性(肝损害、恶心、呕吐、腹泻等)、容貌受损、高脂血症、糖耐量异常、高尿酸血症和痛风等
	他克莫司	1. 口服，定时，间隔12h； 2. 空腹服用，餐前0.5~1h或餐后2~3h服用	1. 严格给药剂量、时间，监测血药浓度； 2. 指导受者低盐饮食，忌酒； 3. 注意药物间的相互影响
抗代谢药物	吗替麦考酚酯	口服，定时，间隔12h，无须空腹	1. 严格给药剂量、时间； 2. 消化性溃疡活动期、有严重腹泻或吸收障碍的受者慎用； 3. 遵医嘱监测血常规，注意有无白细胞计数减少等情况
	麦考酚钠肠溶片	口服，定时，间隔12h，空腹服用	1. 严格给药剂量、时间； 2. 遵医嘱监测血常规，注意有无白细胞计数减少等情况； 3. 不良反应监测，如胃肠道反应(腹泻、消化不良、腹胀、呕吐等)
细胞周期抑制剂	雷帕霉素	1. 定时，间隔24h； 2. 可与食物同服，避免与西柚或西柚汁同服，此二者可能会提高血药浓度	1. 严格给药剂量、时间、监测血药浓度； 2. 注意药物间的相互影响； 3. 本药影响伤口愈合，建议伤口愈合之后使用

表 3-7　免疫诱导及排斥反应治疗药物的用法及注意事项

<table>
<tr><th>药物名称及常见剂型</th><th colspan="2">使用时间</th><th>使用剂量</th><th>用法</th><th>注意事项</th></tr>
<tr><td>巴利昔单抗，20mg/支，10mg/支</td><td rowspan="3">手术当日且在术前2h内开始输注</td><td>术后第4d</td><td>20mg/d</td><td>先用专门的5ml注射用水稀释；
成人：20mg加入100ml生理盐水中，30min左右滴完，输注前后用生理盐水冲管；
儿童：体重<35kg时，分2次，每次10mg；体重>35kg，用法同成人</td><td>密切观察过敏反应：皮疹、荨麻疹、瘙痒、喷嚏、支气管痉挛、呼吸困难、肺水肿、心力衰竭、低血压、心动过速等</td></tr>
<tr><td>抗人T细胞兔免疫球蛋白，100mg/支</td><td>术后3d</td><td>100mg/d</td><td>首次输注时，将1支抗人T细胞兔免疫球蛋白加入500ml生理盐水中用输液泵泵入，速度约85ml/h，6h左右泵完。以后输注速度约120ml/h，4h左右泵完</td><td>1. 混合溶液时禁止剧烈振荡，应轻轻翻转以防止起泡沫；
2. 宜在静脉输注甲泼尼龙后使用；
3. 输注中密切关注受者有无不良反应</td></tr>
<tr><td>兔抗人胸腺细胞免疫球蛋白，25mg/支</td><td>术后3~4d</td><td>根据医嘱</td><td>首次输注时，将1支兔抗人胸腺细胞免疫球蛋白加入500ml生理盐水中用输液泵泵入，速度约85ml/h，6h左右泵完。以后输注速度约120ml/h，4h左右泵完</td><td>1. 宜在静脉输注甲泼尼龙后使用；
2. 观察有无输液反应，如出现发热、寒战、呼吸困难、恶心/呕吐、腹泻、皮疹及时停药，通知医生处理，大多不良反应可在减缓滴速后减轻</td></tr>
<tr><td>抗人T细胞猪免疫球蛋白，0.25g/支</td><td colspan="2">术后3~5d</td><td>500mg/d</td><td>将2支抗人T细胞猪免疫球蛋白加入500ml生理盐水中，静脉滴注，前10min滴速<10滴/min，10min后若无不适感调至40滴/min，3~4h输注完成</td><td>1. 宜在静脉输注甲泼尼龙后使用；
2. 首次使用须做皮试，阴性后使用；
3. 出现皮疹较为常见，症状较轻者减慢滴速，症状较重者暂停使用，抗过敏处理</td></tr>
</table>

续表

药物名称及常见剂型	使用时间	使用剂量	用法	注意事项
静脉注射人免疫球蛋白，10g/支	根据医嘱		开始输注速度为20滴/min，持续15min，若无不良反应可增加速度，最快滴速不超过60滴/min	极少会出现一过性头痛、心慌、恶心等不良反应，必要时减慢或暂停输注
利妥昔单抗，100mg/10ml，500mg/50ml	根据医嘱（多为单次）	根据医嘱	初次滴注，将500mg利妥昔单抗加入500ml生理盐水或5%葡萄糖注射液，推荐起始速度为50ml/h，1h后未出现不良反应可每30min增加50ml/h，最大速度为400ml/h。 以后滴注，开始速度为100ml/h，每30min增加50ml/h，最大速度为400ml/h	1. 轻柔颠倒混合溶液，避免产生泡沫； 2. 宜在静脉输注甲泼尼龙后使用； 3. 密切观察不良反应，如低血压、发热、畏寒、寒战、荨麻疹、支气管痉挛、舌或喉部肿胀感、恶心、头痛、瘙痒、呼吸困难、呕吐等情况； 4. 不良反应的症状和体征完全消失后，可减缓50%的输注速度继续输注，密切观察

注：免疫诱导及排斥反应治疗药物为生物制剂。使用时须注意：①建立单独的静脉通道输注。②配制溶液时禁止剧烈震荡，应轻轻翻转以避免产生泡沫。③建议输注（除静脉注射人免疫球蛋白外）时安置心电监护。④如在输注过程中发生轻微不良反应，及时通知医生，同时减慢输注速度，严密观察。

表 3-8　常用免疫抑制剂不良反应

不良反应	环孢素 A	他克莫司	糖皮质激素	吗替麦考酚酯	麦考酚钠肠溶片	雷帕霉素
肾毒性	++	+	−	−	−	±*
高血压	++	+	+	−	−	−
高脂血症	++	±	+	−	−	++
糖尿病	+	++	++	−	−	−
神经毒性	+	++	+	−	−	−
肝毒性	++	+	−	−	−	−
骨质疏松	+	+	++	−	−	−

续表

不良反应	环孢素 A	他克莫司	糖皮质激素	吗替麦考酚酯	麦考酚钠肠溶片	雷帕霉素
痤疮	+	–	+	–	–	–
齿龈增生	+	–	–	–	–	–
多毛症	+	–	++	–	–	–
脱发	–	+	–	–	–	–
肥胖	–	–	+	–	–	–
胃肠道并发症	+	+	+	++	+	+
骨髓抑制	–	–	–	+	+	+

注：+，具有不良反应；++，不良反应比较严重；–，无不良反应；*，可增加肾毒性；±，不良反应不明确。

二、免疫抑制方案

肾移植常用的免疫抑制剂包括糖皮质激素、钙调磷酸酶抑制药、抗代谢药物、细胞周期抑制剂以及生物制剂（多克隆抗体和单克隆抗体）。免疫抑制方案分为免疫诱导和免疫维持，采用联合用药方案，但具体用药选择及剂量，不同肾移植中心各有不同，取决于临床经验及受者情况。

（一）免疫诱导方案

除供受者之间为同卵双生关系外，推荐使用免疫诱导方案以预防排斥反应。目前采用术前、术中或术后立即给予静脉输注糖皮质激素 + 生物制剂 + 静脉注射人免疫球蛋白（必要时），血型相合的肾移植受者手术前 1 晚及术晨开始口服抗代谢药物，如为血型不合受者，根据术前预处理方案，提前 1~2 周口服抗代谢药物 + 钙调磷酸酶抑制药。

（二）免疫维持方案

免疫维持方案常用的是抗代谢药物 + 钙调磷酸酶抑制药 + 糖皮质激素三联免疫抑制方案。

（肖开芝　赵上萍）

第六节 肾移植受者围手术期常见并发症及护理

一、出血

伤口出血、渗血是最早且最常见的外科并发症之一，常发生于肾移植术后24~48小时或术后7~14天。多与外科手术中血管吻合不紧密或血管破裂、伤口内止血不彻底、结扎线脱落、创面广泛渗血、受者凝血机制差、继发伤口感染等因素有关。

1. 临床表现 出血主要表现为切口渗血，引流量增多、颜色鲜红，移植肾区肿胀、局部隆起、腹膜刺激征明显，腰痛，严重者可出现血容量不足的表现，甚至出现失血性休克。彩超检查显示移植肾周血肿或积血，血肿区域内有血流信号，有助于诊断。

2. 预防与处理

(1) 严密观察创腔引流液的颜色、量、性质及手术切口渗血情况，保持引流通畅，适时更换伤口敷料，防止感染。关注受者移植肾区疼痛程度，移植肾区有无肿胀，生命体征有无异常等，以及时发现出血。

(2) 避免腹压增高及体位不当造成的血管吻合处张力增加，指导受者咳嗽时注意保护移植肾区，避免剧烈咳嗽和突然翻身，防止血管吻合处破裂。

(3) 一旦发现出血的征象，如伤口大量渗血、引流液鲜红且量多、移植肾区肿胀、心率加快、血压降低等，应及时通知医生，建立静脉通道并配合处理，对于须行急诊手术止血者应迅速做好相应的术前准备。

二、血管并发症

(一) 移植肾肾动脉栓塞和肾静脉血栓形成

移植肾肾动脉栓塞和肾静脉血栓形成均可导致移植肾丧失功能，或静脉内栓子脱落造成肺栓塞。与移植肾动脉内膜被破坏、静脉端侧吻合口处扭曲、血液高凝状态、血管吻合技术、血肿压迫、静脉过长导致吻合后扭曲、排斥反应等有关。

1. 临床表现 表现为突然少尿或无尿，尤其是肾功能恢复、正常排尿后突然无尿，伴有移植肾区疼痛，移植肾缩小、变软。肾静脉血栓形成可伴血红蛋白尿及同侧下肢肿胀。肾动脉造影、彩色多普勒血流成像、肾图等检查可确诊。

2. 预防与处理 严密监测尿量及移植肾的症状、体征，发现问题及时报告医生给予相应处理。一旦发生，及时抗凝治疗或手术探查。

（二）移植肾动脉或静脉破裂

移植肾动、静脉破裂是比较严重的并发症，常导致移植肾失去功能甚至危及受者生命。与血管缝线松脱、腹压增加及继发感染有关，常发生在术后1~3周。

1. 临床表现 移植肾区突发疼痛，延伸至膀胱区、下腹等部位，向直肠、肛门放射；移植肾区隆起、触痛明显；受者有烦躁、冷汗、血压下降、脉搏细速等休克征象；B超检查可见移植肾周大量积液。

2. 预防与处理 避免增加受者腹内压的因素如便秘、剧烈咳嗽等；严密监测移植肾区的情况，如受者移植肾区突发剧痛，要高度警惕，有休克早期表现时立即建立静脉通道，遵医嘱纠正休克，积极术前准备。一旦确诊，应紧急行手术探查，如有严重感染，应切除移植肾；如果为单纯破裂，可考虑修补术。

（三）肾动脉狭窄

肾动脉狭窄是肾移植术后常见的血管并发症，发生率约为5%~25%。肾动脉狭窄发生的原因可能为：①动脉吻合技术欠佳，动脉组织缝合过多。②动脉过长，迂曲成角。③灌注插管导致血管内膜受损。④受者髂内动脉硬化等。

1. 临床表现 术后一度血压下降后又发生高血压；移植肾区可听到血管杂音；移植肾功能逐渐减退。彩超、MRI、动脉造影可确诊。

2. 预防与处理 严密监测受者血压，合理使用抗高血压药，防止高血压危象的发生，注意观察受者尿量。防止受者发生跌倒等意外。可在动脉造影后扩张狭窄部位，如狭窄范围不大可考虑行手术矫正。如果药物效果不佳，肾功能严重受损，持续高血压危及受者生命，应切除移植肾。

三、泌尿系统并发症

（一）尿漏

虽然随着外科技术的改进，尿漏的发生率不到1%，但一旦发生，仍可导致移植肾功能丧失。尿漏可发生在输尿管全程。吻合不严密、吻合口张力过高、输尿管缺血坏死是常见原因，多发生在术后3周内。

1. 临床表现　根据尿漏发生的部位、漏口大小、尿漏的原因等不同，临床表现不一。主要症状包括局部疼痛、引流液呈淡黄色且量增加等，同时伴有少尿或突然无尿。通常可以通过B超、实验室检测引流液肌酐确诊。

2. 预防与处理　术后严密观察伤口渗出情况及引流液的颜色、性状，如果受者突然少尿伴有伤口渗出增加且为淡黄色，引流管引流量增加且为淡黄色，移植部位肿胀、疼痛应考虑尿漏的可能。对于轻度的尿漏，一般采用持续负压引流，注意负压引流的压力不可太大，延长留置导尿时间，保持尿管通畅，使尿液充分引流，促进漏口愈合。对尿漏较多、切口敷料渗湿明显，可使用造口袋覆盖伤口并外接引流袋，保持引流通畅。保守治疗3周以上，尿漏没有明显好转甚至有增加趋势者，应考虑手术治疗。

（二）输尿管狭窄及梗阻

输尿管狭窄及梗阻可以发生在肾移植术后任何时间，其发病率随着时间的推移逐渐升高。输尿管与膀胱吻合口水肿、狭窄，输尿管扭曲、受压等均可以引起梗阻。

1. 临床表现　因为移植肾已经去神经支配，受者没有自体输尿管狭窄及梗阻常有的症状如疼痛和肾绞痛。常表现为肾功能减退、移植肾区发胀、少尿或无尿，可以通过B超、肾图和核磁共振作出诊断。

2. 预防与处理　由于发生梗阻后受者没有明显的疼痛，往往只有移植肾区胀痛等不适，很容易被忽略。因此，应严密观察受者尿量，重视受者主诉，将尿量减少与受者主诉进行综合分析。根据梗阻的原因、程度、进程等决定治疗方式。程度较轻、肾功能良好者可保守治疗，严密观察。程度严重者需要手术治疗，通常可行内镜下输尿管支架植入或开放手术。

四、移植肾功能恢复延迟

肾移植术后肾功能恢复延迟（delayed graft function，DGF）的发生多见于术后1周内，表现为至少需要透析1次、术后24~48小时血肌酐浓度降幅不及20%~30%。DGF高危因素主要为受者的高敏状态、再移植、冷缺血时间超过24小时、遗体供肾和移植肾有效循环量减少等。

1. 临床表现　肾移植术后少尿或无尿持续2天以上，血肌酐下降延迟或呈持续性上升，受者有水肿或容量负荷过重的倾向。

2. 预防与处理　密切关注受者术后7日内的血肌酐变化趋势以及尿量。一旦确认受者发生DGF，应向受者做好健康宣教，告知受者DGF恢复的可能性，借用其他病友实例鼓励受者积极面对。积极引导受者提高对血液透析治疗的心理接受度。对于已经行血液透析的受者，应关注其超滤量、有无透析后并发症，以及受者心理状态及移植肾功能恢复情况。

五、排斥反应

排斥反应是目前导致移植肾功能丧失的主要原因之一，可发生在肾移植的任何阶段，根据其发生的机制、时间、病理及临床表现的不同，分为超急性、加速性、急性和慢性排斥反应。临床上各类排斥反应类型之间的区别并不是十分明显，而且有两种类型的排斥反应重叠的现象。

1. 临床表现　肾区胀痛，突然出现血尿、少尿或无尿，伴腹胀、恶心、乏力，查体肾区饱满、压痛。可伴高热、尿量减少、体重增加、血压升高、血肌酐逐渐升高。

2. 预防与处理

(1) 术前做好免疫评估，对于高致敏受者，术前做好降低抗体水平的相关预处理。

(2) 监测生命体征：体温和血压是肾移植术后排斥反应的敏感指标。体温升高伴难治性高血压，要怀疑排斥反应的发生。术后每日对受者体温和血压进行监测，并指导受者学会自我监测。

(3) 观察移植肾功能：观察移植肾质地、大小，有无胀痛及压痛；移植肾区是否有隆起、触痛，移植肾硬度是提示排斥反应的重要指标。记录 24 小时尿量，尿量是反映移植肾功能恢复状况的重要指标；定期监测血肌酐、血清胱抑素 C、尿酸等。

(4) 免疫抑制剂使用：准确做好免疫诱导和免疫维持的药物护理，定期监测免疫抑制剂浓度。

3. 不同排斥反应的临床表现及护理要点见表 3-9。

表 3-9　不同排斥反应的临床表现及护理要点

排斥反应	发生阶段	临床表现	护理要点
超急性排斥反应	发生在移植肾血液循环恢复后数分钟或数小时内，也有发生在 24~48h 内	移植肾由色泽鲜红至出现紫纹，进而暗红，失去光泽；移植肾由饱胀变柔软，体积缩小，泌尿停止；少数出现高血压、无尿，伴有寒战、发热	关键在预防，目前对超急性排斥反应尚无有效治疗，一旦发生超急性排斥反应，应立即行移植肾切除

续表

排斥反应	发生阶段	临床表现	护理要点
加速性排斥反应	发生在肾移植术后 2~5d	受者肾功能逐渐恢复，突然出现体温升高，肾区胀痛，出现血尿、少尿或无尿，经常伴有腹胀、恶心、乏力，查体肾区饱满，疼痛	观察受者生命体征、尿量、肾功能及移植肾区局部情况，及时发现排斥反应。一旦出现，行冲击治疗或切除移植肾
急性排斥反应	发生在移植后 3 个月内	表现为低热、尿量减少、体重增加、不可解释的血压升高、乏力、关节疼痛，移植肾区肿大、质硬有压痛，伴血尿	准确应用免疫抑制剂，观察受者生命体征、尿量、肾功能及移植肾区局部情况。遵医嘱应用免疫抑制剂，及时观察用药效果，甲泼尼龙冲击治疗期间应警惕消化性溃疡的发生，注意观察消化道症状
慢性排斥反应	发生在移植 3 个月以后，并持续 6 个月以上	移植肾功能逐渐丧失，血肌酐逐渐升高，伴蛋白尿、进行性贫血、高血压、尿量减少，出现水肿、移植肾缩小变硬	做好免疫状态监测，定期监测受者特异性抗体，做好受者的血压、血脂、血糖管理，防止对肾功能的进一步损害

六、移植肾破裂

移植肾破裂是肾移植术后早期严重并发症之一，发生率为 0.3%~8.5%，一般发生在术后 2 周内，公民逝世后捐献供肾多见。目前认为主要因素有：排斥反应、急性肾小管坏死；尿路梗阻、肾静脉梗阻、淋巴回流受阻；突然增加腹压、动脉分支被结扎、局部缺血；移植肾穿刺活检。

1. 临床表现 一般表现为突发性移植肾区胀痛、局部隆起、移植肾轮廓不清、切口出血，同时伴有脉速、血压下降、烦躁、发热等内出血症状，以及尿量减少、血肌酐增高等。B 超及血管造影可以确诊。

2. 预防与处理 应以预防为主，术后控制血压，避免剧烈咳嗽、便秘等引起腹压增高的因素。术后早期卧床休息，早期下床应做好风险评估，避免跌倒、撞击等意外发生。合理使用免疫抑制剂，密切观察排斥反应。若移植肾破裂应积极配合医生早诊断、早处理。

（谷 波 赵上萍 肖开芝）

第七节　肾移植术后感染

肾移植术后免疫抑制治疗可预防排斥反应，但同时也削弱了机体正常的免疫防御机制，导致机体更容易发生感染。感染和排斥反应密切相关，感染可诱发排斥反应，排斥反应发生时使用大剂量激素及免疫抑制剂治疗又可以引起或加重感染。感染是肾移植后早期并发症和导致死亡的主要原因。术后各系统都可能发生感染，其中以肺部感染最多见、最严重，其次是泌尿系统、皮肤、血液、支气管、生殖道、口腔黏膜、胃肠道等感染。

根据术后时间的不同，术后感染也不同。大致来说，早期感染是指移植术后 30 天内，通常与供者或受者来源的感染、移植手术并发症以及院内感染有关。细菌和真菌是该阶段最常见的病原体，例如各类管道相关的感染。中期感染是指移植术后 1~6 个月，此阶段机会性感染的风险最大，病原体常常来自供者器官、血液以及受者体内潜在的病原体，常见病毒及真菌感染。晚期感染是指移植术后 6 个月之后，此阶段的感染与一般人群中的感染相似且预后好，常见呼吸道感染和尿路感染。

一、肺部感染

据报道，我国肾移植术后肺部感染的发病率大约在 8.70%~14.96% 之间，是各类感染中最常见的并发症和最主要的死因。术后第 1 个月通常是发病的高峰期，其中严重感染占所有肺部感染的 30% 左右。肾移植术后肺部感染常起病隐匿，重症肺部感染病因复杂、进展迅速，严重者可并发急性呼吸窘迫综合征，导致全身多器官功能衰竭。

（一）病因

肾移植术后肺部感染以细菌感染多见，其次是真菌、病毒及结核分枝杆菌感染。肺部病毒及真菌感染的死亡率要高于细菌感染。与其他感染相比，肾移植术后肺部感染的发病时间具有明显的特征性，通常出现在术后 1 年内，尤其是术后第 1~2 个月。此阶段感染多以医院感染为主，病原体以革兰氏阴性菌为主，常见的细菌包括大肠埃希菌、肺炎克雷伯菌、金黄色葡萄球菌等。

肾移植术后肺部感染存在较多的易感因素，常见的包括：①肾移植受者相关的因素，例如年龄、受者合并高血压或糖尿病等其他基础疾病、术前尿毒症期严重贫血导致受者营养不良、免疫功能低下。②供者源性感染。③术后导管的留置，如气管插管、引流管、导尿管、中心静脉导管(central vein catheterization，CVC)等，导管为病原体的侵入提供了机会。④移植术后免疫抑制剂的应用。⑤移植术后移植肾丧失功能或者急性排斥反应发生等。

(二) 临床表现

1. 肾移植受者肺炎起始症状和体征可能并不典型，可能未出现发热、咳嗽、咳痰，但已经出现血氧饱和度下降，即使这个阶段的胸部X线检查结果显示正常，也应该进一步检查以免延误治疗时机。

2. 受者初期无明显的呼吸道症状，偶有咳嗽、发热、气促等不适，如果继续进展，就可能伴有咳痰、乏力、胸闷等不适。

3. 发热是重症肺部感染受者最主要的症状，一般体温超过38.5℃。发热时间多见于夜间或早上，午后降至正常。重症肺部感染受者常常出现呼吸困难、缺氧、发绀、呼气延长，肺部听诊偶有干、湿啰音。

4. 初期胸部X线检查并没有特征性改变，进展成重症肺炎后可见双肺弥漫性间质性病变或散在斑片阴影或毛玻璃状改变，甚至出现肺实变。

肾移植术后肺部感染的原因、临床表现及治疗见表3-10。

表3-10 肾移植术后肺部感染的原因、临床表现及治疗

病原体		临床表现	治疗
细菌	革兰氏阴性杆菌：肠杆菌属、铜绿假单胞菌 革兰氏阳性球菌：金黄色葡萄球菌、肺炎球菌	咳嗽、咳脓痰，发热，体温多在38℃以上；血常规示白细胞增多；胸片显示浸润影；严重时出现呼吸困难	早期给予广谱抗生素，后根据痰液涂片、培养结果用敏感抗生素
病毒	巨细胞病毒、水痘-带状疱疹病毒	干咳、无痰、气急为始发症状，同时合并进行性低氧血症，病情重，进展迅速、预后不佳，对痰培养指导下的抗感染治疗无明确疗效，多须呼吸机辅助呼吸，常并发细菌感染和败血症	抗病毒药如更昔洛韦、缬更昔洛韦、西多福韦、膦甲酸钠、福米韦生等
真菌	白念珠菌、曲霉菌、隐球菌、毛霉菌、卡氏肺孢菌	畏寒、高热(体温可达到40℃)或低热、干咳、无痰，后进展成为不同程度呼吸困难，伴有咳嗽、咳痰。常并发细菌、病毒和原虫等混合感染	抗真菌药物如氟康唑、伏立康唑、伊曲康唑、两性霉素B，卡氏肺孢菌首选甲氧苄啶-磺胺甲噁唑

（三）预防与处理

1. 早期预防及监测　监测受者生命体征、神志、尿量等，特别关注体温和热型变化，如体温超过39℃时，予以降温处理，降温后及时复测体温。供、受者术前及术后常规进行病毒、真菌等病原体监测。了解受者血常规，肾功能，血气分析，咽分泌物、痰和气管分泌物细菌与真菌培养，胸片等检查结果。术后休息与早期活动相结合，卧床时可采用半坐位或床头抬高30°；给予高热量、高维生素、易消化饮食，改善受者营养状况。做好各项插管和导管护理，对血管内导管进行定期消毒并更换敷料，尽早拔除管道。

对肺孢子菌肺炎的预防与治疗，通常是在移植术后1年内进行，主要的预防药物为甲氧苄啶-磺胺甲噁唑，可以是每天服用单片剂量，或者每周3次服用双倍剂量的片剂，药物不良反应包括白细胞减少、皮疹、药物诱导性肝炎等毒性反应。

2. 对症护理

（1）吸氧护理：肾移植术后肺炎受者常常伴有胸闷、气促等不适，予以吸氧，以缓解气促、胸闷等不适感。在吸氧时，指导受者用鼻吸气，用嘴呼气，避免张口呼吸，按照正常的呼吸频率进行深呼吸；持续的氧气吸入可能会导致鼻腔干燥不适，严重者可出现鼻黏膜充血、出血，可以预防性使用鱼肝油滴入鼻腔内，保持鼻腔内的润滑度。当鼻导管和面罩吸氧都无法使受者保持有效的血氧浓度时，使用无创呼吸机辅助治疗，给予受者呼吸机相关健康教育，指导受者按照正常的呼吸频率呼吸，如果在使用中突然出现胸闷、憋气、刺激性咳嗽等不适，告知家属应及时与医护人员沟通。护士应做好呼吸管道护理。

（2）皮肤护理：首先做好皮肤保护宣教，特别是预防压力性损伤的宣教，鼓励受者及家属与护士统一战线，配合预防措施。护士须观察与管道接触的皮肤（例如鼻背、耳后等），肺炎受者因低氧血症长期佩戴吸氧管道、面罩或无创呼吸机后，会导致受压处皮肤发红、破损等压力性损伤情况，推荐预防性使用减压敷料粘贴于受压皮肤，缓解皮肤压力。另外，肺炎受者多伴有营养不良或活动无耐力的情况，受者被动长期卧床，容易导致骶尾部或其他骨突处皮肤形成压力性损伤，护士须协助受者适时、规律床上翻身与活动，评估压力性损伤风险，对于翻身困难者及极高危者使用气垫床，预防压力性损伤，保持皮肤完整性，预防皮肤感染。

（3）排痰护理：关注受者咳嗽、咳痰，痰液的颜色、性质、量。由于疾病影响，受者长期卧床，活动受限，容易出现痰液黏稠、咳嗽无力等情况，要及时与医生沟通，予雾化吸入，帮助受者稀释痰液，指导受者进行深呼吸以及有效咳嗽、咳痰的方法，在雾化后协助拍背排痰。使用呼吸机的受者，须关注呼吸机湿化水的温度调节情况。

(4) 药物治疗：对于中、重度肺部感染受者，需要调整或停止免疫治疗方案，要指导受者掌握服用药物的剂量、种类、时间，严格遵医嘱服用药物，避免因调整剂量而出现未服、漏服、多服药物的情况。免疫抑制剂的减量可能会增加发生排斥反应的可能性，须做好排斥反应的监测。由于肺部感染的病因复杂，可能存在混合感染，药物使用种类及用药途径多，还要注意药物之间的相互作用，做好药物的不良反应监测。

(5) 自我管理：养成良好、规律的生活作息，加强自我监测与防护意识，对疾病的恢复是非常重要的。建议受者保持口腔清洁，在每日晨起、饭前、饭后、睡前漱口，预防口腔感染；饮食要兼顾健康与营养，避免进食凉菜、过夜变质的食物或者过于油腻的食物；建议留 1 名固定家属 24 小时陪伴，避免呼吸道感染者、儿童或老人等免疫力低下人群前来探视。

二、尿路感染

尿路感染是肾移植受者最常见的并发症之一，发病率 35%~85%，尽管近几十年来，尿路感染发病率有显著降低，但有文献报道，尿路感染约占肾移植术后感染的 40%。移植后尿路感染是指整个尿路（包括从肾盂、肾盏开始，经过膀胱、输尿管到尿道）或其中部分节段受到病原体感染而发生的炎症。一般分为上尿路感染（如肾盂肾炎）和下尿路感染（如膀胱炎）。其常见的病原体可为细菌、真菌、病毒等，其中细菌最多见，以革兰氏阴性菌为主的感染占尿路感染的 70%，这与普通人群的感染相似。大肠埃希菌、克雷伯菌是引起移植后尿路感染最常见的肠道微生物。

（一）病因

肾移植术后尿路感染的病因与性别、年龄、术中操作、尿路因素、病原体等有关，其中性别是术后早期尿路感染的独立危险因素之一。其他因素例如：免疫抑制剂的应用，机体免疫力下降；受者身体过于劳累；尿流动力学异常，例如存在结石、梗阻、反流、原有多囊肾、原有或新发前列腺炎等；受者有慢性膀胱炎或慢性肾盂肾炎；术后留置导尿管时间过长，出现导管相关感染；尿漏导致尿路感染。

（二）临床表现

一般尿路感染可伴有发热、尿路刺激征等，严重者可有脓尿及血尿。尿常规检查常显示白细胞、红细胞，尿细菌计数呈阳性，血常规检查白细胞计数和中性粒细胞计数常增加。

1. 下尿路感染　主要症状是尿频、尿急、尿痛、血尿和耻骨上痛。一般无明显的全身感染症状。腹部检查可有耻骨上压痛，生殖器、骨盆和直肠检查可有前列腺肿大、睾丸触痛、萎缩性阴道炎等。

2. 上尿路感染　主要症状是畏寒和/或发热、血尿、腰痛（原有肾脏感染）、移植肾区疼痛。

3. 无症状细菌尿　受者可能会出现无症状细菌尿，这是一种隐匿型尿路感染，受者通常尿液检查显示有细菌，但是无任何尿路感染症状。

（三）预防与处理

1. 早期预防及监测　总的来说，多饮水、勤排尿是最简单有效的预防措施，可起到内冲洗的作用，有利于细菌的排出。消除各种诱发因素，如肾结石、尿路梗阻等，积极寻找并去除炎性病灶，如男性的前列腺炎，女性的阴道炎及宫颈炎等。上行感染是尿路感染最常见的感染途径，尤其是女性，因为尿道短，尿道口与肛门近，容易被污染，所以要注意会阴的清洁卫生，在夫妻生活后即刻排尿，以减少尿路感染的发生。对于移植肾功能正常的受者，建议每天饮水量不低于 2 000ml，并保证 24 小时尿量在 1 500ml 以上；对于反复发生尿路感染的受者，除了多饮水，还须口服碳酸氢钠碱化尿液；在服用磺胺类药物期间，应该注意多饮水，同时服用碳酸氢钠增加疗效，减少结晶的形成。

2. 病情监测及对症护理　监测受者体温、尿液的量和颜色等。对于持续高热或体温升高，同时出现腰痛等症状的受者，应考虑肾周脓肿等并发症，需要及时处理。对于高热受者可以行物理降温，如效果不佳，可考虑药物降温。高热受者通常会觉得肌肉酸痛，全身乏力，要指导受者注意休息和睡眠，予以清淡、高营养、易消化饮食，及时补充水分。做好基础护理，尤其是口腔护理，预防口腔感染。

3. 缓解膀胱刺激症状　急性期指导受者注意休息，多饮水、勤排尿、促进细菌及炎性渗出物排出。指导受者进行热敷或按摩缓解局部肌肉痉挛，减轻疼痛；如症状未缓解或加重，可遵医嘱用药治疗。

4. 用药护理　细菌感染，对于症状轻或者无症状受者，早期抗菌治疗有效，如果存在梗阻或者泌尿系结石，会导致肾盂肾炎和菌血症，需要及时进行检查和治疗，积极解除梗阻状态。革兰氏阴性杆菌治疗要选择无肾毒性或肾毒性小的敏感抗生素，常用的包括头孢类、喹诺酮类药物；如果抗生素治疗效果差，或者尿路感染反复发作，就需要及时进行尿细菌培养，选用敏感抗菌药，足量、足疗程使用，直到症状消失及微生物检查阴性后 1 周停药。

三、皮肤感染

皮肤感染作为感染的一种表现和存在形式，随着器官移植受者的增多及生存时间延长，感染皮肤病受者逐渐增多。据报道，75%~100% 的肾移植受者有皮肤感染、癌前病变和药疹等皮肤疾病，其中皮肤感染占绝大多数，肾移植术后受者大多有一种以上的病原体感染，包括病毒、真菌、细菌、寄生虫等。约 25%~30% 的肾移植术后感染是由病毒引起，其中疱疹病毒最为常见，疱疹病毒多潜伏在神经节内，复发率高，通常为 20%~40%。疱疹病毒发作具有频繁性、严重性、潜伏感染、终身性等特点。单纯疱疹病毒多见于术后 1~2 个月，带状疱疹病毒多发生在术后 6 个月内，主要由原发性感染或潜伏病毒再激活导致，其中 40% 为无症状感染，一旦感染，机体可产生抗体，持续终生。真菌皮肤感染中，皮肤癣菌感染最多见。

（一）临床表现

1. 单纯疱疹病毒　在皮肤和黏膜感染，如口唇、面部、手掌及生殖器疱疹，常伴有发热、疲乏和疼痛不适，通常持续 14 天左右。同时还可能引发关节炎、角膜炎、脑炎等，严重感染者甚至会诱发移植肾排斥反应，导致移植肾丧失功能。

2. 水痘 - 带状疱疹病毒

（1）水痘：以发热和皮肤成批出现红色斑丘疹、疱疹、结痂、脱痂为特征，皮疹呈向心性分布，主要分布于胸、背、腹部，四肢少见。

（2）带状疱疹：当机体受到某种刺激或抵抗力下降时，潜伏病毒被激活，沿感觉神经轴索下行，到达该神经所支配区域的皮肤内复制，产生水疱，同时受累神经发生炎症、坏死，产生神经痛。

（二）预防与处理

1. 早期预防　观察皮肤情况，注重受者对异常皮肤情况（如皮疹、痒、痛等）的主诉等。肾移植受者若在术前曾感染过单纯疱疹病毒，可以在术后预防性使用阿昔洛韦口服或更昔洛韦静脉输注。建议肾移植术前，接种水痘减毒活疫苗，以预防术后感染。

2. 用药护理　指导病毒感染的受者尽早抗病毒治疗，确保治疗时间至痊愈以后或持续 14 天以上。注意观察用药后皮肤疱疹的结痂情况，若有破损，应进行皮肤消毒并涂擦抗病毒药物，保持皮损处干净干燥，可使用纱布覆盖，但要保持透气性。因抓挠后易留瘢痕，指导受者勿抓挠。注意观察用药的不良反应：更昔洛韦可引起食欲减退或发热；缬更昔洛韦最常见血液系统和胃肠道不良反应，包括中性粒细胞减少症、贫血、血小板减少症、腹泻、恶心和呕吐。

严重感染的情况下，遵医嘱适当减少免疫抑制剂剂量，注意观察是否发生排斥反应。水痘易感的肾移植受者，在接触活动性水痘病毒感染者后行预防治疗：暴露后 96 小时内应用水痘 - 带状疱疹病毒免疫球蛋白；不能获取免疫球蛋白或已超过 96 小时的受者，暴露后 7~10 天内开始为期 7 天的口服阿昔洛韦治疗。

3. 皮肤护理　指导受者及家属做好个人卫生，保持皮肤清洁及床铺整洁，勤换内衣，穿着舒适、柔软的衣物。避免抓挠皮肤导致皮肤破溃，从而诱发感染。在休息时，尽量避免压迫患处皮肤，翻身及变换卧位时要防止摩擦患侧皮肤，以防引起疼痛。如果是小水疱，可局部使用阿昔洛韦治疗；若水疱过大，可用无菌注射器抽吸疱液，同时使用阿昔洛韦软膏外涂；对于创面破溃处，需要使用无菌敷料包扎，以保护患处皮肤。若受者由于疼痛减少或者避免翻身等活动，护理人员应该对受者进行预防压力性损伤等知识宣教，让受者认识保护皮肤的重要性，在保护患处皮肤的同时，也要避免身体其他部位出现皮肤破损，以免增加感染机会。

4. 疼痛护理　首先，保持环境安静，室温适宜，对于无水疱受者可以冷敷或冰敷患处，疱疹溃烂者给予冷湿敷。指导受者用看书、聊天、听音乐、学习等方式转移注意力，分散痛感。评估受者的疼痛程度，每个人的疼痛阈值不同，了解受者平时对疼痛的耐受情况，如果疼痛难以忍受，建议根据受者情况给予药物止痛，可明显缓解受者的疼痛感。药物止痛是目前缓解及解除疼痛最重要的方法之一。同时，积极宣教疱疹病毒相关健康知识，树立受者对疾病的正确认识，帮助受者提高对疼痛的耐受力。

5. 健康指导　在饮食方面，需要加强营养，保证足够的优质蛋白质摄入，多食用新鲜水果和蔬菜。心理方面，由于担心患处疼痛与疾病转归，受者通常有很大的心理压力，要向受者及家属宣讲疾病相关知识。鼓励家属为受者提供强有力的家庭支持，耐心倾听受者主诉；鼓励受者适当发泄，坚持治疗，争取早日康复。

（周美池　赵上萍　谷　波）

第八节　肾移植术后远期并发症

肾移植受者术后并发症大概可分为术后近期并发症以及远期并发症。一般来说，远期并发症是指肾移植术后3个月以后发生的并发症。常见的肾移植术后远期并发症包括：高血压、高脂血症、贫血、肾移植后糖尿病、腹泻、肿瘤等。对于远期并发症的处理，我们坚持的治疗原则是：密切观察肾功能，对移植肾丧失功能作出正确的病因判断，积极处理高血脂、高血压，保护骨骼，筛查癌症，预防感染，鼓励健康的生活方式。

一、高血压

高血压是肾移植受者常见的远期并发症之一，是心血管疾病的高危因素，也是导致移植物丧失功能和预后不良的重要危险因素。肾移植受者高血压的发病率较高，为20%~60%，并且血压控制情况不够理想，相关文献显示肾移植术后血压达标率仅在30%~60%。随着肾移植受者生存期的延长，其高血压发病率逐渐升高，高血压导致移植肾功能损伤，增加了移植肾衰竭的风险，而移植肾功能损伤可能会进一步加重高血压，从而形成恶性循环。护士应加强远期肾移植受者高血压的防治，实现术后血压控制目标（<130/80mmHg），对提高受者以及移植肾的远期生存率有非常重要的意义。

（一）病因

移植后高血压与多方面的因素相关，除了普通人群与高血压发病密切相关的危险因素，还涉及移植相关的特殊因素，包括免疫抑制剂的使用、原有肾脏病变、移植肾动脉狭窄或慢性排斥反应等。免疫抑制剂中的激素、环孢素、他克莫司是高血压的重要诱发因素，例如受者长期服用糖皮质激素会引起水钠潴留，导致高血压。

（二）临床表现

1. 一般症状　头晕、头痛、心悸、疲劳等症状，严重时表现为枕骨下搏动性头痛。

2. 高血压危象　通常表现为血压显著升高，以收缩压升高为主。受者出现头痛、烦躁、眩晕、心悸、恶心、呕吐、视物模糊等症状，严重者可发生抽搐、昏迷等。

3. 高血压耐受　慢性肾功能不全的受者由于长期高血压，血压很难控制到标准状态，导致机体的承受能力增强、敏感性下降，机体耐受高血压。在高血压状态时可无头晕、头痛等症状，甚至当收缩压在高于200mmHg的高危状态，受者也没有任何症状，或者仅仅出现轻微头晕等症状。虽然受者没有症状，但是高血压对于心、脑、肾等其他靶器官的损害是实质性存在的，可以导致冠心病、脑卒中，甚至使移植肾功能丧失。所以，对于肾移植受者高血压的预防和治疗是非常重要的。

（三）预防与处理

1. 病情观察及监测　护士应了解肾移植受者血压控制目标，对于年轻、合并症少、肾功能恢复正常的受者应不高于130/80mmHg；对于老年、合并症多、肾功能恢复不佳的受者应低于140/90mmHg。面对术后高血压的受者，关注临床表现不仅需要询问受者主诉，例如有无头晕、头痛、恶心、呕吐、视物模糊等不适，还需要进一步的评估，例如头痛、头晕的程度，呕吐的情况，密切观察血压、脉搏、呼吸、瞳孔以及意识状态。受者一旦出现剧烈头痛，面色、意识变化等高血压危象的症状，应立即通知医师，必要时遵医嘱使用脱水、降压、镇痛的药物。对于术后7天内以及难治性高血压联合使用多种药物和/或静脉泵入抗高血压药的受者，应严格测量血压，密切关注血压的变化，必要时增加血压监测频次。

2. 生活方式干预　少数肾移植术后高血压受者采用非药物治疗也可以将血压控制到良好的水平。

(1)采取健康的生活方式：生活作息规律、不熬夜、戒烟限酒。劳逸结合，使用音乐、缓慢呼吸等方式进行放松。

(2)保持良好的精神状态：避免过于激动、兴奋或紧张，稳定乐观的情绪、和谐的家庭关系能够帮助受者控制血压。

(3)合理膳食：饮食做到荤素、粗细搭配均衡，多进食新鲜蔬菜。低盐、低脂饮食，每天盐摄入量低于6g。控制糖类以及动物脂肪的摄入，减少反式脂肪酸的摄入。

(4)适宜的体育活动：为了避免加重移植肾负担，更好地控制血压，受者应坚持锻炼身体，适当运动，减轻体重。体育活动可结合个人的爱好与特点选择，例如：太极拳、游泳、散步、慢跑、羽毛球等有氧运动。运动量建议每周3~5次中等强度运动(慢跑、快走、太极拳等)，每次约30分钟，并以运动后不感觉疲乏为标准。

3. 药物指导　高血压治疗的原则首先是要坚持将血压降至正常或者理

想水平，其次为保护心、脑、肾等重要脏器，减少其对移植肾的损害。具有心、肾血管保护作用的抗高血压药应该作为一线药物，但是需要注意抗高血压药与免疫抑制剂的相互作用。建议结合肾移植受者的实际情况，坚持个体化原则，并且根据药物的代谢和有效程度等特点制订方案。首先推荐联合用药，通过多种途径达到强化降压的效果；同时要考虑平衡药物的不良反应，减少降压效果达到峰值所需的单药剂量。目前，常用的抗高血压药有钙通道阻滞剂（calcium channel blocker，CCB）、利尿剂、β受体阻滞剂、血管紧张素转换酶抑制药（angiotensin converting enzyme inhibitors，ACEI）等（表3-11）。其中，钙通道阻滞剂是肾移植受者高血压的一线抗高血压药，它能够降低周围血管阻力，扩张肾内小动脉，降低肾血管的阻力，改善血管内皮功能，还能对抗钙调磷酸酶抑制药所导致的入球小动脉收缩，增加肾小球滤过率。需要注意的是，在钙通道阻滞剂与环孢素或他克莫司合用时，必须密切监测两者的药物浓度，以免药物浓度过高。血管紧张素转换酶抑制药和血管紧张素Ⅱ受体阻滞剂（angiotensin Ⅱ receptor blocker，ARB）被认为是疗效较好的抗高血压药，一般建议在肾功能稳定后使用，以获得最大的安全性。

表3-11 常用抗高血压药的优缺点

类别	适应证	常用药名	优点	缺点
钙通道阻滞剂（CCB）	老年高血压、心绞痛、糖耐量减低	硝苯地平缓释片、硝苯地平控释片、苯磺酸氨氯地平片、非洛地平缓释片、盐酸地尔硫䓬、苯磺酸左旋氨氯地平	增加环孢素A浓度，增加肾血流量	足踝部水肿、心率加快、心悸、头痛、皮肤潮红等
血管紧张素转换酶抑制药（ACEI）	左心心肌肥厚、糖尿病肾病、心肌梗死	依那普利、盐酸贝那普利、培哚普利、雷米普利	效果明显，可保护重要脏器，同时减轻蛋白尿，预防术后红细胞增多症	干咳无痰、高钾血症、血肌酐升高、贫血
血管紧张素Ⅱ受体阻滞剂（ARB）	同血管紧张素转换酶抑制药	氯沙坦钾、缬沙坦、厄贝沙坦、替米沙坦	无咳嗽、血尿酸升高、减轻蛋白尿	治疗费用高、血肌酐升高，移植肾动脉狭窄
β受体阻滞剂	心肌梗死、肾性高血压	酒石酸美托洛尔、富马酸比索洛尔、阿替洛尔、普萘洛尔	治疗费用低，提高缺血性心脏病受者的生存率	疲劳感、血脂增高

续表

类别	适应证	常用药名	优点	缺点
α受体阻滞剂	前列腺增生、高血压合并血脂代谢紊乱	盐酸哌唑嗪、盐酸特拉唑嗪、甲磺酸多沙唑嗪	改善排尿困难和血脂代谢	直立性高血压
利尿剂	老年高血压、收缩期高血压、心力衰竭	呋塞米、托拉塞米、氢氯噻嗪、吲达帕胺、螺内酯、依普利酮	费用低、减轻水肿、降低血钾	尿酸、血脂、肌酐增高，痛风

4. **安全宣教** 向受者及其家庭做自我血压监测的指导。对受者及家属进行健康知识宣教，内容包括高血压和低血压常见的临床表现、抗高血压药的常见不良反应、健康的日常饮食及活动计划等。提醒受者警惕急性低血压和急性高血压反应，卧床时，应避免突然站立、翻身活动过快等迅速改变体位的情况。另外，提醒受者学习并掌握抗高血压药相关知识，一旦出现不良反应，应立即前往医院就医，不能自行调药。最后，受者需要保持良好的生活习惯，均衡饮食，规律锻炼，注意选择中等强度运动，切忌运动强度过强、时间过长，以免过于劳累，增加机体负担。

二、高脂血症

肾移植受者因治疗的特殊性，是发生高脂血症的高危人群。血脂代谢异常是肾移植受者常见的并发症，是冠状动脉粥样硬化性心脏病、脑卒中的重要致病因素。高脂血症是影响受者以及移植物存活的重要因素，同时也是移植受者发生慢性排斥的相关因素之一。肾移植受者高脂血症发生率达40%~80%，术后随着时间的推移，高脂血症的发生率进行性下降。肾移植术后3个月，高脂血症的发生率在60%左右，6个月为50%左右，1年约为36%。

（一）病因

器官移植受者，包括肾移植受者术后常发生高脂血症，其病因复杂，目前国内缺乏器官移植受者人群血脂代谢的大规模、多中心、前瞻性、随机化流行病学研究。据国内外多个中心、不同的血脂管理指南总结，其发病因素大致分为普通人群共有因素、肾移植相关因素以及继发性因素。普通人群共有因素包括高血压、糖尿病、肥胖、年龄、性别、饮食习惯、遗传因素、冠心病家族史等；肾移植相关因素中，与术前长时间的透析治疗致脂蛋白质的改变、肾性脂代谢障碍有关；继发性因素包括肾移植术后使用环孢素、他克莫司、雷帕霉素等免疫抑制剂以及糖皮质激素的应用，使脂代谢通路发生改变，导致不同程度的总胆固醇和甘油三酯升高，当激素药物与其他免疫抑制剂联合用药时，可发生协同作用导致脂代谢障碍。

(二) 临床表现

高脂血症主要表现为人体血浆中的脂质超出正常范围，包括总胆固醇（total cholesterol，TC）、低密度脂蛋白胆固醇（low density lipoprotein cholesterin，LDL-C）和甘油三酯（triglycerides，TG）均升高，或高密度脂蛋白（high-density lipoprotein，HDL）过低。一般表现为临床检查指标异常，临床无直接症状，主要通过引起血管病变而出现相应症状。

(三) 预防与处理

1. 监测血脂 肾移植受者，血脂代谢异常最早发生在术后 3 个月内，术后 6~9 个月为高脂血症发生最高峰。术后 6 个月内应每月监测血脂水平，6~12 个月根据代谢情况决定复查血脂次数，并检查尿蛋白，随后每年至少检查 1 次。护士应了解 LDL-C<3.37mmol/L 是调脂治疗的主要目标。

2. 生活方式干预

(1) 健康教育：向受者及家属介绍高脂血症的危害，如可以引起动脉粥样硬化性心血管病，增加死亡风险。告知受者健康饮食、定期锻炼、养成良好生活习惯的必要性和重要性；定期检测血脂水平，如受者情况稳定，营养状况良好，可减少饱和脂肪酸和胆固醇的摄入，增加食物纤维的摄入（例如可溶性纤维），摄入充足的豆类、水果和蔬菜，限制钠盐的摄入，降低血压等；介绍高脂血症的常见症状以及治疗方案等。

(2) 建立健康生活方式：对于肥胖、生活习惯不良、缺少运动等引起的高脂血症，开始以治疗为目的改变生活方式，须戒烟、限酒、控制体重，保持健康作息，不熬夜，调整饮食结构，少油、低脂。超重或者肥胖受者需要减重 5%~10%。增加有规律、中等强度的运动，推荐慢跑、散步、太极拳、健身操等有氧运动方式，循序渐进，根据身体情况调整具体的运动时间和运动量，持之以恒、避免过度劳累。

3. 用药指导 肾移植受者在选用降血脂药时，必须考虑该类药物与免疫抑制剂的相互作用以及对移植肾功能的影响，如果术后受者肾功能恢复延迟或发生慢性排斥反应，以及肝功能不全、肾功能不全者，需要更加谨慎选择药物，必要时通过肾小球滤过率指标调整药物剂量。药物治疗是目前治疗高脂血症的主要方法，护士要将常用药物的名称、服药方法、不良反应以及相关注意事项向受者进行详细、认真讲解，让受者了解坚持规律用药的重要性，从而提高受者的依从性。

临床常用5种降血脂药，为他汀类、贝特类、烟酸类、树脂类以及胆固醇吸收抑制剂。他汀类药物作为肾移植术后首选的一线药物，常用药物包括阿托伐他汀、瑞舒伐他汀、辛伐他汀等。他汀类药物具有抗血栓、抗炎、抗氧化，改善内皮功能，控制血管平滑肌细胞增殖，抑制血小板聚集等作用，其常见的不良反应为肝脏损害与氨基转移酶升高、肌病与肌溶解。贝特类药物除了降脂作用外，也有抗凝、抗血栓、抗炎、抗动脉硬化的作用，但只有当受者使用他汀类药物无效果，或者不耐受情况下选择。总的来说，如果合并冠心病、慢性肾病、糖尿病的受者，首选他汀类药物；合并高尿酸血症者，选择贝特类药物；若受者合并肝病，不宜选用他汀类药物。

4. 调整免疫抑制方案　有研究表明，各种免疫抑制剂包括糖皮质激素、环孢素A、他克莫司、雷帕霉素、吗替麦考酚酯等药物中，吗替麦考酚酯是对血脂影响最小的药物。医生进行免疫抑制剂调整时，需要根据血脂以及药物浓度的变化，谨慎地调整或改变免疫抑制剂剂量，以最大限度保障移植肾功能。表3-12为临床常用免疫抑制剂对血脂的影响，可供参考。

表3-12　临床常用免疫抑制剂对血脂的影响

药物	对血脂的影响	主要机制
糖皮质激素	升高VLDL、TC、TG；降低HDL	加速脂肪分解，抑制脂肪合成，升高血糖、促进糖代谢转向脂代谢，诱导胰岛素抵抗、产生代谢综合征，长期使用有累积效应
环孢素A	升高LDL、TC	减少胆汁酸合成，下调LDL受体功能，抑制胆固醇清除，诱导胆固醇合成，促进VLDL转变为LDL，与糖皮质激素合用有升高血脂作用
他克莫司	轻度升高LDL、TC	与环孢素机制相同，升血脂作用较弱
雷帕霉素	升高TC、TG	增加肝脏脂质合成，减少脂质清除，抑制胰岛素和胰岛素样生长因子通路

备注：HDL为高密度脂蛋白；LDL为低密度脂蛋白(low density lipoprotein，LDL)；TC为总胆固醇；TG为甘油三酯；VLDL为极低密度脂蛋白(very low density lipoprotein，VLDL)。

三、贫血

肾移植术后贫血是常见的并发症之一，是影响肾移植术后心血管并发症(心肌梗死、心力衰竭和卒中)的重要危险因素之一。研究显示，近90%的肾移植受者会在移植后1个月内出现贫血，但在移植1年后，贫血的发生率降至

34%~45%。肾移植术后贫血对心血管系统、移植肾功能以及受者生活质量都有影响。

（一）病因

肾移植术后立即出现的贫血几乎均由终末期肾病患者的目标 Hb 水平低于正常、手术失血、频繁静脉采血或稀释性贫血导致。在移植 3 个月后，贫血主要与免疫抑制剂、移植肾无功能、感染、排斥反应、促红细胞生成素缺乏 / 抵抗、抗病毒药物的应用以及长期铁缺乏等有关，最常见于移植肾功能下降、免疫抑制剂相关的骨髓抑制以及促红细胞生成素缺乏 / 抵抗。移植肾功能下降是导致贫血最重要的因素，且贫血的发生与血肌酐水平呈正相关，血肌酐 > 177μmol/L 的移植受者贫血发生率是血肌酐 < 177μmol/L 受者的 2 倍。受者长期服用的免疫抑制剂中，很多都有潜在的骨髓抑制作用，比如吗替麦考酚酯、雷帕霉素、硫唑嘌呤。术后受者即使在合成血红蛋白原料充足的情况下，每周按计划应用促红细胞生成素，血红蛋白水平也不能达到正常值或者维持目标水平。

（二）临床表现

1. **一般症状**　表现为面色苍白、头晕、头痛、乏力、心悸、气短等症状。

2. **营养缺乏**　出现皮肤干燥、瘙痒，毛发干枯，指（趾）甲扁平、脆薄等；黏膜损害，表现为舌炎、口角炎；有胃酸缺乏及胃肠功能紊乱等表现。

3. **贫血**　肾移植受者经历了术前透析、围手术期、术后康复阶段，这些阶段中都有可能出现贫血。很多受者会耐受贫血，因此，一般程度的贫血，受者可能不会出现症状，当严重贫血时，受者可能会有面色苍白、头晕、乏力等不适。

（三）预防与处理

1. **预防感染**　感染导致机体产生大量的细胞因子及炎症介质，激活巨噬细胞摄取过多的铁，从而造成血清铁下降，导致铁剂利用障碍。对于促红细胞生成素治疗的受者，在一定程度上会影响其治疗效果，所以预防感染对于接受促红细胞生成素治疗的贫血受者来说非常重要。护理人员应严格执行无菌操作原则，保护皮肤和黏膜的完整，定期监测血常规、移植肾功能，监测生命体征，保持病房环境整洁，定时通风、消毒。

2. **饮食护理**　贫血受者通常会有一定程度的营养不良，由于自身叶酸、铁剂储存不足，在进行促红细胞生成素治疗时又会消耗体内大量的铁剂，因此需要给予高蛋白、高热量、高维生素、易消化饮食。对于有口腔炎症的受者，要加强基础护理，保持口腔清洁，预防口腔感染。建议多食用含铁丰富的食物，例如：瘦肉、鱼类、鸡蛋、牛奶、海带、紫菜、木耳等，同时多食用含有丰富维生素

C 的食物,促进铁剂的吸收,但是应避免同时食用浓茶、咖啡等影响铁剂吸收的食物。

3. 用药护理　针对肾移植术后贫血补充铁剂的治疗方案通常首选口服铁剂,如果口服铁剂效果不理想,才考虑静脉补铁,同时注意叶酸和维生素 B_{12} 的补充。口服铁剂治疗的受者应避免空腹口服铁剂,建议在用餐后或者两餐之间口服铁剂,防止出现强烈的胃肠道不良反应。同时注意避免与茶、牛奶、咖啡或者含钙、镁、磷酸盐的药物和食物同时服用,以防影响铁剂的吸收。口服铁剂的同时可补充维生素 C、稀盐酸,帮助铁剂吸收。服用铁剂期间,铁与肠道内硫化氢相互作用,会产生黑色的硫化铁,形成黑便。应向受者和家属做好健康知识宣教,避免过度紧张。在铁剂补充与治疗期间,建议定期监测铁的参数,以免出现铁剂过量。口服霉酚酸酯的受者在接受铁剂治疗时须注意霉酚酸酯的药物浓度是否过低,并且需要在霉酚酸酯充分吸收以后再服用铁剂。对于口服铁剂效果不佳的受者,需要注射铁剂,护理人员在注射铁剂时应深部肌内注射,注意选择不同的部位,同时关注受者是否出现皮肤局部硬结、面部潮红、头痛、头晕、恶心、发热、荨麻疹、关节肌肉痛等不良反应。注射铁剂可发生过敏性休克等严重过敏反应,所以,在首次注射铁剂时要严密观察用药后的不良反应,备好抢救物资。

如果怀疑是免疫抑制剂造成的贫血,需要及时调整药物和剂量,具体取决于移植的时间及移植肾状态;对于血管紧张素转换酶抑制剂和血管紧张素Ⅱ受体阻滞剂治疗高血压导致的贫血,可停止服用该类抗高血压药,血细胞比容会在 2 个月左右恢复。

对于促红细胞生成素分泌不足的受者,首选促红细胞生成素治疗。肾移植受者可能存在长期的慢性贫血,加上术后免疫抑制剂或者抗病毒药物的使用、自身促红细胞生成素的抵抗或慢性炎症的存在,促红细胞生成素的治疗剂量要明显大于其他受者。对于贫血的受者,也可以考虑进行静脉输血,肾移植受者术后需要使用去白细胞红细胞悬液,但应注意尽量避免给准备再次肾移植的受者进行输血治疗。

4. 休息与活动　休息可以减少氧气消耗,缓解受者乏力等不适感。肾移植受者会出现耐受贫血的情况,受者的临床症状不能真实地反映贫血的程度,护理人员要根据受者的各项指标,结合受者情况进行活动指导。轻、中度贫血或机体获得代偿能力的受者,可以轻度活动,以不感到疲劳为度,对于重度贫血、缺氧的受者,应该卧床休息,减轻循环负担,必要时给予氧气吸入,以改善机体缺氧症状。

四、肾移植后糖尿病

移植后糖尿病(post-transplantation diabetes mellitus，PTDM)是器官移植后严重的远期并发症之一，包括移植前糖尿病及移植后新发糖尿病(new-onset diabetes mellitus after transplantation，NODAT)，不包括手术后早期发生的一过性高血糖。手术后一过性高血糖通常是由手术应激和大剂量糖皮质激素引起的。移植后糖尿病的报告发生率是可变的，必须根据所使用的定义、移植时间、研究人群和用于个别研究的免疫抑制剂来解释。有研究结果表明，首次肾移植受者术后 12 个月该病的累积发生率为 31.4%，术后 36 个月的累积发生率为 41%。移植后糖尿病可以引起移植肾功能减退、移植肾丧失功能风险增加、受者存活率下降、心脑血管疾病发病率和死亡率增加，严重影响肾移植受者的长期存活率。近年来，人们逐渐意识到它的严重性，所以，早期发现危险因素并筛查、合理治疗该疾病具有很重要的意义。

(一) 病因

肾移植术后受者血糖升高的因素分为可变因素和不可变因素。可变因素包括免疫抑制剂如大量糖皮质激素和钙调磷酸酶抑制药的应用、术前糖耐量减低和围手术期高血糖、肥胖、感染等。不可变因素包括年龄增加、基因、糖尿病家族史等。

(二) 临床表现

1. 一般症状 出现代谢紊乱综合征，包括多尿、多饮、多食、消瘦、疲乏、体重减轻、皮肤瘙痒等症状。肾移植受者多数早期无症状，逐渐出现多食、多尿、多饮、体重下降(三多一少)等症状。一般术后 6 个月内确诊的糖尿病受者，血糖值较高，症状明显；术后 6 个月以后确诊的糖尿病受者，病情相对较轻。

2. 糖尿病 糖尿病的症状虽然较轻，但相关的急性或慢性并发症会影响机体恢复，严重者或直接威胁生命安全。

(1) 急性并发症：①糖尿病酮症酸中毒，表现为食欲减退、恶心、呕吐、头痛、嗜睡，严重者出现脱水、眼眶下陷、血压下降、呼吸深大、意识模糊，甚至昏迷。②糖尿病非酮症高渗性昏迷，是急性代谢紊乱的一种临床表现，常由感染、腹膜透析、静脉内高营养等诱因引起，出现嗜睡、幻觉、定向障碍等精神症状，最后导致昏迷。

(2) 慢性并发症：包括大、中、微血管病变，神经病变，眼部病变以及糖尿病足。

（三）预防与处理

1. 血糖监测　肾移植术后血糖控制目标应遵循个体化原则，即根据受者的年龄、病程、健康状况、药物不良反应风险等因素实施分层管理，建议病情稳定受者空腹血糖控制目标为6.1~7.8mmol/L，病情危重的受者空腹血糖控制目标为<10mmol/L，长期血糖管理目标糖化血红蛋白为<6.5%（不推荐术后3个月内监测糖化血红蛋白）。通常建议对肾移植受者定期进行血糖监测，术后3个月、6个月、12个月测空腹血糖1次，以后每年监测。当空腹血糖>11.1mmol/L时，可以早期启动血糖预防管理策略。术后3个月开始监测糖化血红蛋白，并且和监测血糖一样进行常规监测。最好全面了解受者术前、围手术期、术后早期以及近期的血糖情况，追踪受者免疫抑制剂的药物浓度，同时观察受者对免疫抑制剂的反应，帮助医生在调整受者血糖时更好地制订治疗方案。

2. 饮食护理　减少热量摄入、减轻体重是控制血糖的两个重要途径。对于肾移植后糖尿病，可以按照原发2型糖尿病处理，饮食治疗是最基本的治疗方法，建议受者每日摄入热量要结合个人特点，根据体重、营养、劳动等计算每日所需热量，在确定总热量的基础上，按糖类占50%~60%，蛋白质占10%~20%，脂肪占20%~25%的比例进行安排，规律进食，少食多餐，长期坚持。严格按照糖尿病饮食进餐，一般早中晚的热量分配为1/5、2/5、2/5，或1/3、1/3、1/3。建议选择粗制米、面和适量的杂粮，增加膳食纤维含量，避免进食富含葡萄糖、蔗糖、蜜糖等升糖指数高的水果，少食动物脂肪及高胆固醇的食物。肾移植受者由于使用糖皮质激素以及身体的康复，食欲明显增加，更应该严格定时定量进食，除了控制总热量外，还需要控制盐、蛋白质的摄入。告知受者必要时可咨询糖尿病专科护士进行饮食指导。

3. 运动指导　规律的体育锻炼有助于减轻体重、控制血糖、降低血脂和血液黏稠度，预防心血管并发症。运动量大小由运动强度、持续时间以及运动频率三个因素决定，对于肾移植受者，建议每日坚持30分钟左右的有氧运动，以运动后10分钟内未觉不适为度。运动项目根据个人爱好，选择简单、易坚持的项目，例如步行、游泳、太极拳等有氧运动。但是需要谨记不能空腹运动，以免发生低血糖，建议餐后1小时后运动，并随身携带甜点、小零食、病情卡。如在运动中出现心慌、大汗、乏力等低血糖症状，应立即停止运动，进食甜点或小零食。

4. 调整免疫抑制剂的治疗方案　移植物长期存活是移植术后的核心治疗目标。目前，在所有的免疫抑制剂中，糖皮质激素引起移植后糖尿病的风险最高，其次是钙调磷酸酶抑制药。移植术后必须在确保移植物安全、不增加排斥反应的前提下，通过调整免疫抑制剂的种类或剂量达到控制血糖的目的。建议以环孢素为基础的免疫抑制剂治疗方案，不能盲目撤除激素，需要缓慢减少并维持糖皮质激素的使用；以他克莫司或者雷帕霉素为基础的治疗方案，他克莫司与环孢素相比更容易引起糖尿病，最好低剂量使用或者更换药物，并且越早更换，对血糖的控制效果越好。

5. 药物治疗　常用的方案是在密切监测空腹血糖水平的基础上，早期以胰岛素注射为主，稳定后逐渐采用联合胰岛素、口服降血糖药、生活方式改变的综合性治疗方案。对于口服降血糖药中二甲双胍和维格列汀等肾移植受者的首选药物，需要详细告知受者药物的服用方式，必须按时、按量服用，不能随意增减药物，并且教会受者关注服药后的不良反应。对于胰岛素治疗的受者，最常见的不良反应就是低血糖反应、胰岛素过敏和注射部位皮下脂肪萎缩或增生，如果出现头晕、心悸、多汗、饥饿等症状时，应立即进食补充糖分的食物或静脉注射 50% 葡萄糖，并及时监测血糖。如果在胰岛素注射部位出现局部瘙痒、荨麻疹，应该有计划地更改注射部位，避免皮下脂肪改变。降血糖药使用后要持续监测受者血糖、糖化血红蛋白等指标，评价药物疗效。

6. 预防并发症　肾移植后糖尿病受者也需要与普通糖尿病患者一样，预防糖尿病相关的并发症，例如糖尿病酮症酸中毒、低血糖、糖尿病足等。同时，结合移植后的特点，肾移植受者还应该积极进行血脂监控，以降低肾移植受者发生糖尿病相关冠心病的风险，根据情况选择他汀类药物或贝特类药物降低血脂；另外，对于肾移植后糖尿病受者，还需要将血压控制在良好的水平，建议将血压控制为低于 130/80mmHg。

五、腹泻

胃肠道功能障碍是肾移植受者中一类常见的远期并发症，其发生率可高达 16%~27%，除了消化道出血、消化性溃疡、小肠梗阻外，也包括腹泻。据国内外研究，术后 3 年腹泻的累积发生率为 22%，而慢性腹泻的发生率在 4%~7% 之间。慢性腹泻可导致肾移植受者明显的预后不良，肾移植晚期非感染性腹泻可导致严重的营养不良和移植肾丧失功能。肾移植术后合并慢性腹泻的病因复杂，合并其他并发症者预后不良，BMI 低于正常范围，容易出现免疫抑制剂中毒等。所以，积极查找病因、早期治疗对提高肾移植受者的生存质量具有重要意义。

（一）病因

通常腹泻分为感染性腹泻和非感染性腹泻。感染性腹泻是由细菌、病毒、真菌等病原体引起的腹泻，包括菌群失调性腹泻（例如抗生素相关性腹泻）；非感染性腹泻除了饮食不当、食物过敏等原因之外，还包括功能性或炎症性的肠道疾病；移植受者腹泻还有一个非常重要的因素，就是免疫抑制剂的应用。

（二）临床表现

1. 一般症状 受者长期出现慢性或者反复发作的腹痛、腹泻及消化不良等症状，重者伴有黏液便或水样便，腹泻程度轻重不一，轻者每日排便 3~4 次，重者间隔 1~2 小时排便 1 次，伴有里急后重感。

2. 肾移植受者特殊症状 肾移植受者可因腹泻引起他克莫司浓度异常升高，导致相关毒性；也有可能因为腹泻导致机体血容量不足，尿量减少，血肌酐会出现短暂的升高；长期的腹泻可能导致水、电解质紊乱，甚至脓毒性休克，严重者可引起移植肾功能减退甚至影响生命。

（三）预防与处理

1. 饮食护理 肾移植术后的饮食管理至关重要，要坚持适量、均衡、新鲜、清洁卫生的饮食原则。在急性水泻期，暂时禁食，使肠道完全休息，必要时通过静脉补液纠正水、电解质紊乱，或静脉营养支持。在发病初期，可进食清淡低脂流质饮食，例如鲜橘汁、米汤、米糊、番茄汁、菜汤、薄面汤等，略以偏咸为主，禁牛奶、蔗糖等易产气的饮食。当腹泻症状好转或基本停止后，可以进食半流质饮食，但应进食低脂少渣、细软易消化的食物，例如大米粥、鸡蛋汤、鸡蛋羹、藕粉、软面条、面片、馒头、瘦肉泥等；也可少量进食泡菜、酸奶等，以补充肠道内的益生菌数量。当腹泻症状基本或完全好转以后，可逐渐过渡到普通饮食。总的来说，要坚持少食多餐，进食高蛋白、高维生素、高热量、低脂、易消化食物的饮食原则，另外，烹饪方法尽量以蒸、煮、烩、烧等为主，避免用油煎炸、爆炒等。慢性腹泻由于病程长，营养缺失严重，在饮食治疗时不仅要补充营养，同时要减少对肠道的刺激，尽早恢复肠道消化吸收能力。

2. 药物护理

(1) 抗生素的应用：对于感染性腹泻，例如重症腹泻以及免疫力低下的受者可考虑给予抗生素，注意观察抗生素的不良反应。

(2) 吸附药及肠黏膜保护剂：对于消化不良、肠炎、溃疡性结肠炎等引起的腹泻，该类药物可覆盖在肠黏膜表面，增强屏障功能。常用的药物是药用炭、蒙脱石散。蒙脱石散对消化道内病毒、细菌产生的毒素有极强的抑制作用，可帮助修复和保护消化道黏膜，平衡正常的菌群。服用蒙脱石散的受者，需要与免疫抑制剂间隔 1~2 小时服用，服药时注意搅拌均匀，保证前后服用浓度一致，饮水过少容易引起便秘，指导受者适当多饮水。

(3) 调整菌群失调：口服以双歧杆菌为主的正常活菌制剂，可以促进正常菌群恢复，起到治疗腹泻的目的。常用的是双歧杆菌活菌胶囊、双歧杆菌乳杆菌三联活菌片等调节肠道菌群的药物，需要 2~8℃避光干燥保存，用温开水在空腹或饭前、饭后 2 小时左右服用，注意与抗生素治疗间隔至少 2 小时，以免影响药物疗效。

(4) 止泻药：该类药物主要通过抑制胃肠平滑肌收缩、抑制肠蠕动，减少排便次数来达到止泻效果。止泻药只能用于非感染性腹泻的一般治疗，对于长期腹泻，出现脱水或者电解质紊乱的受者，在全身应用抗生素、纠正电解质的前提下可酌情使用。常用的药物包括盐酸洛哌丁胺、复方地芬诺酯片等。

(5) 免疫抑制剂方案调整：肾移植术后腹泻与免疫抑制剂的应用有密切关系。常规使用的免疫抑制剂包括霉酚酸酯、环孢素、他克莫司等，这些药物都可引起不同程度的腹泻。有研究证明，霉酚酸酯与腹泻的发生有显著的正相关性，减少霉酚酸酯或硫唑嘌呤的剂量能够显著降低腹泻的发生率。另一方面，腹泻可导致他克莫司药物浓度升高。因此，需要在腹泻期间增加血药浓度的监测，调整免疫方案时，需要在保证移植肾功能、预防排斥反应的基础上，根据腹泻病情和药物浓度调整剂量。

3. 皮肤与安全的护理

(1) 肛周皮肤经常受到粪便刺激，长时间处于潮湿的状态，加上皮肤被反复擦拭，容易引起浸渍性皮炎，表现为皮肤潮红、糜烂，甚至破损，该部位比较隐私，容易被忽视。因此保持肛周皮肤干净、干燥非常重要。每次排便后用温水清洗肛周皮肤，使用专用的、干净的软毛巾或者消毒湿巾沾干水分，避免来回擦拭；对于频繁腹泻的受者，可以在肛周涂抹山茶油、液体敷料等，以保护及预防皮肤红肿；对已经出现红肿、损伤的皮肤，可在肛周涂抹鞣酸软膏、婴儿护臀霜或紫草油等帮助受损皮肤恢复。

(2) 腹泻会导致全身乏力不适，加上频繁如厕，很容易发生跌倒。最好穿着合身、舒适的衣物及鞋子，在如厕时尽量让家属陪同或牵扶，不要反锁厕所门，以免发生危险后，医务人员无法及时进入，延误救治时机。

4. 自我管理　疾病的恢复不仅需要医护人员的治疗与照护，也需要受者参与、配合以及自我管理。治疗期间，需要受者遵医嘱进行药物治疗、饮食治疗，配合各项医疗检查。排便是一个非常隐私的生活行为，医护人员不能随时观察粪便情况，所以就需要受者自我观察与配合。建议在每次排便后记录粪便的情况，例如每次排便后观察粪便的性状是水样便还是稀便，粪便的颜色是暗黄色还是暗红色等。通过反馈，医护人员才能进一步开展诊疗活动。

六、肿瘤

目前，随着新型免疫抑制剂的成熟应用，肾移植受者的生存期明显延长，移植肾的存活率也不断提高。在各种并发症中，新发恶性肿瘤已经成为影响肾移植受者远期生存率的最重要因素之一。与普通人群相比，肾移植术后新发恶性肿瘤的侵袭性更强，分期相对更晚，预后也较差。肾移植受者存活 10 年以上，恶性肿瘤的发病率为 7%~10%；肾移植术后 20 年中，约有一半受者患 1 种或多种皮肤癌，约有 10%~27% 受者患有非皮肤癌的恶性肿瘤，肿瘤成为肾移植长期存活者的最大威胁。因此肾移植术后受者，尤其是长期存活的受者，需要定期接受肿瘤筛查。

（一）病因

肾移植术后新发恶性肿瘤是由多种因素共同作用导致的，根据癌症的类型不同，机制也不相同。研究认为，移植术后肿瘤的发生是免疫学因素和非免疫学因素相互作用的结果。移植术前受者的身体状况，例如年龄、免疫水平、营养状况与恶性肿瘤的发生密切相关；另外，还包括免疫功能的损害、免疫抑制剂的致癌作用、潜伏病毒的再激活、慢性抗原刺激和免疫调节、抗病毒免疫活动减少导致的获得性病毒再激活以及遗传等因素。环孢素和他克莫司被证实具有致癌并促进癌细胞转移的作用；环孢素还通过增加血管内皮生长因子的表达，促进肿瘤生长；单独应用糖皮质激素会增加罹患皮肤癌的风险；卡波西肉瘤被证实与霉酚酸酯治疗有关；抗淋巴细胞球蛋白、抗胸腺细胞球蛋白和 CD3 单克隆抗体等都可通过杀伤 T 淋巴细胞或改变其功能，增加恶性肿瘤的发病风险；肾移植受者长期处于低免疫状态，容易受到病毒感染或激活潜伏的感染，导致受者细胞发生癌变；马兜铃酸曾在中医临床广泛应用，但长期服用含有马兜铃酸的药物可以导致肿瘤，所以应避免服用。

（二）常见肿瘤

普通人群中常见的恶性肿瘤都可出现在肾移植受者中，但是肾移植术后新发恶性肿瘤的种类分布与普通人群不同。我国普通人群中前 5 位最常见的患肿瘤部位是泌尿系统、消化系统、血液系统、呼吸系统和皮肤；前 10 位最常见的肿瘤类型是尿路上皮细胞癌、肝细胞癌、胃肠道肿瘤、肾细胞癌、淋巴瘤、肺癌、乳腺癌、皮肤癌、卡波西肉瘤和宫颈癌。肾移植受者因为其疾病的特殊性，常见肿瘤多为皮肤癌以及泌尿系统（膀胱、肾脏和输尿管）恶性肿瘤，前者是由于肾移植受者皮肤过度角化迅速分化成鳞状细胞癌，并且具有多发性、浸润性、易复发和转移的特点；后者是由于肾移植受者术后原肾不再分泌尿液或很少分泌尿液，对尿路的冲刷作用减弱，代谢产物持续刺激移行上皮细胞所产生。

（三）预防与处理

1. 预防及随访 肾移植术后患恶性肿瘤的受者，早期诊断和正规治疗是影响预后的关键。肿瘤的预防需要严格筛查术前情况，术后定期进行移植肾功能检查，加强术后恶性肿瘤好发部位的系统筛查，并针对移植术后恶性肿瘤的诱发因素进行有针对性的预防，措施包括：使用个体化的免疫抑制方案、预防病毒感染、避免过度日光曝晒等。对于肾移植术后患恶性肿瘤的受者，需要严格定期复查肾功能及免疫抑制剂血药浓度，化疗期间建议每周 1 次随访，在疗程结束以后每月 1 次随访，1 年以后坚持每年 4 次随访。对于新发肿瘤的受者，建议每 3 个月复查 1 次，连续 2 年，之后每 6 个月复查 1 次，连续 3~5 年，5 年以后每年复查 1 次。

2. 心理护理 肾移植术后患恶性肿瘤的受者，心理一直处于应激状态。因为受者既要面临肿瘤手术或化疗等治疗，同时还要面临可能存在的移植肾功能减退或排斥反应等风险，短时间内是很难接受的，不仅是在身体和经济方面要承受巨大的压力，心理上大多处于震惊否认期或愤怒期，存在震惊、否认、要求复查或者悲哀、烦躁、恐慌、紧张等情绪。面对这种应激产生的保护性心理反应，医护人员应协助满足生活需要，保持严肃且关心的态度，详细解说各项检查的目的以及手术或化疗相关知识，给予受者安全感，同时要鼓励受者家属积极给予情感支持、帮助受者配合治疗，争取早日康复。

3. 排斥反应的监测与观察 化疗受者的胃肠道反应主要表现为恶心、呕吐等不适，难以缓解。如果受者服用免疫抑制剂后呕吐，可能会将药物吐出，建议合理安排饮食与服药的时间，缓解呕吐反应，关注受者呕吐发生的时间及时补服药物，以保证免疫抑制剂的足量使用。具体方法可参考：服药 0~10 分钟内呕吐，加服全量；服药 10~30 分钟内呕吐加服 1/2 剂量；服药 30~60 分钟内呕吐加服 1/4 剂量，服药 60 分钟后呕吐，不追加剂量。调整免疫抑制方案后，加强免疫抑制剂血药浓度的监测，密切观察生命体征，观察排斥反应。在确诊恶性肿瘤后服用化疗药物，免疫抑制剂的剂量可能会减量，这增加了排斥反应的发生风险，需要密切监测受者体温、血压、尿量、体重的变化，另外要加强监测血常规、血生化以及药物浓度。一旦受者出现高热、尿量减少、血压增高、移植肾区胀痛等表现，需要立即告知医生进行处理。

4. 消毒与隔离　肾移植术后受者的抵抗力低下,对于肾移植术后患恶性肿瘤的受者,要接受手术或者化疗。使用免疫抑制剂以及化疗都可能导致骨髓抑制,增加感染的风险,因此受者的消毒与隔离工作十分重要。建议将受者集中在单独隔离区的病房,有条件者可以到层流病房。每日使用含氯消毒液擦拭和拖地,并对受者使用的护理与治疗相关仪器进行消毒,用紫外线照射病房;根据受者肿瘤或者骨髓抑制的情况,采用不同的消毒与隔离措施。

5. 化疗不良反应的观察　与普通人群的化疗相比,肾移植术后患恶性肿瘤的受者在选择化疗药物时必须考虑与免疫抑制剂的相互作用,选用对肾脏伤害小的药物,降低移植肾损伤;同时要增加输液量,保证每日尿量,在增加输液量时必须考虑受者移植肾功能及24小时尿量情况,观察并记录尿液的颜色、性状及量。对于强刺激性药物,应选择中心静脉置管,避免外渗引起组织坏死。

（周美池　谷 波）

第九节　健康教育与随访管理

一、健康教育

肾移植的成功不仅归功于外科技术的改进、新型免疫抑制剂的使用,更与移植受者的健康教育完善密切相关。移植健康教育的研究主要集中在出院指导和依从性教育,建立一个完善的肾移植教育计划,能够减少受者及家属出院后的咨询次数,提高受者的自我管理能力,提高用药依从性,达到改善预后的目的。

（一）药物的健康指导

药物的健康指导包括受者对药物的认知、服药依从性指导、特殊情况下补服药及药物管理。肾移植受者服药依从性重点关注用药执行过程中未能按时、按量、按次或连续服药四种情况。

1. 指导受者正确认识药物　教受者认识服用的药物,熟悉每一种药物的药名、形状、颜色及剂量等;告知受者药物服用的时间及剂量;详细介绍药物的作用及副作用。制作具体且通俗易懂的常见药物卡片,促进受者掌握药物相关知识。

2. 遵医嘱按时准量服药　护士每天对受者进行用药指导，督促受者遵医嘱按时准量服用各类药物，防止受者漏服或错服药物。告知受者随意增加或减少药物、自行停服或更换药物的危害性。居家受者可通过设置闹钟、家人提醒等方法按时服药。护士可指导受者使用服药日记自行记录每天服药情况，也便于医护人员通过服药日记评估受者的服药依从性。

3. 漏服或多服免疫抑制剂处理　护士要了解受者所有的口服用药，与医生及药师多学科合作简化服药方案，避免漏服；同时将服药计划与受者生活习惯结合，从而提醒受者服药。偶尔漏服或多服 1 次免疫抑制剂，告知受者不必紧张焦虑。如果距离下次服药时间>6 小时及时补服药物 1 次，如果距离下次服药时间较短，不须补服。如果受者不慎多服了免疫抑制剂，服用时间距下次服药时间<6 小时，可暂停 1 次服药。在此期间不要检测药物浓度，因为不能真实地反映药物代谢情况。

4. 呕吐和腹泻后免疫抑制剂补充方案分别见表 3-13、表 3-14。

表 3-13　呕吐后免疫抑制剂补充方案

服药后呕吐距服药的时间	补服剂量
0~10min	全量
11~30min	1/2 量
31~60min	1/4 量
>60min	无须补服

表 3-14　腹泻后免疫抑制剂补充方案

腹泻次数	大便性状	补服剂量
5~6 次 /d	水样便	1/2 量
3~4 次 /d	水样便	1/4 量
—	糊状软便	无须补服

5. 药物管理　药物存放于干净、干燥、避光的地方，并定期检查药物质量，如出现药物潮湿、发霉、变质、过期等情况，不得服用。在正规医院或药店购买药物，防止购买假药。

（二）自我监测

1. 自我监测内容及正确监测方法见表 3-15。

表 3-15　肾移植受者自我监测内容及方法

监测内容	方法
尿量	准确记录 24h 尿量。适量饮水，保持每天尿量 2 000~3 000ml
体重	每日晨起排空大小便后、早餐前，穿同样的衣服测量体重并记录。注意体重控制，BMI 应控制在 18.5~23.9kg/m^2 范围内［BMI＝体重（kg）÷ 身高 ^{2}（m^2）］。如果体重连续每日增加超过 0.5kg，或者每月体重增加超过 5kg，应及时就诊
体温	受者掌握正确监测体温的方法，测量体温前半小时应避免剧烈活动和进食，保证腋窝干燥。如当日连续 3 次腋温超过 37.5℃应及时就诊
血压	受者掌握正确监测血压的方法，测量血压前半小时避免剧烈活动、进食及情绪激动。每天使用固定血压计在固定的时间和部位测量血压并做好记录。常规每天测量血压 1~2 次，血压异常者增加频次
移植肾区	每日触摸移植肾区，触摸时躺在床上，放松腹肌，轻压肾脏，判断有无压痛、胀痛、质地变硬等情况。注意移植肾区的保护，避免碰撞或外力挤压腹部而导致移植肾外伤
皮肤	注意观察全身皮肤有无皮疹、痤疮、痣、肿块或不愈合的溃疡，出现异常情况应及时就医。外出时做好防晒工作，切忌在太阳下长时间曝晒、避免日光浴

2. 自我监测日记　为受者设计和准备自我监测日记表，可参考表 3-16，并指导受者正确记录方法。记录每次血液检查结果，每天的体温、血压、尿量以及口服药物种类与剂量等。监测日记记录全面，对照比较方便，提供有效、准确的诊疗信息，有利于医生诊治以及受者对自己病情的了解。

（三）自我管理

1. 预防感染

(1) 正确手卫生：受者掌握正确洗手方法，合理手卫生，有效预防感染的发生。

(2) 正确戴口罩：受者掌握正确戴口罩的方法，外出戴好口罩，建议每天更换口罩。

(3) 预防呼吸道感染：季节更替或天气变化大时，注意及时加减衣服，预防受凉感冒。家人有感冒时应注意隔离，避免相互传染；避免去人群密集的公共场所；保持居住环境清洁，室内经常通风换气，有条件的家庭可以定期用紫外线照射消毒；应戒烟，并远离二手烟。如受凉感冒可在医生指导下服用相应药物，多饮水，注意休息，有发热、咳嗽等症状及时就医。有计划地接种流感疫苗。

表 3-16　肾移植受者自我监测日记表

姓名：　　性别：　　年龄：　　手术时间：　　有无抗体：　　诱导用药：　　供肾来源：

日期	尿常规			血常规				肾功能					血糖	肝功能						药物浓度			其他药物使用情况								备注（记录各种特殊处理、并发症等）
	尿蛋白质	白细胞	红细胞	血红蛋白	红细胞计数	白细胞计数	血小板计数	肌酐	尿素氮	血尿酸	血清胱抑素C	肌酐蛋白比		总胆红素	结合胆红素	总蛋白	白蛋白	丙氨酸转氨酶	天冬氨酸转氨酶	他克莫司或环孢素	吗替麦考酚酯	雷帕霉素									

(4)预防皮肤感染：受者应勤洗手、勤洗澡、勤换内衣裤，清洗时用柔软的毛巾，干燥皮肤使用温和的沐浴露和润肤乳液。有皮疹者，及时就诊，应警惕是否是水痘带状疱疹病毒感染，在医生指导下用药，勿随意抓挠、挤压皮疹，避免感染加重。皮肤有破损者应及时进行消毒处理，减少感染机会。

(5)预防肠道感染：合理饮食结构，进食新鲜蔬菜水果，注意饮食卫生，避免食用不新鲜、不清洁、生冷和辛辣食物，避免暴食暴饮。

(6)谨慎饲养宠物和种植盆栽植物：由于饲养宠物会增加感染的机会，通常不建议在家里饲养宠物。养猫有患弓形虫病的危险，鸟类是葡萄球菌的携带者，不建议饲养。一些鱼类、爬行类、啮齿类动物感染的机会较低。短毛类动物如狗也可以饲养，但应避免直接接触它们的粪便，不要让宠物直接舔手或脸，如果发生，立即用清洁剂清洗干净。由于可能感染土壤中的微生物，不建议种植盆栽植物。比较理想的是养水生植物，但不应放在厨房或卧室。肾移植术后1年内不宜进行任何园艺工作，1年后可以做一些轻体力的园艺工作，种地或收集树叶时要戴好手套。

2. 规律锻炼 体育锻炼对机体和精神的恢复都有积极意义，根据自己的实际情况进行合理的体育锻炼，可以选择散步、慢跑、骑自行车、打太极拳等有氧运动。锻炼要循序渐进，每次锻炼以心跳加快、呼吸加深、出微汗、不产生肌肉酸痛为佳。每周锻炼3~5次，每次锻炼30~40分钟，当觉得疲劳时要及时休息，避免打游戏、玩电脑、打麻将等久坐的活动。

3. 肾移植受者旅行指导

(1)旅行前评估：随着健康状况的改善，越来越多的受者外出旅行，调查发现受者在旅行时患病率较高，而旅行前的咨询、评估及准备比例较低。受者在旅行前应咨询移植医生旅行计划的可行性，评估旅行目的地有无流行性或暴发性疾病的发生，了解当地的卫生保健条件以防旅行过程中患病需要医学治疗。

(2)旅行准备：旅行前做好充分的准备工作，除准备日常生活用品，还应携带原始包装的超过旅行时期1周的药物，包括免疫抑制剂(必带)、抗高血压药、抗生素、退热药、止泻药、抗过敏药等药物，建议携带自身的医疗记录和目前使用的药物处方复印件，以防不能按时返回时需要。如果旅行目的地有常见流行性疾病，可出发前咨询是否可以免疫接种相应的灭活疫苗。

(3)旅行中常见疾病：腹泻是最常见的疾病，受者应知道如何正确饮食和饮水，避免食用未经高温消毒的奶制品以及生、活等未煮熟的食物，只饮用开水或瓶装水，不饮用不清洁或冰冷的饮料。如发热、呕吐、腹泻严重，应及时就医。呼吸道感染是旅行中第二常见的疾病，受者外出时戴好口罩。

（四）原发肾病监测

常见的原发性肾小球疾病包括IgA肾病、局灶性肾小球肾炎、特发性膜性肾病和膜增生性肾小球肾炎；常见的复发性、继发性肾小球疾病包括狼疮肾炎、过敏性紫癜性肾炎、肾淀粉样变性、轻链沉积病、原纤维性/免疫管状肾小球肾炎、混合型冷球蛋白血症性肾小球肾炎、糖尿病肾病等。

原发肾病复发的临床表现轻重不一，轻者多无临床症状，仅有镜下血尿和蛋白尿，或出现不明原因的血肌酐轻微升高、血尿或难治性高血压。因此，为了预防原发肾病，受者应定期监测血肌酐和尿常规，必要时定期进行移植肾穿刺，但是目前临床上建议怀疑复发时再做移植肾穿刺。

（五）疫苗接种

肾移植术后受者需要长期服用免疫抑制剂，感染是移植术后的严重并发症，死亡率高。疫苗接种可以特异性地预防一些感染性疾病，并减少传染性疾病的传播。

疫苗分为减毒疫苗、灭活疫苗、亚单位疫苗和基因工程疫苗4类。由于使用免疫抑制剂治疗，肾移植受者对减毒的、活的微生物的清除和抑制能力降低，可能会在免疫抑制的受者中再次复活，出现严重的感染，故移植后禁止使用减毒疫苗。而接种灭活疫苗、亚单位疫苗和基因工程疫苗是安全的，尚没有足够证据证明疫苗接种与排斥反应的发生有关。因此在健康指导时，护士需要告知受者，在接种疫苗之前，需要同接种疫苗的医师/护士确认疫苗类型，坚决不能接种减毒疫苗，而其他类型的疫苗可以酌情考虑接种。

疫苗接种时机与疫苗接种的安全性和有效性密切相关，移植后的最初6个月内，受者对疫苗的反应性降低，为了增加保护性免疫的效果，建议疫苗接种的时间在移植后6个月之后。

移植后常见接种疫苗：

1. 乙肝疫苗　如果接种过乙肝疫苗，大多数人是有抗体的，这种抗体具有保护作用，但需要检测抗体滴度。未接种乙肝疫苗的受者应在移植前接种，且需在6~12周后检测抗体滴度。因为尿毒症受者疫苗接种成功率会比正常人低，如果抗体滴度较低或者未反应，须多次检测。接种成功的受者在移植后也建议每年复查1次乙肝表面抗体，如果发现<10IU/ml，建议再次接种。

2. 流感疫苗　流行性感冒在秋冬季节容易出现，而且感染率高，部分病毒毒力强，致死率高，可以接种流感疫苗预防。一般建议受者可在移植后1个月后接种流感疫苗。流感疫苗接种的时间应为每年流行性感冒流行季节前。

3. 狂犬病疫苗　当被猫、狗咬伤、抓伤，须立即到医院注射狂犬病疫苗，建议同时注射狂犬病免疫球蛋白。

(六) 夫妻生活及生育指导

1. 夫妻生活指导　肾移植受者建议术后1个月后可恢复正常夫妻生活。夫妻生活不能放纵，以次日精神好、无疲劳感及腰酸痛等症状为适度。女性肾移植受者夫妻生活前后应注意清洁会阴部，预防尿路感染，应注意避孕，防止意外妊娠，一般不建议使用口服避孕药以及宫内节育器，建议使用避孕套避孕。坚决杜绝不洁性生活，防止获得性免疫缺陷综合征、淋病、梅毒等性传播疾病。

2. 生育指导　如有生育要求，不论男性或女性肾移植受者，准备受孕前应与移植医生讨论免疫抑制剂方案的调整，制订合理的生育计划，同时其配偶也需要接受咨询。生产后女性肾移植受者哺乳愿望需要综合讨论利弊。

二、随访管理

随访是指医院对曾在医院就诊的受者以通讯或其他方式，定期了解受者病情变化和指导受者康复的一种观察方法。肾移植术后受者为了预防移植肾排斥反应，须终身服用免疫抑制剂，而免疫抑制剂随着移植时间的不同和有无并发症的发生需要进行相应的个体化调整，因此受者术后须终身随访。通过随访，可以及时跟踪受者移植肾的功能状况及病情变化；了解免疫抑制剂的疗效及不良反应，及时调整用药量，规范治疗；对受者进行健康指导，促进受者养成良好的生活习惯；及时诊断及治疗并发症，防止病情进一步加重。因此肾移植受者定期随访非常重要，能有效提高受者的整体生活质量，是提高受者和移植肾长期存活的重要方法。

(一) 随访时间

肾移植后受者随访的次数是根据手术后时间的长短而定的，原则是先密后疏，终身随访。术后早期随访的次数较多，随着时间的延长，次数逐渐变少。一般情况下门诊随访的频次为：术后1~3个月每周1次，4~6个月每2周1次，7~12个月每月随访1次，1年后每年随访不少于4次，5年以上每年随访不少于1~2次，病情不稳定者随访视病情而定。要求受者每1~2个月监测肾功能1次，了解肌酐变化情况，及时发现有无排斥反应。

(二) 随访方式

建立受者与医生、医院联系的方式，确保在病情有变化时，能及时获得治疗方面的指导。随着电信和网络平台的迅猛发展，随访方式变得多样化，有门诊、电话、网络和书信等方式。最常用的是门诊随访，受者与医生面对面进行交流沟通,能更直观详尽、方便快捷地进行治疗和指导。建立受者随访系统,通过电话、视频通话软件等与受者进行直接交流,为受者答疑解惑,普及健康知识,督促受者按时门诊随访。通过网络公众号,定期为受者推送健康信息,培养受者健康意识和行为。

(三) 随访内容

1. 病史 询问受者主诉,了解受者的病情变化及药物使用情况。

2. 体检 监测体温、脉搏、呼吸、血压、尿量、体重等,检查受者有无水肿、贫血,心肺及腹部有无异常体征,检查移植肾的大小、质地及有无压痛。

3. 实验室检查 常规检查项目包括血常规、尿常规、血生化、免疫抑制剂药物浓度监测等,根据病情可增加肿瘤标志物、病毒、结核分枝杆菌、群体反应性抗体等检查。

4. 影像学检查 包括胸部 X 线检查或肺部 CT 平扫、腹部和泌尿系统 B 超检查,女性须行乳腺和妇科方面的检查,男性要进行前列腺方面的检查。

肾移植受者随访要点见表 3-17。

表 3-17 肾移植受者随访要点

时间段	随访重点
术后 1 年内	急性排斥反应、感染、腹泻等并发症的早期发现和处理。加强免疫抑制剂的血药浓度监测,及时调整药物的剂量
术后 1~3 年	对移植肾功能和药物副作用的观察,以及其他并发症的处理
术后 3 年后	对非免疫性因素和肿瘤的关注。对高血压、高脂血症、糖尿病等并发症及时进行干预性处理;肿瘤早发现,早治疗

(四) 延续性护理

1. 强化受者随访意识 受者术后住院期间,医护人员应加强指导,强调出院后随访的重要性和必要性,告知随访的方法、内容和途径,强化受者和家属随访的意识,使其出院后能积极配合,定期随访。

2. 建立网络随访平台 医护人员通过网络随访平台随时解答受者的疑问,使受者能得到及时的咨询和指导。

3. 建立医院 - 社区一体化随访体系 随着肾移植数量增加、受者生存期延长,医院门诊随访的受者越来越多,随访医生压力越来越大。应加大力度培养社区和县市级医院肾移植的专业医护人员,使受者可以就近随访,方便受者。这不但可以提高肾移植受者的随访依从性,同时也可减轻移植中心的随访压力。

(谭其玲)

第十节　移植肾活检

移植肾穿刺活检术是用穿刺针对移植肾进行穿刺,取少量肾脏组织进行病理检查,有助于确定移植肾的病理类型,对协助诊断、指导治疗和判断预后具有重要意义。移植肾活检可以提高对各类排斥反应及其他术后并发症诊断的水平,而且为正确选择排斥反应的治疗方案、研究其发病机制提供重要手段。Poter 于 1967 年首次实施移植肾活检术,随着移植肾活检方法和技术的改进,其诊断水平不断提高,目前国内外较大的移植中心已将移植肾活检作为一种常规检查。

一、移植肾活检的目的

移植肾活检是诊断排斥反应的"金标准",是鉴别术后移植肾功能丧失的重要手段。通过移植肾活检可以尽早且准确地诊断急、慢性排斥反应,提供相应的免疫抑制治疗,从而极大地改善受者的预后。另外,通过移植肾活检可以明确移植肾的基本情况,为以后诊断复发和新发的移植肾疾病提供组织学基础。

二、移植肾活检的适应证和禁忌证

(一) 适应证

1. 程序性肾活检　肾移植术后移植肾功能正常,在移植后 1 年内按预定的时间进行移植肾活检对照,及时发现移植肾的病理变化。程序性肾活检可以发现亚临床病变。推荐符合以下条件之一的受者进行程序性肾活检:①接受边缘供肾或发生移植肾功能恢复延迟的受者,其排斥反应风险增加,预后也较差。②基础疾病为局灶性肾小球肾炎、膜性肾病、狼疮肾炎的受者,复发风险高。③高致敏受者,其进行移植的排斥反应风险高于低致敏受者。④术后免疫抑制方案中停用了激素或他克莫司的。⑤已经有排斥反应证据或之前活检发生排斥反应的,再次发生排斥反应的风险增加。

2. 移植肾功能异常者　肾移植受者出现无尿或少尿、急性或慢性肾功能减退、蛋白尿、血尿等临床症状时应行移植肾活检。必要时可以重复移植肾活检,以判断治疗效果及病情变化。如无禁忌证,移植肾活检可以在任何时间进行,最短可在移植后 24 小时内进行。移植肾活检指征:①移植肾功能恢复延迟持续 2~3 周，或影像学显示加剧。②移植肾功能比预期低。③血肌酐迅速增高或持续增高。④每 24 小时蛋白尿 > 1g。⑤尿沉渣改变，排除尿路原因。

（二）禁忌证

1. 有明显出血倾向、凝血功能异常、使用抗凝剂的受者。

2. 重度高血压受者。

3. 有严重精神疾病或不配合操作的受者。

4. 移植肾肿胀严重者。

三、移植肾活检手术过程

（一）直视下开放性活检

开放性活检时机可选择在修肾时，或在移植术中动、静脉血流开放后不久进行。采用负压抽吸穿刺法（18 号针），在移植肾下极外侧 1/3 区域斜角进针，进针深度控制在 1~2cm，术后局部采用明胶海绵或受者自体肌肉、脂肪填充按压，也可采用缝扎止血。

（二）经皮穿刺移植肾活检术

经皮穿刺移植肾活检术，受者仰卧位，操作者消毒受者髂窝，皮下注射 1% 利多卡因局部麻醉后，在 B 超引导下采取负压抽吸穿刺法。穿刺部位首选移植肾下极外侧 1/3 区域，斜角进针，尽量避开肾门。穿刺时嘱受者屏气，在负压抽吸同时快速刺入移植肾实质，然后迅速拔出穿刺针，嘱受者正常呼吸，必要时可重复穿刺 1~3 次。穿刺者拔针后，立即用纱布覆盖穿刺针眼处，用手掌局部按压 30 分钟，力度中等，随后使用盐袋压迫 1 小时，以达到压迫止血的目的，术后送受者回病房继续观察。

四、移植肾活检的护理

（一）心理护理与健康宣教

受者缺乏移植肾穿刺活检的相关知识，既想明确诊断病情，又怕影响移植肾功能，担心穿刺失败和并发症，患得患失，出现犹豫、紧张、焦虑，甚至恐惧的心理反应。因此，穿刺前的心理护理与健康宣教非常重要。护士应与受者进行有效沟通，了解受者的想法和疑惑，根据受者的病情、职业、文化修养等特点，通过口头讲解、宣教手册等方式向受者详细介绍移植肾穿刺活检的相关知识，消除其不必要的思想顾虑。

（二）穿刺前准备

1. 完善相关检查　采集血标本，检查凝血时间、肝肾功能、血常规、血型等。B超检查移植肾的位置、大小、活动度、有无肾积水和肾周积液，明确是否适宜穿刺。常规做心电图、胸部X线检查及尿常规检查。女性受者避开月经期。

2. 皮肤准备　穿刺前1天须进行腹部皮肤备皮，预防皮肤毛发影响穿刺，并减少感染的发生。

3. 肠道准备　穿刺前须禁食8小时、禁饮2小时，避免胀气和腹部膨隆，误伤其他脏器。同时也为术后可能发生的并发症做急诊手术准备。

4. 呼吸及体位训练　指导受者进行呼吸训练(呼气、吸气、屏气)，避免穿刺时呼吸幅度过大影响穿刺。训练床上大小便，避免受者因不习惯卧床解便而导致尿潴留。避免受凉，因频繁的咳嗽会使受者难以配合手术。

5. 治疗合并症　严格控制高血压，理想血压应在140/90mmHg以下；穿刺前须停用抗凝药物3天；因急性排斥反应而移植肾严重肿胀者，须待肿胀减轻后再行穿刺，避免移植肾破裂。

6. 受者及床单位准备　受者穿刺前应沐浴，更换病员服。护士应为受者更换床单，备好心电监护仪、吸水管、温开水、便器和盐袋等物品。

(三) 穿刺后护理

1. 穿刺部位按压　移植肾穿刺活检术后，用手掌掌根鱼际肌按压穿刺部位，时间为30分钟，力度中等，力度太小不能达到止血目的，力度太大会影响移植肾血液循环。30分钟后用盐袋(约500g)压迫穿刺点，1小时后去除盐袋。穿刺处敷料24小时后可去除。

2. 病情观察　术后安置心电监护仪，密切观察生命体征的变化，必要时吸氧。观察穿刺处敷料有无渗血。询问受者移植肾区有无胀痛和压痛。观察尿液颜色及性质，注意有无肉眼血尿和血凝块，准确记录尿量。对腹胀不能自行排尿者及时进行诱导疗法，如热敷或轻揉小腹、听流水声、提供隐私环境等诱导排尿，如果诱导排尿无效，腹胀明显，应安置保留尿管。

3. 休息与活动　穿刺后须卧床10小时(可轻微翻身、活动四肢，但不能下床)。10小时后可下床活动，避免跑跳等剧烈活动。卧床期间加强生活护理，保持受者清洁舒适。1周内避免重体力劳动和剧烈的体育运动。

4. 饮食指导　受者平时尿量正常，鼓励受者多饮水，增加尿量达到冲洗尿路的作用。水肿、少尿者，应限制饮水。饮水应少量多次，防止一次性大量饮水，引起胃不适、恶心呕吐。穿刺后4小时后可正常进食，指导受者进食清淡易消化饮食，避免辛辣食品，进食适量水果、蔬菜，防止大便干燥，避免腹压增加而诱发出血。

五、移植肾活检的并发症及处理

（一）肉眼血尿

1. 临床表现 肉眼血尿，是指肉眼看到血样或呈洗肉水样尿。较少见，多在术后立即出现，发生率不到1%。一般1 000ml尿液中含1ml以下的血液，肉眼不能辨认，仅微浑，含2ml血液呈轻微红色，含4ml血液时则有明显血色。出血严重时尿液可呈血液状，并伴有血凝块。

2. 预防和处理 出现血尿受者尽量卧床休息，不能剧烈活动。嘱受者多饮水，勤排尿，防止血凝块堵塞输尿管和尿道，引起腹痛和尿潴留。对颜色较淡的轻微血尿者，无须特殊处理。颜色较深的血尿者，遵医嘱应用止血药物如矛头蝮蛇血凝酶、维生素 K_1 等。严重肉眼血尿者，经保守治疗无效时行手术治疗。

（二）肾周血肿

1. 临床表现 当受者凝血功能障碍、移植肾功能恢复不良、移植肾肿大等时易导致肾周血肿，多发生于术后2周内。肾周血肿表现为腹部胀痛、压痛明显，经B超检查可以确诊。

2. 预防和处理 嘱受者卧床休息，严格限制活动度，动态观察血肿变化，血肿严重者应采用促凝、输血、手术止血等方法处理。轻度血肿可在2~3个月内吸收，不留后遗症。

（三）动静脉瘘

1. 临床表现 穿刺术后出现持续性血尿，有时肾区可闻及杂音，严重者可有脉压加大，甚至心力衰竭。B超或血管造影可以确诊动静脉瘘。

2. 预防和处理 危及生命的严重动静脉瘘，建议行动脉栓塞治疗。

（四）移植肾破裂

1. 临床表现 当移植肾存在急性排斥反应、药物中毒等并发症时，移植肾可急剧增大，此时行移植肾活检可能引起移植肾破裂。表现为受者极度难受，面色苍白，血压进行性下降，心率加快，鲜红色血尿伴血凝块，移植肾区胀痛明显等。

2. 预防和处理 立即予以吸氧、心电监测，建立静脉双通道快速补液和使用止血药物，并做好紧急手术准备。

（五）感染

1. 临床表现 极少发生，多因穿刺时无菌措施不严、肾周已存在感染或伴有肾盂肾炎等引起。轻者局部伤口红肿热痛，重者出现高热、腹部疼痛、白细胞计数增多等症状。

2. 预防和处理　加强局部穿刺点的观察，必要时使用抗生素治疗。

（谭其玲）

第十一节　儿童肾移植

儿童肾移植指受者年龄在 18 岁以下的肾移植。肾移植已经成为治疗儿童终末期肾病（end-stage renal disease，ESRD）的首选方式。儿童终末期肾病的原发病与成人明显不同，各国儿童终末期肾病的病因有所不同，北美的肾衰竭儿童原发病常见先天性肾畸形和尿道畸形，阿根廷常见溶血尿毒症综合征，欧洲常见肾小球疾病，我国常见慢性肾炎和肾病综合征（共占 48.1%），先天/遗传性疾病次之（共占 20%）。由此可见，儿童终末期肾病以肾小球疾病、先天性或遗传性肾病为主，因高血压或糖尿病所致肾衰竭极少。

儿童尿毒症选择肾移植优势体现在：①儿童肾移植 1 年、2 年、5 年的生存率分别可达 97%、96%、94%。美国肾脏病资料系统（US renal data system，USRDS）数据显示，儿童血液透析的 5 年生存率为 78.6%，腹膜透析的 5 年生存率为 80.6%。②儿童肾移植有助于发病早的儿童恢复生长发育。肾移植术后可基本恢复正常饮食饮水，同时随着儿童肾移植受者激素撤除，免疫抑制剂对生长发育的影响越来越小。相较于严格控制饮食饮水量的透析儿童，成功接受了肾移植的儿童和青少年，不仅能够缓解其尿毒症症状，而且可显著改善骨骼发育迟缓、性成熟障碍、认知和心理功能损害等，显著提高患儿的生活质量。

我国 1983—2012 年，移植肾的 5 年存活率为 86.3%，受者的 5 年生存率为 92.3%。我国的器官分配制度中，儿童受者享有优先权，同时在终末期肾病儿童中推荐抢先移植，以获得更好的长期预后。儿童肾移植相较于成人肾移植，手术难度更大，围手术期护理要求更高。儿童生理上血容量少、心排血量低、收缩压低，且患儿因能量和体内酸碱失衡，移植过程中容易出现血压大幅度波动，当开放移植肾血流后，容易因血液灌注不足而导致移植肾出现急性肾小管坏死。且儿童血管壁脆弱，儿童髂血管管径细、管壁薄，髂窝小，增加了移植难度，容易引起移植肾肾小管坏死、移植肾功能恢复延迟。

一、儿童肾移植受者的选择

（一）适应证

终末期肾病的儿童均可选择肾移植，对年龄和体重没有明确限制，但是对于低体重儿童，移植中心可能会建议患儿在等待期间增加体重，为将来手术后获得良好效果做准备。非免疫性和非遗传性因素所致的大量蛋白尿不是相对禁忌证。合并有下尿路畸形或存在感染因素者，应在下尿路畸形矫正后，感染因素消除后，方可考虑施行肾移植术。对存在非常严重生长发育障碍的儿童，宜在促进生长发育和改善全身情况后选择肾移植手术。当患儿体重在15kg以上，手术方式同成人相似采用腹膜外手术入路；当患儿体重低于15kg，经腹切口，通过游离盲肠暴露大血管，把移植肾置于盲肠后，采用受者的腹主动脉和下腔静脉与移植肾动、静脉吻合，输尿管吻合与成人相似。

（二）禁忌证

儿童肾移植的禁忌证与成人相同，具体见第三章第二节适应证与禁忌证部分。

（三）移植时机选择

在合适的供肾来源、手术技术及护理保障下，对儿童肾移植的年龄没有严格限定，推荐选择在1~12岁，有条件的推荐在1~5岁，尽早进行肾移植手术，选择“抢先”肾移植，有助于患儿术后生长发育恢复。推荐患儿尽早登记等待肾源，以便尽早行肾移植手术。但当患儿有难治性高血压、严重蛋白尿或难以控制的尿路感染时，须切除原病肾。对于少尿型、抗体水平高的终末期肾病患儿，须透析过渡等待供肾，待抗体水平恢复或经处理后下降方可移植。

二、儿童肾移植免疫抑制剂治疗方案

（一）免疫抑制剂诱导治疗方案

终末期肾病儿童术前或术中的免疫抑制剂为生物制剂＋口服抗代谢免疫抑制剂，但剂量低于成人，需要根据患儿体重和移植中心经验个体化给药。

（二）免疫抑制剂维持治疗方案

免疫抑制剂维持治疗方案与成人方案相似，钙调磷酸酶抑制药＋抗代谢药物＋糖皮质激素三联免疫抑制方案，剂量根据患儿体重和移植中心经验个体化给药。对于低免疫风险且接受了免疫诱导的患儿，临床上倾向在治疗过程中实现早期激素撤离，从而减少激素对生长发育的抑制。由于儿童的代谢较快、回肠短、氨基转移酶活性强以及免疫能力活跃，其免疫抑制剂代谢率较成人快40%~45%，因此免疫抑制剂对患儿治疗敏感但代谢快，所以儿童每千克体重给药剂量应高于成人，血药浓度也应控制在高浓度水平，可通过增加用药频次（如每天3次）来提高血药浓度。但需要注意的是，具体的药物剂量需要根据患儿血药浓度及有无不良反应综合考虑，应个体化用药。

三、儿童肾移植围手术期护理

儿童肾移植手术的围手术期护理在术前准备、术前用药上与成人相似，具体见成人肾移植围手术期护理。本节重点介绍儿童肾移植围手术期护理需要重点关注的几个问题。

1. 维持水、酸碱、电解质平衡 儿童具有年龄小、代谢快、起病急、变化快的特点，对于14岁以上儿童，其维持正常心排血量的能力以及肾小球的滤过率和肾小管的浓缩功能已经接近成人，但对于不满14岁的患儿或因病生长发育迟缓的儿童，其生理上对水失衡代偿能力和电解质调节能力有限。儿童肾移植围手术期的液体管理原则是保证生理维持量基础上量出为入。术后第1个24小时，根据每小时儿童生理需要量和尿量进行维持性和补充性补液，根据血压、心率等综合判断出入量平衡，有条件可测量中心静脉压。术后第2天以后，根据其体重和尿量进行补液。儿童体重减轻是判断脱水的良好指征，体重增加是补液过多的表现，而尿量是评估入量和肾功能的重要指标。补液推荐无糖等张性液体（平衡盐溶液、林格液或生理盐水），因为儿童容易出现手术刺激后高血糖。儿童液体生理需要量及儿童肾移植术后补液原则参考表3-18、表3-19。

表3-18 儿童液体生理需要量

体重/kg	每小时液体需要量	每日液体需要量
1~10	4ml/kg	100ml/kg
>10~20	40ml+2ml/kg×（体重－10）kg	1 000ml+50ml/kg×（体重－10）kg
>20	60ml+1ml/kg×（体重－20）kg	1 500ml+20ml/kg×（体重－20）kg

表3-19 儿童肾移植术后补液原则

时间	补液原则	补液种类选择
术后第1h	1/2×生理需要量×禁饮时间＋术中尿量	根据电解质水平，选择平衡盐溶液、林格液或生理盐水
术后第2~3h	1/2×生理需要量×禁饮时间＋前1小时尿量	
术后第4~24h	生理需要量＋（6~15）ml/（kg·h）	
术后第2~7d	每日液体需要量＋前1日尿量＋创腔引流量	

护士应严格记录儿童肾移植术后受者的出入液量，出量包括尿量、伤口引流量、呕吐量、大便量及出汗情况，入量包括静脉维持液体量和经口进食液体量。推荐肾移植专科护士、儿科护士及重症监护室护士多学科合作护理儿童肾移植术后受者。

(1)观察要点：准确记录出入量(术后24h内每小时记录出入量)，监测血压、每日体重。每日监测电解质(对于病情不稳定或年龄较小的患儿每日监测2次)、酸碱状态、血细胞比容、血尿素氮。观察是否有脱水症状，患儿是否口渴，皮肤是否干燥，有无眼眶凹陷、血压偏低、脉搏偏快及尿量明显减少的症状，做毛细血管充盈试验。观察是否有水钠潴留症状，有无四肢或眼睑水肿、体重明显增加、呼吸困难、气促，甚至咳粉红色泡沫样痰。观察是否出现电解质紊乱症状，如乏力、腹胀、心悸、胸闷、头痛、四肢抽搐等。

(2)护理要点：如果合并水、电解质代谢紊乱的临床症状，如发热、过度通气、腹泻、肾衰竭、充血性心力衰竭，对症处理。对脱水患儿，遵医嘱静脉或口服补液，注意补液原则。对水钠潴留患儿，根据水肿和血压情况采用低钠、低盐饮食，减少或停止静脉补液，饮水量根据尿量进行调节。对症处理已发生的钾、钠、钙等电解质紊乱和代谢性酸中毒。

2. 血压管理 儿童肾移植术后高血压发病率在47%~82%，高血压与心血管疾病以及移植器官功能密切相关，而免疫抑制剂、移植器官受损、肾动脉狭窄等是儿童肾移植术后出现高血压的重要原因。术后早期为避免剧烈的血压波动影响移植肾灌注量，若是成人供肾给儿童，建议收缩压控制在120~140mmHg；若是儿童供肾，收缩压控制在100~130mmHg。推荐儿童肾移植术后远期血压控制在相应年龄、性别和身高的第90百分位以内。手术后最初几周血压受体内液体潴留、高剂量的糖皮质激素、钙调磷酸酶抑制剂药物浓度及移植肾功能恢复延迟的影响，因此术后即刻出现的高血压纠正的目标不必太严苛，可适当高于正常范围高值。对于难治性高血压，推荐联合使用多种抗高血压药。长期血压管理的生活方式调整在于适量锻炼、低盐饮食。监测儿童血压，采用儿童血压袖带，尽量在儿童情绪稳定、配合的状况下进行，保证血压监测的准确性。

3. 营养支持 儿童受者因处于生长发育期，同时也处于手术创伤后的高代谢状态，对营养的需求远远高于成年人。婴儿及低龄儿童首先考虑肠内营养，必要时给予肠外营养，以保障患儿营养充足，顺利度过手术后恢复期。护理时需要注重患儿营养状态的评估和对症处理，确保患儿的营养摄入能够满足其高代谢、高需求的术后康复及生长发育。

四、儿童肾移植术后常见并发症预防及护理

儿童肾移植术后常见并发症类型与成人相似，表现为出血、漏尿、移植肾动脉或静脉血栓、肾功能恢复延迟、排斥反应等。但是移植物丧失功能的主要原因与成人不同，主要是由于慢性排斥反应和手术技术并发症(如移植肾动脉栓塞)。儿童肾移植死亡的三大原因依次为感染、心血管疾病和恶性肿瘤。

(一) 排斥反应

1. 临床表现　儿童肾移植术后由于自我免疫能力强，排斥反应发生率高于成人，以抗体介导的排斥反应(antibody-mediated rejection，AMR)为主。排斥反应典型表现为血压升高、腹胀、食欲减退、发热、尿量明显减少，会以其中的 1 项或 2 项为主，但是由于儿童的主观感受和自我表达不成熟，常表现为哭闹、烦躁、不易安抚等，护士应准确监测患儿的生命体征，同时关注肾功能、免疫抑制剂血药浓度情况。对于低龄患儿来说早期诊断排斥反应十分重要，因为在临床出现血肌酐升高之前，移植肾实质的破坏已经开始。因此，患儿术后任何时间出现移植肾功能异常均应考虑排斥反应发生的可能。

2. 预防和处理　排斥反应的常规治疗及护理同成人。除此之外，护士要引导患儿及家属积极面对可疑出现的排斥反应，关注陪护家属的情绪，做好患儿的生活护理。

(二) 感染

1. 临床表现　术后感染是儿童肾移植后再入院甚至死亡的主要原因，主要为细菌和病毒感染。常见为肺部感染，常见病原体为巨细胞病毒、肺炎克雷伯菌、铜绿假单胞菌、肺炎链球菌等，细菌感染常引起败血症，术后 6 个月内，特别是术后第 1 个月的感染对儿童来讲常常是致命的。肺部感染多表现为咳嗽、咳痰、体温升高、食欲减退、精神萎靡、睡眠不安等，起病隐匿，病情发展快。

2. 预防和处理　围手术期定期监测体温，要注意各种管道的维护并尽早拔除，注意白细胞计数的监测，关注多瘤病毒、巨细胞病毒和 EB 病毒的监测结果，对怀疑细菌感染的患儿做好细菌培养标本采集。一旦确认感染，做好对症护理，定期监测电解质水平，以防电解质紊乱及酸碱失衡。监测肾移植术后患儿血药浓度，及时调整免疫抑制剂剂量，甚至停用免疫抑制剂。如果低氧血症无法改善，应立即应用呼吸机辅助呼吸。

(三) 肾性骨营养不良

1. 临床表现　发育不良，肌肉软弱，病理性骨折，行走可能出现膝外翻或

膝内翻，严重时可致骨痛，与长期慢性肾病及术后接受糖皮质激素治疗密切相关。

2. 预防和处理　做好病因宣教，术后定期监测血清钙、磷及血骨化二醇、甲状旁腺激素的水平，进行活动和饮食指导，避免患儿造成骨折，必要时药物治疗及纠正维生素 D 的不足。目前已有临床研究证明，在合理的情况下，成功撤除激素，不会增加移植肾排斥反应风险，同时会改善患儿血压、血脂和骨骼生长发育迟缓的问题。但激素撤除后需要密切监测免疫抑制剂药物浓度及肾功能，护理人员应指导患儿及家属对免疫抑制剂的用药依从性及门诊随访依从性，以保证患儿安全。

五、儿童肾移植的延续护理

（一）依从性问题

1. 现存问题　保证良好的依从性是儿童肾移植长期存活的重点和难点。据报道，43% 的患儿存在治疗依从性差，其中 2/3 患儿出现移植肾功能丧失。部分不依从可表现为间断用药、漏用药或多用药。儿童的完全不依从为拒绝用药。依从性与患儿的情绪、心理及健康观念相关，比如紧张性刺激引起的焦虑、青春期的叛逆、家庭不稳定造成社会支持不足、家庭的社会经济条件不佳、对肾移植服药的必要性认识不足。

2. 护理干预方案　护理干预主要是提供增加依从性的方案。目前主要以健康宣教和制订给药方案为主。健康宣教对象包括患儿和患儿监护人，让多方意识到服药的重要性，并熟知免疫抑制剂的作用，以及不按时服药造成的危害，并让患儿监护人承担监督用药的责任。制订给药方案有助于患儿准时准量服用，帮助患儿建立服药与常规生活事件关联性，将生活事件作为服药提示事件，如起床、用餐、睡觉等。

患儿出院后，建立关爱随访，通过电话、视频通话等多种途径，亲切地将温暖和关心传达给患儿，也可以促进患儿的服药依从性。通过视频通话交流能促使各个患儿之间相互鼓励帮助，每周选出恢复最好的患儿使其充分发挥榜样力量，进而激励其他患儿。

指导患儿监护人填写自我监护记录本，记录患儿生命体征、体重、身高、24 小时尿量。推荐的随访方案为：术后 3 个月内每周随访 1 次，术后 4~6 个月每 2 周随访 1 次，术后 7~12 个月每月随访 1 次，每半年进行 1 次全面检查，病情有变化随时复查，推荐在当地医院复查肾功能。做好患儿原发病监测，定期检查尿常规，筛查有无尿蛋白、镜下血尿，必要时行移植肾活检。

(二) 儿童的免疫接种

接种疫苗可显著降低长期接受免疫抑制治疗患儿的发病率和死亡率，因此推荐儿童肾移植受者术后接种疫苗预防感染，如有可能，推荐移植前接种更佳。目前移植后免疫接种的相关情况可参考美国移植学会(society of transplant surgeons，AST)免疫接种时间表及指南。禁止接种活病毒疫苗，但可选择移植前接种减毒疫苗如水痘疫苗，使患儿在移植手术前体内已存在相应的抗体。推荐儿童受者家庭成员，特别是儿童受者的兄弟姐妹及密切接触者应按相关推荐接种疫苗，其中包括每年的流感疫苗，以降低患儿的感染风险。肾移植术前、后疫苗安全接种推荐见表 3-20。

表 3-20　肾移植术前、后疫苗安全接种推荐

接种时间	可接种的疫苗
肾移植前、后	术前及术后：流感疫苗 术前及术后 6 个月以上：破伤风疫苗，白喉疫苗，百日咳疫苗，脊髓灰质炎减毒疫苗，肺炎链球菌疫苗，乙肝疫苗，甲肝疫苗，脑膜炎球菌疫苗，流行性乙型脑炎灭活疫苗，狂犬病疫苗，肺炎球菌多糖疫苗，伤寒沙门菌疫苗
术前 2 个月可接种、术后禁止接种	水痘疫苗，水痘 - 带状疱疹病毒疫苗，活性减毒流感疫苗，轮状病毒疫苗，麻疹疫苗，腮腺炎疫苗，风疹疫苗，卡介苗，天花疫苗，炭疽疫苗

(三) 生长发育与生长障碍

1. 现存问题　骨骼生长迟缓是慢性肾衰竭和终末期肾病的一个显著特点。患儿因慢性肾病造成蛋白质和能量摄入不足、酸中毒、骨质损害等因素，术前已存在不同程度的生长障碍。生长迟缓的严重程度与患儿发病的初始年龄有直接关系，年龄越小，骨骼生长迟缓越严重。当肾的肌酐清除率低于 60ml/(min·1.73m^2)，则会出现低生长激素水平，从而出现生长迟缓。儿童生长发育迟缓症状表现为肾性骨营养不良、代谢性酸中毒、电解质紊乱、贫血、性成熟延迟和毒素堆积等。生长发育迟缓常常用标准差评分(Z score)或身高不足来评估。肾移植后生长发育影响因素主要为年龄、糖皮质激素使用剂量和肾功能。糖皮质激素可通过减少释放生长激素，降低胰岛素样生长因子的活性，破坏软骨生长，减少骨吸收或增加肾磷酸盐丢失。通过减少每日糖皮质激素用量、使用隔日给药方法或逐渐减少用药至完全停药可降低糖皮质激素对生长发育的影响。肾移植术后，患儿存在的生长发育迟缓会有所缓解。移植时年龄越小，其追赶生长越明显。

2. 护理干预方案 术后定期监测生长和发育情况，包括监测患儿的身高、体重、生长激素水平、骨骺、骨龄；对于肾移植术后持续存在生长发育障碍的儿童，应评估生长发育障碍的原因，并视情况使用生长激素；对仍有发育可能的儿童，减少或避免使用糖皮质激素；提供营养咨询，预防超重。

（四）主要照顾者的教育及社会心理支持

1. 现存问题 儿童肾移植的长期管理不仅需要患儿的参与，患儿主要照顾者的参与也是必不可少的。儿童肾移植后面临的终身服药及生活方式改变会直接或间接地影响主要照顾者的生活。如果主要照顾者难以平衡照顾患儿与承担其他社会责任，会经历更多的压力、担心、家庭争吵，出现心理问题，从而影响儿童的行为和心理健康。

2. 护理干预方案 社工、肾移植随访团队对家庭及主要照顾者给予社会心理支持，推荐认知行为疗法或问题解决疗法。建议向所有肾移植受者及其家庭成员提供充分教育，供者可参与制订儿童随访计划，提供预防和处理不良依从性的具体方法，以尽可能减少免疫抑制治疗的不良依从性。帮助申请资助基金、联系公益组织也是重要的途径。

（五）回归学习和适应社会

1. 现存问题 随着肾移植的良好转归以及长期生存率的提高，越来越多的儿童肾移植受者生存时间延长，儿童肾移植受者的家庭生活也更健康。然而，肾功能的恢复并不意味着这些孩子一定可以过上完全正常的生活。有70% 以上的患儿在 18 岁以后仍留在家里，需要照料，长期慢性疾病使他们不能完全自立。患儿在肾移植的治疗过程中承受了很大的压力，这些压力来自他们对外形改变的担心、渴望自己正常的心理、生理上的疼痛以及沟通障碍等。与此同时，还存在家人溺爱，使儿童肾移植受者回归正常的学习和生活更加困难。

2. 护理干预方案 儿童肾移植受者回归学习和适应社会，是提高其生活质量的重要步骤。心理成熟，特别在青春期，是儿童走向成人的一个重要组成部分。因此，护理干预方案是以患儿自我管理为主、护士辅助、家庭与学校协助的多方联合方案，患儿要学会移植后的自我管理技能，并掌握症状与机体状态的监测技能，护士予以专业知识解答，家庭与学校提供回归学校的机会和条件，从而让患儿回归正常学习和生活。

（赵上萍 谷 波）

第十二节　进展与展望

一、ABO 血型不相容肾移植及护理

ABO 血型不相容肾移植(ABO-incompatible kidney transplantation,ABOi-KT)是指在两个血型不相容的个体之间,将一个个体的健康肾移植到另一个个体内,并使之迅速恢复功能的手术。常规同种异体肾移植手术为 ABO 血型相容配型,但是由于器官供者短缺,肾移植手术等待患者数量急剧增长,因此在根本解决器官短缺问题之前,ABOi-KT 成为拓展肾脏来源、解救终末期肾病患者的福音。其目的是帮助等待移植的受者获得具有正常功能的器官,为等待移植的受者提供多一种治疗方案的选择机会。

(一) ABO 血型不相容肾移植手术发展史

在器官供者资源短缺的情况下,亲属活体供肾是拓展供者来源的有效方式之一,且已在全世界各移植中心成熟开展,但是在潜在的活体供者中,存在约 30% 的供、受者之间 ABO 血型不相容,从而阻断了亲属活体供肾途径,而跨越血型障碍的肾移植打破了这个"魔咒"。ABO 血型不相容肾移植是所有实体器官血型不相容移植术开展的先驱和动力,已经在降低血液中抗供者 ABO 血型预存抗体水平上取得了巨大成功,部分国家(如日本)ABO 血型不相容肾移植术已经成为常规手术,我国部分移植中心也在逐步开展 ABO 血型不相容肾移植手术。

1998 年,Tanabe 等学者发表的日本东京女子医科大学移植中心 1989 年 1 月—1995 年 12 月期间的肾移植数据显示,ABO 血型不相容受者在生存率、移植物存活率上与 ABO 血型相容受者相似,没有统计学差异。随后 Takahashi 等总结了日本东京女子医科大学肾脏病中心 1989—2010 年 1 878 例 ABO 血型不相容活体肾移植数据显示,ABO 血型不相容肾移植在术后 1 年、3 年、5 年、9 年的移植肾存活率为 93%、89%、84%、72%,与 ABO 血型相容肾移植存活率相比无差异。Montgomery 等学者总结了美国器官资源共享网络中 734 例血型不相容活体肾移植数据,发现 ABO 血型不相容肾移植在受者存活率上与 ABO 血型相容肾移植相似,但 14 天内的肾移植失功率高于 ABO 血型相容肾移植。随着血浆置换疗法和免疫抑制剂的发展,ABO 血型不相容肾移植研究

取得了划时代的进展。

我国ABO血型不相容手术起步相对较晚。2004年台湾地区完成首例ABO血型不相容肾移植。2006年12月由王毅教授等完成了大陆第一例ABO血型不相容肾移植,术后受者生存良好。随后我国部分移植单位逐步开展了血型不相容的肾移植手术,并取得了令医患都满意的效果。我国也在2017年由中华医学会器官移植学分会、中国医师协会器官移植医师分会发布了《ABO血型不相容亲属活体肾移植临床诊疗指南》,用于指导临床诊疗工作。

(二) ABO血型不相容肾移植术的适应证和禁忌证

ABOi-KT适用于终末期肾病患者,其适应证和禁忌证同ABO血型相容肾移植。ABOi-KT特别适用于短期内难以找到ABO血型匹配肾脏,但出现了以下情况之一者:①透析治疗效果差或并发症多,病情危急。②患者不能接受其他肾脏替代疗法。

ABOi-KT相对禁忌证:活动性消化性溃疡和感染,需要在控制后考虑移植。不鼓励乙型或丙型病毒性肝炎、凝血功能异常、HIV阳性、恶性肿瘤、精神病、急性药瘾者做移植手术。

(三) ABO血型不相容肾移植术围手术期管理

对于ABOi-KT,通常推荐术前7~14天开始免疫诱导方案和血浆净化处理,从而降低体内抗体滴度,达到手术要求。根据手术日血型抗体效价是否达标判断手术时机,例如术前1天双重血浆置换后,手术当日晨如果抗体达标,下午即做手术。ABOi-KT受者的免疫诱导方案除诱导时间提前之外,部分移植中心在术前2~3周使用B淋巴细胞清除方案,如利妥昔单抗+霉酚酸酯和钙调磷酸酶抑制药进行免疫诱导,从而减少新生抗体。随后围手术期管理(包括免疫维持方案)与ABO血型相符肾移植手术相同。ABOi-KT术前配型时、接受血浆处理后及术后需要密切监测血型抗体滴度(IgG、IgM),但手术后2周免疫适应基本建立,可不必继续监测血型抗体滴度。因此对于ABOi-KT,护士需要了解受者术前处理流程,熟悉术前血浆净化处理的护理要点及相关并发症的观察与处理。

(四) ABO血型不相容肾移植受者术前血浆净化处理

ABO血型抗体分为天然抗体和免疫抗体两种,主要为IgM和IgG类抗体,是术后排斥反应发生的主要原因。因此,为清除或降低受者体内ABO血型抗体,对于拟行ABOi-KT受者,需要进行血型抗体去除处理。目前,对术前受者ABO血型抗体滴度没有明确标准,我国指南推荐当抗体滴度低于

1∶256，适合进行血浆净化处理，当ABO血型抗体滴度下降到1∶32~1∶4即可进行肾移植手术。ABOi-KT供、受者组织配型要求：HLA错配位点≤3个；淋巴毒交叉试验<10%；群体反应性抗体<20%；供者特异性抗体阴性（Luminex平均荧光强度<1 000）。ABOi-KT手术当天对抗A和抗B血型抗体滴度要求：成年受者IgM≤1∶16且IgG≤1∶16；儿童受者IgM≤1∶64且IgG≤1∶64。

血浆净化目的主要是在术前清除肾移植受者体内预存的抗A或抗B血型抗体，并减少产生血型抗体的B淋巴细胞，降低术后早期血型抗体介导的急性体液排斥反应发生可能性。目前ABO血型不相容肾移植受者常见的降低血型抗体滴度方案包括：单用血浆置换；单用双重滤过血浆置换；单用免疫吸附；血浆置换+双重滤过血浆置换；血浆置换+静脉注射免疫球蛋白。

1. 血浆置换

（1）治疗方式：通过血浆分离装置，利用体外循环的方法将受者的血浆分离出来，然后补充等量的新鲜冰冻血浆或人血白蛋白，从而将血浆中ABO血型抗体剔除。其一次能够清除ABO血型抗体约20%。血浆置换过程中使用新鲜冰冻血浆，在清除血型抗体的同时可以补充凝血因子。治疗费用相对昂贵。

（2）风险

1）枸橼酸所致的代谢性碱中毒、低钙血症：以口唇、远端肢体皮肤麻木为主要临床表现，严重者可出现肌肉痉挛及心律失常。

2）出血倾向：置换1个单位血浆（200ml血液）后，凝血时间延长30%，这些改变在置换后4小时缓解。多次置换，易发生口腔出血、皮肤紫癜。

3）病毒感染：血浆置换有感染肝炎病毒或HIV的风险。

4）过敏反应：出现寒战、皮疹、发热和低血压，喉头水肿与心肺功能衰竭少见。

5）低钾血症：大量血浆置换所致，偶可发生心律失常。

2. 双重滤过血浆置换

（1）治疗方式：分离出来的血浆再通过膜孔更小的血浆成分分离器，将体内较大分子量的蛋白清除，而留下小分子量的白蛋白等有效成分，再加上补充液一并回输体内。其优势在于相对选择性地清除ABO血型抗体和HLA抗体，减少白蛋白的丢失，补充液不局限于新鲜血浆，也可以选择白蛋白液。

（2）风险：会有大量的凝血因子和大分子蛋白质丢失，出现凝血功能障碍、低蛋白血症。如果使用新鲜血浆作为补充液，会有病毒感染和过敏风险。

3. 免疫吸附

(1)治疗方式：通过具有高度特异性的吸附器选择性清除分离血浆中的抗体，达到特异性的抗体清除效果。其一次能够清除AB血型抗体约30%，并不引起其他抗体的改变。其优势在于能够特异性吸附血浆抗体，无白蛋白等血浆成分丢失，无需血浆补充液且无病毒等感染风险。但特异性吸附器价格昂贵。

(2)风险：极少受者在进行第一次免疫吸附透析后可出现首次使用综合征，常见症状为溶血、出血、凝血功能障碍、低血压、低钙血症和心律失常。也可能在吸附过程中与分离膜或吸附剂接触时，发生超敏反应。

ABO血型不相容肾移植受者接受血浆净化前，护士应做好健康教育，血浆净化处理后，密切监测受者生命体征，观察不良反应，发现问题及时对症处理。

二、智能护理与肾移植随访

肾移植受者终身服用免疫抑制剂的现状暂时尚无新的突破，因此保证受者长期用药依从性是目前肾移植专科护士的重点和难点。未来的趋势是，由护士、受者、信息技术与人工智能开发专家的共同参与下的多学科团队，开发更有效且便捷的智能设备，在提醒受者用药的同时，向随访护士反馈受者的用药情况，通过技术与人工的配合，提高受者服药依从性。

基于智能模式下的随访亦是未来肾移植护理的发展方向。目前，我国肾移植护理仍主要集中在住院病房，而院外随访管理以自身机体功能恢复随访为主，但是对于受者回归家庭及社会的随访关注较少；除此之外，目前受者出院后的远期并发症常常是受者出现症状后才入院治疗，而缺乏长期并发症监控的超前管理。因此，信息技术与人工智能护理是肾移植专科护士新的研究方向。

（谭其玲 谷 波）

第四章　肝移植受者的护理

第一节　肝脏的解剖与生理

一、肝脏的解剖

（一）肝脏的结构

肝脏（liver）是人体内最大的实质器官，外形略呈楔形，大部分位于右上腹部的膈下和季肋深面，其左外叶横过腹中线达左季肋部；肝上界位于右锁骨中线第 5~6 肋间，下界与右肋缘平行。一般情况下肝于右肋缘下不能触及。

肝以正中裂为界，分成左、右两半（图 4-1）。左、右半肝又以叶间裂为界，分成左外叶、左内叶、右前叶、右后叶和尾状叶。肝的膈面和前面经左、右三角韧带、冠状韧带、镰状韧带和肝圆韧带与膈肌和前腹壁固定。肝的脏面有肝胃韧带和肝十二指肠韧带，肝胃韧带和肝十二指肠韧带又称小网膜，其包含门静脉、肝动脉、胆总管、淋巴管、淋巴结和神经，又称肝蒂。肝的脏面有两个纵沟和一个横沟，呈 H 形，在横沟处有门静脉、肝动脉和肝总管各自分出左、右侧支进出肝实质，称第一肝门。

肝小叶为肝结构和功能的基本单位。肝小叶中间为中央静脉。围绕该静脉为单层排列的由肝细胞形成的肝细胞索。肝细胞索之间为肝窦，是营养物质进行代谢和交换的场所，也可以看作肝的毛细血管网，其一端与肝动脉和门静脉的小分支相通，另一端与中央静脉相连。肝窦壁上有库普弗细胞，具有吞噬功能。肝小叶之间为结缔组织构成的汇管区，其中包括肝动脉、门静脉和胆管，胆管又可分为胆小管和毛细胆管，后者位于肝细胞之间。

肝脏的分叶、分段（目前常用 couinaud 分段法）见表 4-1、图 4-2，根据肝裂及门静脉在肝内的分布分为五叶、八段，分别是尾状叶、左肝外叶、左肝内叶、右肝前叶和右肝后叶。

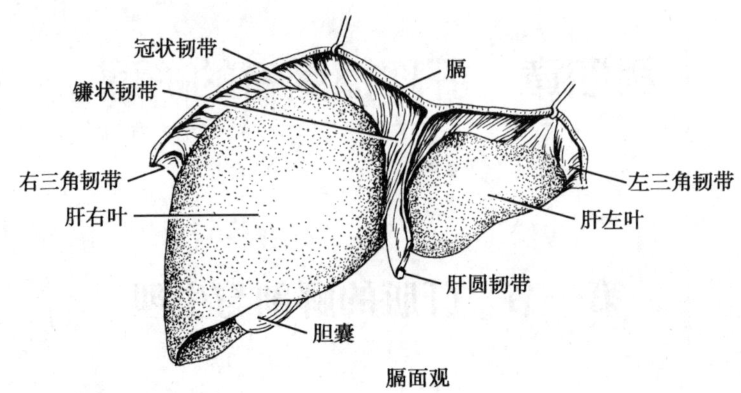

膈面观

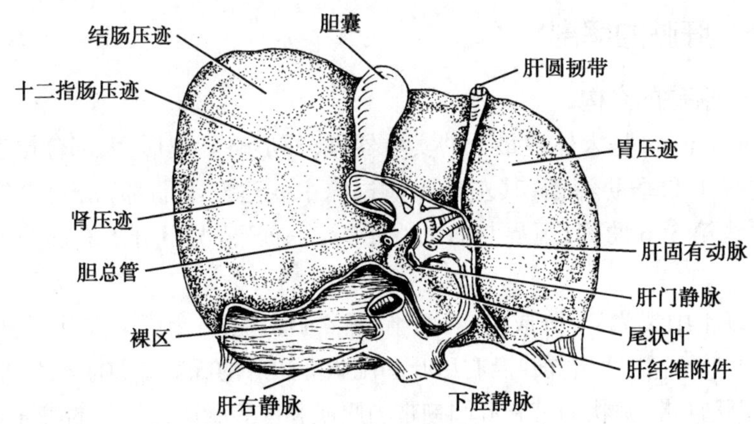

脏面观

图 4-1 肝脏的外观

表 4-1 肝脏分叶及分段(couinaud 分段法)

分叶		分段	
尾状叶			Ⅰ段
肝左叶	左外叶	上段	Ⅱ段
		下段	Ⅲ段
	左内叶		Ⅳ段
肝右叶	右前叶	上段	Ⅷ段
		下段	Ⅴ段
	右后叶	上段	Ⅶ段
		下段	Ⅵ段

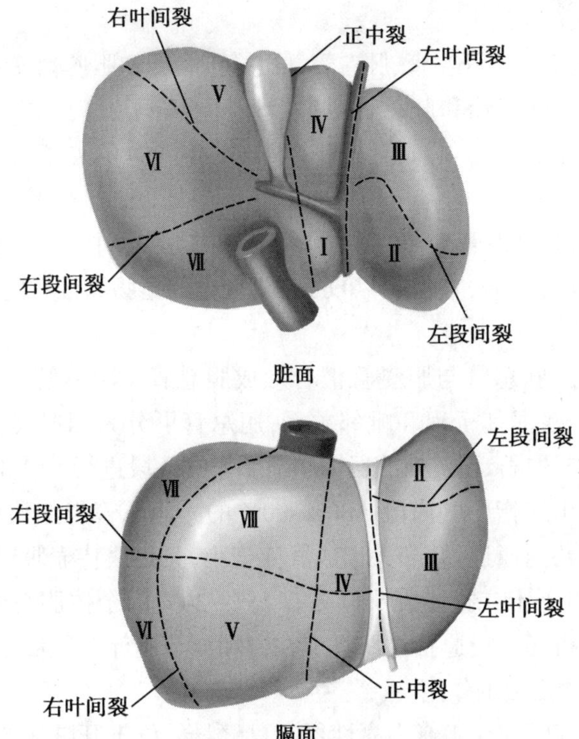

图 4-2　肝脏的分段（couinaud 分段法）

肝脏血液丰富，为双重血管供血，包括入肝和出肝两套血流系统。入肝血流有肝动脉和门静脉，肝动脉约占入肝血流的 25%，门静脉约占 75%，但因肝动脉血液含氧量高，故实际上两者对肝的供氧各占 50%。门静脉收集腹腔内脏器官血液，由肠系膜上、下静脉和脾静脉汇合而成；肝动脉大多数起源于腹腔干动脉，少数起源于肠系膜上动脉。出肝血流指的是肝静脉系统，三支肝静脉（肝右、肝中和肝左静脉）汇入下腔静脉形成第二肝门。80% 的肝左和肝中静脉在肝实质内合成共干后再汇入下腔静脉。除三支主静脉外，在肝后下腔静脉前壁与肝实质之间有 8~10 支不等的肝短静脉直接汇入下腔静脉，称为第三肝门。

（二）胆道系统的结构

胆道系统（bililary system）包括肝内胆道和肝外胆道两部分，其终末端与胰管汇合后开口于十二指肠乳头（彩图 4-3）。

1. 肝内胆道　肝内胆道起自肝内毛细胆管，逐级汇合成小叶间胆管、肝段胆管、肝叶胆管和肝内左、右肝管。肝内胆管和肝动脉、门静脉及其各级分支的分布和走行大体一致，三者同由一结缔组织鞘（格利森鞘）包裹，在第一肝门处出肝。

2. 肝外胆道　由肝左管、肝右管、肝总管、胆囊和胆囊管、胆总管组成。

(1)肝左管、肝右管和肝总管：肝左管、肝右管于肝门下方汇合形成肝总管。肝左管较细，长 2.5~4.0cm，与肝总管形成约 90° 的夹角；肝右管较粗，长 1.0~3.0cm，与肝总管间的夹角约 150°。在肝门处，肝管、门静脉、肝动脉三者关系密切，一般是肝左管、肝右管在前，肝左、右动脉居中，门静脉左、右主干在后。肝总管长约 3.0cm，直径 0.4~0.6cm，沿肝十二指肠韧带右前下行与胆囊管汇合形成胆总管。

(2)胆总管：肝总管与胆囊管汇合形成胆总管。胆总管长 7.0~9.0cm，直径 0.6~0.8cm。根据其行程和毗邻关系，胆总管可分为四段。①十二指肠上段：胆总管探查、取石、引流及胆肠内引流手术在此段进行。②十二指肠后段。③胰腺段。④十二指肠壁内段。80%~90% 的人胆总管与主胰管在十二指肠壁内汇合形成共同通道，并膨大形成肝胰壶腹，又称法特壶腹，周围有奥迪括约肌包绕，开口于十二指肠乳头。另有 15%~20% 的个体胆总管与主胰管分别开口于十二指肠。奥迪括约肌具有控制和调节胆汁及胰液排放，以及防止十二指肠内容物反流的作用。

(3)胆囊和胆囊管：胆囊为囊性器官，呈梨形，位于肝脏面的胆囊窝内，长 8.0~12.0cm，宽 3.0~5.0cm，容积 40~60ml。胆囊分为底、体、颈三部分。底部圆钝，为盲端，向左上方延伸形成体部，体部向前上弯曲变窄形成胆囊颈，三者间无明显界限。胆囊颈与胆囊管连接处呈囊性扩大称为哈特曼囊，胆囊结石常在此处滞留、嵌顿。胆囊管由胆囊颈延伸形成，大多呈锐角与肝总管汇合而成胆总管。此肝总管、胆囊管和肝脏下缘之间的三角区域称为胆囊三角，内又有胆囊动脉、肝右动脉、副右肝管穿行，是胆道手术易误伤的部位。

二、肝脏的生理

肝脏是人体内最大的消化腺。食物在消化、吸收后，营养物质经门静脉进入肝脏，几乎所有营养物质的代谢都需要肝脏参与。肝脏也是体内新陈代谢的中心站。肝脏的其他生理功能还包括分泌胆汁、解毒、吞噬及防御功能、制造凝血因子和再生功能等。

(一) 肝脏与物质代谢

1. 糖代谢　肝脏是体内调节血糖的最主要器官。进食后，由消化道吸收的葡萄糖分配到所有器官，肝脏吸收的糖大部分转化为糖原，其余转化为脂肪酸，储存在肝外脂肪细胞中。在饥饿、创伤及手术后，在酶的催化作用下，肝糖原迅速转化为葡萄糖供组织利用。但肝脏储存的糖原相当有限，饥饿 24~48 小时可将肝糖原耗尽。消耗的肝糖原主要用于维持血糖水平，为机体重要的组织器官提供能量。当肝糖原耗尽之后，肝脏则利用其他能源底物合成葡萄糖，即肝脏的糖异生作用。在饥饿、创伤及大手术后，若无外源供给，体内能量消耗则来自蛋白质和脂肪分解。在这些情况下，每天供给 50~100g 葡萄糖，就可以明显减轻蛋白质分解，达到明显的节氮作用。

2. 蛋白质代谢　由消化道吸收的氨基酸在肝脏内进行蛋白质合成、脱氨、转氨等作用。脱氨作用形成的氨通过鸟氨酸循环形成尿素，再经肾脏随尿排出体外。肝脏是合成血浆蛋白的主要器官。当肝细胞损伤时，可表现出不同程度的低蛋白血症。

3. 脂类代谢　肝脏可合成内源性胆固醇、脂肪酸，还可通过摄取外源性脂类和由脂肪组织而来的游离脂肪酸合成三酰甘油、磷脂等，组成极低密度脂蛋白分泌入血。肝脏还能合成高密度脂蛋白、磷脂、胆固醇并一起排泄至胆汁中。患肝病时，上述脂类代谢异常，可导致血液中脂类和脂蛋白浓度异常。

4. 维生素代谢　肝脏是维生素 A、维生素 C、维生素 D、维生素 E、维生素 K、维生素 B_1、维生素 B_6、维生素 B_{12}、烟酸、叶酸等多种维生素贮存和代谢的场所，尤其是脂溶性维生素，肝脏对其代谢起着非常重要的作用。维生素 K 是维持正常凝血因子Ⅱ、Ⅶ、Ⅸ、Ⅹ必不可少的物质，而上述物质均在肝脏内合成。因此，肝脏疾病往往影响依赖于维生素 K 的凝血因子的合成，从而加重出血倾向。

5. 激素代谢　正常情况下血液中各种激素都保持一定含量，多余的经肝脏处理失去活性。当患肝病时，可能出现雌激素灭活障碍，出现肝掌、蜘蛛痣及男性乳房发育等；醛固酮和抗利尿激素灭活障碍，出现水钠潴留，引起水肿和腹水。

（二）胆汁生成与排泄

肝细胞能不断地合成胆汁酸和分泌胆汁，正常情况下肝脏每天分泌 600~1 200ml 的胆汁，经胆管输送到胆囊。胆汁在促进脂类物质的消化吸收和胆固醇代谢方面具有重要的生理功能。胆汁还可促进脂溶性维生素如维生素 A、维生素 D、维生素 K 的吸收。

（三）吞噬及防御功能

肝脏是最大的网状内皮细胞吞噬系统。肝静脉窦内皮层含有大量的库普弗细胞，有很强的吞噬能力，能吞噬血中的异物、细菌、内毒素及其他颗粒物质，门静脉血中 99% 的细菌经过肝静脉窦时可被吞噬。

(四) 解毒功能

肝脏是人体最重要的解毒器官。外来或机体代谢产生的有毒物质都要经过肝脏处理,使有毒物质毒性降低或溶解度增大,随胆汁或尿液排出体外。肝脏解毒主要有以下几种方式:①化学作用,包括氧化、还原、分解、结合、脱氨等。②分泌作用,如一些重金属可经胆汁分泌排出。③蓄积作用,如某些生物碱可蓄积于肝脏,然后逐渐小量释放,以减少毒性程度。④库普弗细胞的吞噬作用等。

(五) 造血与凝血功能

胎儿期 9~24 周,肝脏是造血器官,出生后其造血功能被骨髓替代。肝脏是合成人体内多种凝血因子的主要场所,包括凝血因子Ⅴ、Ⅶ、Ⅷ、Ⅸ、Ⅹ、Ⅺ、Ⅻ。其中凝血因子Ⅴ是唯一全部由肝细胞合成的凝血因子。肝病时可引起凝血因子缺乏造成凝血时间延长及出血倾向。

(六) 肝脏再生机制

肝脏部分切除术后余肝代偿性增大的现象,称为“肝脏再生”,该再生机制具有重要的临床意义。过去认为肝脏再生是由于肝脏部分切除后,余肝获得更多的门静脉血液灌流和门静脉血液中所携带的营养因子。1984 年,Nakamura 从肝部分切除术的大鼠血浆中分离出肝细胞生长因子,认为肝细胞生长因子与肝细胞再生关系密切。慢性肝炎和肝硬化肝脏部分切除后肝脏体积和功能的恢复较为缓慢。

(吴孟航 杨小玲 覃 莉)

第二节 肝移植技术

一、概述

肝移植作为大器官移植,已被公认为一个国家和一个医院总体医疗水平的标志。自 20 世纪 50 年代以来,肝移植经历了从实验研究、临床应用、发展推广至成熟的漫长艰辛历程。目前肝移植已广泛应用于临床,挽救了数十万终末期肝病患者,给予了他们生命的希望。

(一) 国际肝移植的发展及现状

1955 年,Welch 首先施行了犬的同种异体异位肝移植,开创了肝移植的实验研究先河，为临床肝移植奠定了基础。1959 年，Moore 首次施行了犬的同种异体原位肝移植。

1963 年，Starzl 等进行了世界上第 1 例人类原位肝移植。1964 年 Absolon 首次在临床施行了异位肝移植，随后的 4 年内全球共施行原位肝移植 12 例，异位肝移植 6 例，均未获长期存活，最长生存仅 34 天。1967 年，Starzl 再次为一位肝癌患儿（1.5 岁）施行了原位肝移植，术后 400 天该患儿死于肝癌复发。至此，原位肝移植的手术技术趋于完善。

20 世纪 80 年代以来，由于环孢素 A 的出现，UW 液（UW solution）和生物泵体外静脉转流技术的应用，肝移植的效果有了进一步改善。1983 年美国国家健康研究所评议会正式确定肝移植是终末期肝病的有效治疗方法，从而加速了肝移植的发展。

1990 年底，全球肝移植中心达 135 个（美国 96 个），全球肝移植病例超过 14 168 例。手术死亡率从初期的 28%~35% 下降到 10% 左右，1 年存活率上升至 70%~80%，5 年存活率上升至 62%。由于环孢素、他克莫司等新的强效免疫抑制剂的研发与应用，新的长效保存液 UW 液、康斯特液（histidine-tryptophan-ketoglutarate solution，HTK 液）的开发与应用，以及减体积肝移植、活体部分肝移植、劈离式肝移植、背驮式肝移植等肝移植新技术的开展，20 世纪 90 年代全球肝移植技术进入成熟阶段。肝移植例数以每年 8 000~10 000 例的速度增长，迄今已超过 30 万例，且肝移植术后 1 年生存率提高到 85% 以上，少数单位达到 90%，5 年生存率在 70%~80%。

（二）国内肝移植的发展及现状

在我国，肝移植的发展亦经历了一个漫长、曲折的过程。1973 年武汉医学院器官移植研究所率先在国内开展了犬同种原位肝移植研究，1977 年上海第二医学院附属瑞金医院及武汉华中科技大学同济医院器官移植研究所相继开展了两例肝移植。自 1977—1983 年，我国（除港澳台地区）有 18 个单位共施行了 57 例临床肝移植，存活最长的 1 例为 264 天。1984 年起我国肝移植发展基本处于停顿状态。20 世纪 90 年代，由于国际上肝移植进展迅速，随着对手术适应证及手术时机选择的新认识，手术方式的改进，安全有效的免疫抑制剂的应用及其他肝移植围手术期治疗的综合进展，国外肝移植技术步入成熟时期。我国学者受国外肝移植技术进步的影响，1991—1998 年掀起了肝移植的第 2 个高潮，共有 22 个单位施行了 72 例临床肝移植，但仅 13 例成功，效果仍不佳。自 1999 年起，我国肝移植才开始步入成熟期，移植单位逐年增加，移植例数增多。

二、适应证与禁忌证

（一）适应证

1. 肝实质性疾病　如肝炎后肝硬化、急性肝衰竭、酒精性肝硬化、自身免疫性肝炎（autoimmune hepatitis，AIH）等终末期肝病。

（1）肝炎后肝硬化：我国多见乙型肝炎后肝硬化。在肝移植开展初期，由于缺乏有效的预防措施预防移植后乙型肝炎复发，肝炎后肝硬化被认为是肝移植的禁忌证。但随着核苷类似物等抗乙型肝炎病毒药物的问世与应用，改变了这一局面。研究显示，联合应用核苷类似物和乙肝免疫球蛋白可使乙型肝炎复发率降低至10%以下。当肝硬化患者有一个主要并发症发生时，如腹水、肝性脑病、食管静脉曲张破裂出血或肝功能障碍导致终末期肝病模型（model for end-stage liver disease，MELD）评分≥15分，应尽早考虑肝移植。

（2）自身免疫性肝炎：对药物治疗不应答的自身免疫性肝炎引起的失代偿期肝硬化和暴发性自身免疫性肝炎患者适于行肝移植。

2. 胆汁淤积性疾病　如先天性胆道闭锁行肝门肠吻合术后无效、肝内广泛胆管囊性扩张症、肝内胆管闭锁症、原发性胆汁性胆管炎（primary biliary cholangitis，PBC）、原发性硬化性胆管炎（primary sclerosing cholangitis，PSC）等。

（1）原发性胆汁性胆管炎：PBC失代偿期的患者，合并门静脉高压症和难以控制、无法忍受且所有药物无效的瘙痒，有肝移植指征。

（2）原发性硬化性胆管炎：PSC失代偿期患者，合并门静脉高压症或反复发作的胆管炎，有肝移植指征。

3. 遗传代谢性疾病　肝实质损伤的遗传性疾病和以肝脏为基础的遗传缺陷伴肝外表现的疾病均有肝移植指征，如肝豆状核变性（威尔逊氏症或铜蓄积症）、家族性淀粉样多发性神经病（familial amyloid polyneuroopathy，FAP）等。

（1）肝豆状核变性：肝豆状核变性患者出现急性肝衰竭或终末期肝病时适于行肝移植。肝移植后可以改善神经系统症状，但神经症状也可能在移植后加重。因此，移植前须进行神经系统评估。

（2）家族性淀粉样多发性神经病：FAP患者建议在症状出现前尽快行肝移植治疗。

4. 肝脏肿瘤　包括原发性肝癌和部分良性占位。

（1）原发性肝癌：符合米兰标准（Milan criteria）的原发性肝癌患者（即单个肿瘤结节，直径不超过5cm；多结节者不超过3个，最大直径不超过3cm；无大血管浸润，无淋巴结或肝外转移）接受肝移植效果良好。经过实践验证，“杭州标准”“上海标准”“成都标准”等中国标准与米兰标准相比较，在不降低术后生存率及不增加复发率的情况下，有效扩大了肝癌肝移植的范围，使更多的患者从中获益，更符合我国国情。胆管癌或混合性肝细胞/胆管细胞癌由于预后差，通常不推荐进行肝移植。

(2) 肝脏良性占位：如多发性肝腺瘤、巨大肝血管瘤，若肿瘤巨大，切除后余肝不能维持患者生命者，有肝移植指征。

（二）禁忌证

1. 绝对禁忌证　包括严重感染、肝外恶性肿瘤和吸毒等。

(1) 严重感染：肝移植前，须筛查细菌、病毒和真菌感染。活动性感染是手术禁忌证。

(2) 肝外恶性肿瘤：如结直肠癌肝转移是肝移植的禁忌证。而有癌症治疗史不是肝移植的绝对禁忌证。

(3) 吸毒：吸食毒品成瘾是终末期肝病患者肝移植的禁忌证。

2. 相对禁忌证　老年、肥胖、合并严重的心脑血管疾病、肾功能不全、门静脉血栓形成等。

(1) 老年：过去对老年患者（年龄>60 岁）持保守态度，但在《2015 年肝移植临床实践指南》中明确提出老年受者（>70 岁）无明显合并症时不是肝移植的禁忌证。

(2) 肥胖：肥胖患者在移植前需要接受膳食指导，BMI ≥ 40kg/m^2 是肝移植的相对禁忌证。

(3) 合并严重的心脑血管疾病：如伴有明显冠状动脉狭窄的患者可在血管重建后行肝移植术。对门脉性肺动脉高压患者，经血管扩张剂治疗应答或平均肺动脉压（mean pulmonary artery pressure，MPAP）≤ 35mmHg 时，可行肝移植。

(4) 肾功能不全：肝肾综合征不是肝移植的禁忌证，严重的和不可逆的慢性肾病可行肝肾联合移植。

(5) 门静脉血栓形成：门静脉血栓形成不是肝移植的禁忌证，然而，当门静脉血栓延伸到整个门静脉 - 肠系膜系统，则不能行肝移植。

三、肝移植手术方式

肝移植指对于终末期肝病患者，通过手术植入一个健康的肝脏，使患者肝功能得到良好恢复。通常在确定患者患有终末期肝病，尚有一定的代偿能力，尚能耐受手术而未出现致命的食管-胃底静脉曲张出血、无法纠正的凝血功能障碍、肝性脑病引起不可逆性脑损害以及过度的分解代谢状态前应考虑行肝移植手术。

（一）常见手术方式

1. 经典原位肝移植　指切除病肝时连同肝后下腔静脉一并切除，供肝植入时依次吻合肝上下腔静脉、肝下下腔静脉、门静脉、肝动脉，最后重建胆管。

2. 背驮式肝移植　指保留受者肝后下腔静脉，将受者肝静脉与供肝肝上下腔静脉吻合，而供肝的肝下下腔静脉则予结扎。

3. 减体积肝移植　是以 couinaud 分段法为基础，根据供、受者身材体重比，取部分肝做移植，常用于儿童及供、受者体积差别较大的肝移植。常用于移植的有左外叶肝段、肝左叶或肝右叶。

4. 劈裂式肝移植　指将一个供肝一分为二，分别移植给两个不同的受者，以缓解供肝短缺的问题。

5. 辅助肝移植　指在保留部分或整个原肝的情况下，在原位或异位植入供肝的一部分或全部。主要适用于暴发性肝衰竭和某些先天性代谢障碍性肝病的治疗。

6. 活体供肝移植　是一种来自活体供肝的减体积肝移植，成人活体供肝移植主要为肝右叶移植。

（二）主要技术流程

1. 公民逝世后捐献供肝肝移植

(1) 供肝切取

1) 游离肝脏：消毒铺巾后，于腹部做大“十”字形切口充分暴露腹腔，游离肝脏，迅速评估供肝质量。

2) 低温灌注：①暴露腹主动脉，结扎腹主动脉远端，经腹主动脉插管，用0~4℃灌注液（UW 液或 HTK 液）快速重力灌注。②暴露肠系膜上静脉，结扎远端后插管至门静脉主干进行快速重力灌注；插管的同时，迅速开胸，切开心包，以利于灌注液流出；当肝脏颜色变白，腔静脉无血液流出时灌注结束。③于胆囊底部和十二指肠上缘胆总管分别做一切口，插管灌注，冲洗胆囊和胆管至无胆汁流出。

3) 切取供肝：切取全部肝脏（保留肝上下腔静脉、肝下下腔静脉）及部分肝周组织，置于盛有器官保存液的无菌塑料袋内，然后放入冰桶内储存。

(2) 供肝修整：快速切取的肝脏连有肝周其他组织，须进一步修剪。供肝修整全程应在 0~4℃器官保存液液面以下进行，包括肝动脉、门静脉、下腔静脉的游离和修剪。每条血管修整后应检查是否漏血。

(3) 供肝植入

1) 开腹探查：消毒铺巾后，做双侧肋缘下“人”字形切口，充分暴露术野。对于肝脏恶性肿瘤受者应仔细检查有无肝外转移灶，有无门静脉、腔静脉瘤栓等。

2) 病肝切除：①解剖第一肝门，分别游离肝动脉、胆总管、门静脉。②游离肝周韧带，肝上下腔静脉及肝下下腔静脉。③建立体外静脉转流。④切除病肝。

3) 供肝植入：依次吻合肝上下腔静脉、肝下下腔静脉、门静脉和肝动脉，重建胆道后，将供肝的镰状韧带和肝圆韧带固定在受者的上腹前壁或膈肌上，防止移植肝扭转。

2. 活体供肝肝移植

(1) 供肝切取

1) 开腹探查：消毒铺巾后，做右侧肋缘下斜切口。肉眼确认肝脏形态。术中超声确认肝脏各血管结构、走向。切除胆囊，通过胆囊管插管行胆道造影，了解胆管结构及有无变异。

2) 游离肝脏：游离肝脏，解剖肝门，暴露肝总动脉左右分叉处、肝总管左右分叉处及门静脉左右分叉处，游离下腔静脉、肝右静脉、肝中静脉。

3) 肝实质离断：用电刀切开肝包膜，分离肝实质，至此，供肝仅以肝动脉、门静脉和肝静脉与供者相连。肝断面电凝止血并喷洒止血胶止血，较大管道予缝合结扎。止血完善后，须行胆道造影，及时了解有无胆漏，肝断面胆漏可缝合结扎。

4) 供肝灌注和切取：切断肝动脉、门静脉，经门静脉插入灌注导管。切断肝静脉，立即重力灌注肝脏。将供肝移出供者腹腔后，在体外应继续灌洗，并适当灌洗肝动脉和胆道。同时，缝合结扎供者体内肝动脉、门静脉、肝静脉断端，清理腹腔后关腹。

(2) 供肝修整：同心脏死亡器官捐献供肝肝移植。

(3) 供肝植入：同心脏死亡器官捐献供肝肝移植。

四、受者的评估

等待肝移植的受者往往合并门静脉高压、消化道出血、腹水、凝血功能障碍、血小板减少、营养不良和电解质紊乱，同时，还可能合并不同程度的心血管病变以及肺部疾病，这些因素会明显增加围手术期并发症的发生率。因此，移植前应有一个多学科团队对影响受者预后的因素进行评估。

（一）一般信息

一般信息包括受者年龄、性别、民族、婚姻状况、文化程度、职业、身高、体重等。

（二）重要器官功能

1. 心血管功能　受者移植前应进行心电图和超声心动图检查。有多种心血管危险因素或年龄大于50岁的受者，应进行心肺运动试验。严重冠心病受者，可于移植前行经皮冠状动脉成形术。

2. 肺功能　术前应明确受者有无慢性肺部疾病，评估肺功能，包括胸部X线检查和胸部CT检查，有吸烟史或慢性阻塞性肺疾病史的受者，应进行肺功能检查。

3. 肾功能　肾功能异常在等待肝移植的终末期肝病受者中很常见，术前须评估受者肾功能，肾脏内在疾病引起的慢性肾衰竭可行肝肾联合移植。

（三）蔡-皮评分（Child-Pugh score）和MELD评分

术前应常规检测血液生化指标和凝血功能，包括血清酶学指标、胆红素、白蛋白水平、血肌酐、凝血酶原时间、血氨等，计算蔡-皮评分和MELD评分。

（四）感染

术前应筛查受者有无病毒、细菌、真菌感染，评估受者有无感染征象，有活动性感染灶者应于移植前积极治疗。

（五）肿瘤排查

肝脏恶性肿瘤受者应做全身骨扫描、胸部CT检查和头部CT平扫，以排除骨转移、肺转移和脑转移等情况。

（六）肝胆疾病手术史及肝脏解剖学评估

移植前，应了解受者有无肝胆疾病手术史。通过螺旋CT三维增强扫描了解肝脏及各脉管系统结构、走向，了解有无变异、门静脉血栓等。

（七）营养筛查

终末期肝病受者多合并有营养不良，而营养不良可增加移植后并发症发生率。移植前应全面评估营养状况，包括BMI、血浆白蛋白水平等指标，严重营养不良者移植前应积极营养支持治疗。

（八）心理评估

导致后期移植物排斥反应的最常见原因之一是受者不能坚持免疫抑制剂治疗，因此，移植前对受者做心理综合评估是十分重要的。评估内容包括：既往有无精神、心理疾病史，目前社会心理学状态及应对机制，有无药物滥用史，家族中有无精神、心理疾病及药物滥用史，家庭、社会支持系统情况，受者及家属对肝移植一般知识的掌握情况等。

五、供者的评估

为了受者获得一个健康正常的肝脏，供者须符合以下基本条件：①血型符合要求。②无肝胆疾病及手术史。③无滥用某些药物或酗酒史。④无 HIV、梅毒螺旋体感染史。⑤无恶性肿瘤史（特别是无中枢神经系统以外的恶性肿瘤）。

（一）心脏死亡器官捐献供者

应用心脏死亡供者（donation after cardiac death，DCD）可能增加移植后肝衰竭、肝动脉栓塞以及胆道并发症发生的风险，但是，推广 DCD 供肝移植能有效地扩大供肝来源，降低受者等待移植期间的高死亡率。移植前应充分评估 DCD 供肝质量，以获得较好的预后。

1. 脂肪变性类型和程度 肝脂肪变性分为大泡性脂肪变性和小泡性脂肪变性，供肝移植前快速冰冻活检是诊断和量化肝脂肪变性行之有效的方法。有研究证实肝细胞小泡性脂肪变性与肝移植的不良预后关系不明确，不会影响肝移植的最终结果。轻度大泡性脂肪变性供肝（大泡性脂肪变性细胞比例<30%）可以安全使用，其移植后结果与无脂肪变性供肝相似。中度大泡性脂肪变性供肝（大泡性脂肪变性细胞比例为 30%~60%）的应用尚存在争议，而重度大泡性脂肪变性供肝（大泡性脂肪变性细胞比例>60%）是移植后肝衰竭的显著高危因素，不应使用。

2. 供肝冷、热缺血时间 供肝热缺血时间是指从收缩压持续低于 50mmHg 至少 2 分钟或血氧饱和度低于 70% 开始，直至冷保存液开始灌洗的时间间隔。热缺血时间一般不超过 30 分钟。理想的供肝冷保存时间应不超过 8 小时，而临床实践中供肝的冷保存时限一般不超过 12 小时。

3. 年龄 供者年龄>50 岁的 DCD 供肝与肝移植不良预后密切相关。但也有研究指出，使用年龄>50 岁但没有其他高危因素的 DCD 供肝，与使用年龄≤50 岁的 DCD 供肝预后无明显差异。

4. 其他 包括肝脏酶学指标、胆红素水平、肝脏影像学检查、高钠血症（血清钠>155mmol/L 是影响肝移植预后的重要因素）、血清肌酐、ICU 停留时间、肝炎病毒感染情况、肿瘤病史、BMI 等均是供肝质量评估需要考虑的因素。

（二）活体供者

所有愿意捐赠肝脏者均可作为活体供者。供者首先应符合血型与受者血型相符，年龄最好在 18~60 岁。活体供肝切除是对一个健康人进行的大型手术，因此，必须遵从自主、无害、有利等医学伦理学的基本原则。医生有义务在术前与供、受者充分沟通，让供、受者充分了解手术的风险、术后可能的近期和远期并发症、移植物的存活时间等现状，由供、受者完全自愿地作出决定。在此基础上，按分步检查的原则，最后确定供者。

1. 会见与初步评估　评估候选供者的身高、体重、一般状况、心理状态及既往病史。

2. 实验室评估　符合以上标准的供者进一步接受全面的体格检查和实验室检查。

3. 影像学评估　影像学检查如超声、MRI 或 CT 等，明确肝脏有无脂肪变性，以及肝脏各脉管系统结构和走行，有无变异等。

4. 供肝评估　大多数移植中心认为体积超过受者标准肝体积（standard liver volume，SLV）40% 的供肝或移植物受者体重比率（graft recipiant weight radio，GRWR）>0.8% 的移植物是相对安全的。随着经验的积累和技术的不断改进，供肝体积超过受者标准肝体积比的安全限度可以降低到 35%，GRWR 可以小于 0.8%。

5. 手术情况评估　符合以上标准的供者进一步进行手术风险评估和麻醉风险评估。

需要特别说明的是，在分步检查的过程中，供者有很多时间考虑他 / 她捐肝的决定或随时撤销其决定。

（吴孟航　杨小玲）

第三节　肝移植受者围手术期护理

一、术前护理

（一）心理准备

受者常常担心手术风险及预后、今后工作、医疗费用、家庭关系等问题，移植前应让受者对肝移植有大致的了解，包括移植的必要性、重要性、成功率、移植后效果以及移植团队的介绍，消除或缓解受者疑惑、紧张、焦虑、恐惧等情绪，并应使受者对术后排斥反应、长期服用免疫抑制剂有心理准备。医护人员还应适当了解受者家庭经济状况、医疗费用来源及家庭社会支持系统情况，以助受者争取家庭及单位的配合、理解和支持。

（二）生理准备

1. 纠正重要脏器功能 协助受者完成各项术前检查，评估心、肺、肝、肾等重要脏器功能。针对存在的问题，按医嘱进行相应的处理，以降低术中和术后并发症发生率。

2. 纠正凝血功能障碍 终末期肝病受者常存在凝血功能障碍，术前应积极给予纠正，必要时按医嘱输注新鲜血浆、血小板、纤维蛋白原、凝血酶原复合物等，改善其凝血功能，保证手术安全。

3. 肝脏功能支持 肝功能评估之后相应给予适当的肝脏支持治疗，例如输注人血白蛋白、新鲜血浆等，纠正低蛋白血症。对于大量腹水者，同时应用利尿剂，以减少腹水。监测电解质，积极纠正电解质紊乱。

4. 改善营养状况 移植前给予高蛋白、高热量、高维生素、低脂、易消化、少渣的饮食，鼓励受者进食，增加营养摄入量，必要时可采取肠外营养，以改善营养状况，提高受者手术耐受性。

（三）术前常规准备

1. 呼吸道准备 吸烟者应至少从登记移植起开始戒烟，教会受者胸式呼吸、深呼吸、使用计量式呼吸训练器进行深呼吸训练等术后护理配合方法。

2. 胃肠道准备 鼓励受者经口摄取营养，保护胃肠黏膜功能，防止长期禁食引起的各种并发症。术前 3 天进食易消化、少渣、营养丰富的食物。术前 8 小时禁食，2 小时禁饮。

3. 皮肤准备 术前 1 天全身沐浴，若条件不允许，可用聚维酮碘稀释液进行全身擦浴，穿清洁衣裤。术前 2 小时去除手术区域毛发。

4. 术中药物准备 根据病情需要准备凝血酶原复合物、纤维蛋白原、人血白蛋白、备血（红细胞悬液、新鲜血浆、血小板、冷沉淀）。准备 2 次使用剂量的抗生素、肝素钠、甲泼尼龙、前列地尔、地塞米松等。

5. 胃肠减压及保留导尿 遵医嘱安置胃管、尿管，必要时可于麻醉后进行，以减轻受者痛苦，减少应激。

6. ICU 用物准备 呼吸机、监护仪、微量泵、测压装置等。床单位消毒，隔离病房外准备隔离衣、帽、鞋等。

二、术后护理

（一）重症监护

1. 循环系统 大多数终末期肝病受者处于高血流动力学状态，表现为动静脉分流及心脏扩大，而且由于肺动静脉分流，这些受者可能存在肺衰竭的风险。术后应严密监测受者的体液平衡和呼吸状况，因为肝移植受者轻度水负荷过度也容易发生肺水肿。术前心肺功能不全的受者须用 Swan-Ganz 导管监测肺动脉楔压。主要护理措施包括：持续心电监护，严密监测血压变化（早期以动脉压为主），至少 1 小时记录 1 次。注意血氧饱和度的血流灌注波形（S 型均匀波），灌注波形不良亦可提示脉压低。术后 24~48 小时内每小时监测 1 次中心静脉压，正常值为 5~12cmH_2O，其高低与血容量、静脉张力及右心功能有关，监测时受者需要安静平卧，暂停正压通气，零点对准腋中线，测压管道畅通无分压。

2. 呼吸系统　正确设置呼吸机各项参数，包括通气模式、呼吸频率、潮气量、呼气末正压及给氧浓度，保证机械通气准确有效。通气模式可设置为同步间歇指令通气，呼吸频率每分钟 12~16 次，潮气量 10~12ml/kg，呼气末正压 3~5cmH_2O，给氧浓度首先设为 1.0，然后在保证好的氧合条件下很快减少到 0.6 以下，最好能在 0.45 以下。保持呼吸机各连接管道通畅，有效湿化呼吸道，及时有效清除呼吸道分泌物，保持呼吸道通畅，预防肺部感染。监测并准确记录受者呼吸状态、呼吸机相关参数指标及动脉血气分析等，及时处理呼吸机报警。术前肺功能较好且无并发症的受者全麻清醒后无须延长带机时间，常在术后 12~24 小时停止呼吸机支持。停机后积极采用各种有效的物理疗法促进受者呼吸功能恢复，包括手法震动排痰或物理治疗仪震动排痰、深呼吸训练（使用计量式呼吸训练器、缩唇呼吸训练、吹气球），必要时结合有效的雾化吸入预防肺部感染。

3. 神经系统及精神状态　早期并发症可表现为不同程度的意识障碍、周围神经功能障碍、精神异常、癫痫等。可能引起神经系统病变的原因包括肝性脑病、ICU 使用的药物、ICU 的医疗环境、术后肝功能不全、脑桥脱髓鞘病变、电解质紊乱等，他克莫司和环孢素也是引起肝移植术后神经系统改变的常见原因。严密观察神经系统及精神状态的变化。严格执行医嘱，合理镇静。

4. 肝功能　移植后应监测肝功能，了解肝脏酶学指标、血清白蛋白及胆红素水平，监测频率应根据连续监测结果的稳定性、并发症情况等个体化制订。根据肝功能情况，可适当采用超声检查或影像学检查明确肝功能延迟恢复的潜在原因。遵医嘱合理应用护肝药物，准确给予免疫抑制治疗，纠正低蛋白血症。

5. 肾功能　术后至少 24 小时内每小时监测尿量（每小时尿量应不低于 0.5ml/kg），必要时监测尿比重，每日监测尿素氮、肌酐等；定期检测免疫抑制剂血药浓度，使其既达到治疗效果，又不增加肾毒性。

6. 消化功能　术后消化功能监测目的是保护消化道功能，防止肠道细菌移位。如果肠道是安全的，无消化道溃疡、出血、梗阻等，手术后可立即拔除胃管，早期添加肠内营养，无须等到肛门排气。例如，术后第 1 天，可经口进食少量葡萄糖水，使肠道逐步适应。术后第 2 天开始可选用低脂、低糖的肠内营养素，适时添加鸡蛋羹、粥、糊，逐渐过渡至软食。手术后严密监测大便次数、量、颜色、性状。若有腹泻，及时取样送检做大便常规、真菌培养及细菌培养，以排除感染。注意抗生素的合理使用，防止菌群失调、二重感染以及抗生素相关性肠炎。

7. 伤口与管道　观察伤口有无红、肿、热、痛，有无渗液、脂肪液化及脓性分泌物，及时换药，保持伤口敷料清洁干燥。肝移植术后通常会于左肝下（活体肝移植为左肝断面）、右肝后、网膜孔分别留置一根腹腔引流管，各引流管应标识明确，并使用黏性宽胶带高举平台法二次固定，防止引流管脱落。避免引流管受压、折叠，不定时挤压引流管，保持引流通畅。准确记录 24 小时引流量。

8. 镇静与镇痛　适度的镇静和镇痛对肝移植术后受者是有益的。疼痛会使受者烦躁不安、血压增高、呼吸加快、氧耗增加等。肝移植术后，若应用常规剂量的麻醉剂或镇静剂，将很难与肝性脑病鉴别。移植后近期肝功能欠佳，肾功能往往也同时受损，这会影响药物代谢，因此麻醉药物蓄积是很常见的。通常使用小剂量的短效镇痛药如芬太尼能达到较好的镇痛效果，且不会损害肝功能和产生药物蓄积。

（二）一般护理

1. 体位与活动　术后应采取半卧位，以利于呼吸和引流。肝移植术后，受者卡普里尼评分（Caprini score）评估血栓风险多为高危，卧床期间，可适当抬高下肢，以促进静脉回流。指导受者进行下肢肌肉锻炼，如踝泵运动，嘱受者伸展下肢，大腿放松，缓缓勾起脚尖，用力绷紧小腿部肌肉，持续 5~10 秒后放松，每日至少 3 次，每次 5~10 分钟。有条件者可使用间歇式压力充气泵，每日 2 次，每次 30 分钟至 1 小时，双下肢同时进行。若病情稳定，鼓励受者尽可能早下床活动，活动时间及活动量应循序渐进，量力而行。活动时应注意预防跌倒。

2. 饮食　肝移植受者术后营养风险筛查 2002（NRS 2002）评分多大于 3 分，存在营养不良风险。术后第 1 天，可经口进食少量葡萄糖水，以维持肠道功能。术后第 2 天开始可选用低脂、低糖的肠内营养制剂，之后适时添加鸡蛋羹、粥、糊，逐渐过渡至软食。总体来讲，肝移植术后应以低脂、低糖、低盐、适量优质蛋白（鱼、肉、蛋、豆制品）为饮食原则，适量进食新鲜蔬菜、水果，注意食物的多样性，保持营养均衡、全面。

3. 口腔及皮肤护理 每日 2 次用牙刷刷牙或使用漱口液漱口，保持口腔湿润、清洁。观察口腔有无白斑、溃疡、真菌感染，必要时可于口腔黏膜涂制霉菌素。每天用温水擦洗全身，保持皮肤清洁，必要时可涂抹润肤剂或保湿剂。受者排便后应立即用温水擦洗或冲洗肛周，再用柔软的纸巾或毛巾擦拭，擦拭时动作轻柔，避免与皮肤摩擦。若受者腹泻，还应在肛周涂抹鞣酸膏、紫草油等皮肤保护剂，以避免肛周皮肤受到尿液或粪便刺激导致皮肤损伤。大小便失禁者可使用辅助器具收集粪便。

4. 保护性隔离 病室光线及照明充足，通风良好。室内配备空气消毒设施，每日空气消毒 2~3 次，地面、台面每日用含氯消毒剂擦拭，定期病室空气细菌培养。受者衣被、床单勤换洗。限制陪伴、探视及医疗护理查房人数。进出人员须佩戴口罩，避免有发热、咳嗽以及其他传染性疾病人员入内。严格执行手卫生等。

5. 心理护理 肝移植术后早期由于 ICU 的医疗环境、某些药物的使用（如他克莫司或环孢素的使用）、手术后疼痛、体内留置各种导管以及医务人员频繁的检查与治疗，受者可能出现精神及行为异常，表现出不适、情绪低落、抑郁、焦虑。对于受者手术后出现的心理问题可采用问卷调查［如症状自评量表（symptom checklist-90-R）、抑郁自评量表（self-rating depression scale，SDS）、焦虑自评量表（self-rating anxiety scale，SAS）］、心理测试及临床生理指标测定等综合方法进行评估。评估过程中，医护人员应采用较直接的方法，通过面对面的交流沟通，了解受者心理状态以及产生原因。只有进行准确的心理评估，才能进行有效的心理治疗，促进受者心理康复。护士还应积极地、有计划地、有针对性地对受者实施健康教育和开展康复训练。鼓励受者表达不适和忧虑，耐心倾听并适时作出回应。同时，医务人员还须规范言语和自身态度，增加受者的信任。

（吴孟航 唐 荔 刘双双）

第四节 肝移植免疫抑制治疗及护理

肝移植术后急性和慢性排斥反应是影响受者和移植物长期存活的重要因

素。因此，控制免疫排斥反应是移植成功的关键。

一、免疫抑制方案

（一）肝移植术后常用免疫抑制剂

1. 钙调磷酸酶抑制药　肝移植术后主要采用以钙调磷酸酶抑制药为基础的免疫抑制方案，常用药物有他克莫司、环孢素 A。他克莫司相较于环孢素，可以让移植物和受者生存期更长。

2. 霉酚酸酯　临床常联合使用霉酚酸酯，如吗替麦考酚酯，以减少钙调磷酸酶抑制药的用量，减少其对肾脏的毒性作用，但不应单独使用霉酚酸酯。

3. 糖皮质激素　长期使用可引起高脂血症、高血压、肥胖、消化性溃疡等副作用，肝移植术后早期减少激素的用量或停用激素尤为重要。

4. 生物制剂　如抗淋巴细胞球蛋白、抗胸腺细胞球蛋白等。

（二）肝移植术后常用免疫抑制剂方案

肝移植术后免疫抑制方案因各个移植中心的经验不同，药物的选择不同，或根据受者具体情况而定，但基本上形成“二联”和“三联”的用药模式，即他克莫司 / 环孢素 A+ 霉酚酸酯、他克莫司 / 环孢素 A+ 霉酚酸酯 + 糖皮质激素。

二、免疫抑制剂的正确使用

肝移植术后护士应告知受者免疫抑制治疗的重要性、必要性及药物的主要不良反应，使受者及家属认识免疫抑制剂并了解其使用剂量、用法和注意事项。帮助受者制订服药计划，可通过建立服药表格、设闹钟或手机闹铃、使用智能药盒等形式提醒服药，帮助受者提高服药依从性，避免漏服。当发生与免疫抑制剂相关的不良反应，如果对症治疗效果不佳，应在医生的指导下调整剂量或更换药物，不可私自撤药。肝移植常用免疫抑制剂及其使用方法同肾移植，见表 3-7。

三、免疫抑制剂浓度检测

目前，还没有一个可靠的标准界定免疫抑制剂的有效浓度。需要根据临床症状、实验室检验结果及组织学检查决定药物的选择和药物的剂量。

1. 他克莫司　通常，他克莫司取谷浓度（C_0）作为参考，即早晨服药前采血测定的药物浓度值。他克莫司的生物利用度个体差异很大，且在进食脂肪餐后服药或与食物同服会降低其生物利用度和吸收率，因此，他克莫司的给药方案应个体化。使用他克莫司 3 个月后的目标浓度（谷浓度）为 5~10ng/ml。

2. 环孢素 A　环孢素 A 一般采用早晨服药前的血药浓度(谷浓度)或服药后 2 小时的血药浓度[峰浓度(C_2)]作为参考。使用环孢素 A 3 个月后的目标浓度(谷浓度)为 100~150ng/ml。

3. 霉酚酸酯　口服吗替麦考酚酯后,很快代谢为霉酚酸,在血液中几乎测不出霉酚酸酯,所以临床一般不用测定霉酚酸酯的血药浓度指导用药,国外有用测定外周血中霉酚酸的血药浓度、霉酚酸浓度时间曲线下面积、次黄嘌呤单核苷酸脱氢酶活性等作为评价霉酚酸酯免疫抑制应用的参考指标。一般根据外周血白细胞计数调节剂量,白细胞计数为 3×10^9~4×10^9/L 时,减量 1/4~1/3;白细胞计数<2×10^9/L 时,应停止使用霉酚酸酯。

(邬　涛　袁邻雁　张　丹)

第五节　肝移植主要并发症及护理

由于术前基础疾病、手术复杂、机体严重创伤反应,肝移植术后并发症较多。因而术后对并发症的严密观察、全面评估、早期发现和早期处理十分重要。

一、早期并发症

(一) 肝脏原发无功能

移植物(肝脏)原发无功能(primary nunfunction,PNF)是移植术后罕见并发症,多发生在术后 48 小时内,被认为是术后早期移植物丧失功能的主要原因之一。

1. 临床表现　受者从潜在的肝功能不全到完全肝衰竭,会出现不同程度的昏迷、肾衰竭、凝血功能障碍、胆汁分泌减少或无胆汁、氨基转移酶和胆红素迅速升高。

2. 预防与处理　一旦发现异常应立即告知医生,在发生严重并发症(如脑水肿、脑疝、多器官功能衰竭)前再次移植。

(二) 急性排斥反应

同种异体肝移植排斥反应是由受者免疫系统识别供肝的同种异体抗原所引起的一系列免疫反应,是受者机体对抗移植物的一种生理性防御。根据排斥反应发生的时间、病理生理学机制、临床表现、组织学特征、处理及预后的不同，肝移植排斥反应分为超急性排斥反应、急性排斥反应、慢性排斥反应三类。其中，移植后早期以急性排斥反应最常见。

1. 临床表现　急性排斥反应最常发生于肝移植术后1个月内，移植肝功能逐渐恢复时。临床表现主要有发热，肝大，肝区压痛，黄疸出现或加深，胆汁分泌减少，胆汁稀薄、色淡，肝功能损害，血清胆红素急剧上升，碱性磷酸酶升高，凝血酶原时间延长，肾功能损害等。病理学改变主要是汇管区炎细胞浸润、胆管损害、血管内皮炎三个方面。

2. 预防及处理　①严密监测受者体温、精神状态、有无肝区疼痛或黄疸等。②定期监测肝肾功能和凝血功能。③一旦明确为急性排斥反应，遵医嘱调整免疫抑制剂剂量或更换免疫抑制剂，必要时应用大剂量甲泼尼龙(250~1 000mg/d)冲击治疗，连续3日，密切观察治疗效果。甲泼尼龙冲击治疗期间受者易出现高血糖，应注意控制血糖，可采取胰岛素皮下注射，必要时持续静脉泵入胰岛素，每1~2小时监测血糖，根据血糖值及时调整胰岛素的泵注速度，避免低血糖发生。

(三) 腹腔出血

由于肝移植手术创面大、血管吻合多、术中肝素化等，移植术后受者常伴凝血功能紊乱，极易发生溶血和出血。腹腔内出血多发生于移植后48小时内，是肝移植术后最常见的并发症，也是术后早期主要的死亡原因。

1. 临床表现　临床表现因出血量而有所不同，出血量少时，症状可能不明显。短时间内腹腔内大出血主要表现为失血性休克征象，如神志淡漠或精神萎靡甚至昏迷，面色苍白，全身湿冷，脉搏细速，血压进行性下降，心率增快(>120次/min)，尿量减少，腹腔引流管引出大量鲜红色血性液等。

2. 预防及处理　①密切观察受者神志及意识状态，术后早期至少每小时记录1次生命体征，动态监测血红蛋白及红细胞计数等指标。②准确记录出入量。③密切观察受者腹部体征及引流情况，准确记录引流量、颜色及性状，须注意的是有部分受者可因血凝块堵塞引流管而无血性液体流出。④积极行补液、输血等抗休克治疗，必要时应用纤维蛋白原、凝血酶原复合物纠正受者凝血功能。⑤明确的活动性出血，应即刻行剖腹探查术止血。

(四) 感染

感染是肝移植术后常见并发症，包括肺部、腹腔、尿道、切口感染以及各管道逆行感染。术后感染的原因多与使用免疫抑制剂导致免疫功能下降、大量长期应用广谱抗生素、无菌技术不严格等有关。

1. 临床表现　肝移植术后感染因感染部位不同，其临床表现不同。肺部感染主要表现为发热、咳嗽、咳痰、低氧血症，甚至胸腔积液，胸部X线检查提示肺纹理增多，血常规检查显示白细胞和中性粒细胞计数增加。尿路感染可伴有发热、尿路刺激征等，严重者可有脓尿及血尿，尿常规检查常显示白细胞、脓细胞、红细胞、尿细菌计数呈阳性，血常规检查显示白细胞计数和中性粒细胞计数增加。腹腔感染者腹腔引流管可引流出脓性或混浊引流液。切口感染常表现为切口周围皮肤红肿、疼痛，切口渗液和脓性分泌物等。

2. 预防及处理　①肝移植术后早期应对受者实施保护性隔离，限制探视时间和入室人数。②病室通风、每日空气消毒，地面及台面用含氯消毒剂擦拭，定期监测空气菌落数。③执行各项治疗和护理措施时，严格执行手卫生。④做好口腔、头发、皮肤、会阴清洁。⑤加强管道护理，预防各种导管相关性感染发生。⑥若病情允许，早期拔除气管插管、中心静脉导管和各引流管道。⑦指导受者行呼吸训练，鼓励受者咳痰，必要时行雾化吸入。⑧合理使用抗生素。⑨发生腹腔感染时，应保持引流通畅，充分引流，必要时经腹腔引流管行腹腔冲洗。⑩切口感染者，应加强换药，同时做好切口渗液管理。

(五) 肝动脉血栓形成

是肝移植术后发生率较高且预后较差的一种并发症，常见于小儿肝移植和伴有血管变异、畸形或血管病变者。

1. 临床表现　肝动脉血栓形成可引起肝脏梗死、肝脓肿等继发表现，因此，其临床表现复杂多变且多无特征性。如继发肝脓肿，受者可出现发热，白细胞和中性粒细胞计数增加，肝脏酶学指标升高等。若肝动脉血栓形成导致胆管缺血，可出现胆汁漏、胆管狭窄等表现。

2. 预防及处理　移植术后可皮下注射低分子肝素或口服阿司匹林预防肝动脉血栓形成，定期监测凝血功能。移植后早期应常规行腹部超声检查。一旦怀疑肝动脉血栓形成，应立即行CT血管成像以明确诊断并确定栓塞部位、范围和程度，及时采用介入溶栓、手术取栓、血管重建或再次肝移植等治疗，减少受者死亡。

(六) 胆漏

胆漏通常发生于肝移植术后早期胆管吻合口。目前肝移植手术不常规安置T管，发生于T管出口和拔除T管时沿T管窦道的胆漏已很少见。胆管吻合口胆漏常与吻合技术以及肝动脉血栓形成导致的吻合口缺血性损伤有关。

1. 临床表现　发生胆漏，受者多无临床症状，仅表现为引流管引出胆汁样液体或引流管口胆汁渗出。胆漏导致局限性或弥漫性腹膜炎时，受者可出现发热、腹痛及败血症征象。

2. 预防及处理 移植术后应密切观察引流管口敷料情况以及引流液颜色、性质和量，早期检测引流液胆红素含量。一旦发现胆漏，应保持腹腔引流管通畅，小的、自限性的胆漏经过充分引流通常可以治愈。密切观察腹部体征，监测体温，警惕胆汁性腹膜炎的发生。若发生感染性积液，可行穿刺引流。对明显或持续性胆漏受者，可行剖腹探查或手术修补。若为肝动脉血栓形成引起的胆漏，大多数时候须行再次移植。

二、中长期并发症

(一) 新发糖尿病

肝移植术后的糖尿病包括既往存在的糖尿病和新发的糖尿病。肝移植术后导致血糖升高的主要因素包括类固醇药物、钙调磷酸酶抑制药的使用(他克莫司多于环孢素 A)及代谢综合征等。

1. 临床表现 肝移植术后新发糖尿病与非肝移植术后糖尿病并没有不同。糖尿病可导致心、脑血管及神经系统的病变，并发各种感染。

2. 预防及处理 移植后应每 3 个月自我检测 1 次血糖，每 3 个月检测 1 次糖化血红蛋白，每年检测 1 次糖尿病并发症，如视网膜病变。移植后应通过饮食调节及改变生活方式，如锻炼、减肥(肥胖者)来预防和控制糖尿病发生。当糖化血红蛋白大于 7.0% 时应开始治疗。肝移植术后新发糖尿病可随着类固醇激素的停药以及他克莫司的减量趋向自我缓解。若减少胰岛素用量移植物功能正常则应口服降血糖药。

(二) 高脂血症

高脂血症与年龄、性别、遗传、饮酒、饮食、活动等有关，是心血管疾病的主要危险因素。有资料显示，70% 的肝移植受者术后会发生高脂血症，主要与类固醇激素、钙调磷酸酶抑制药、雷帕霉素的应用有关。

1. 临床表现 临床上多无明显症状，或仅表现为体重增加或肥胖，血液检测显示指标异常，包括总胆固醇和 / 或甘油三酯升高、低密度脂蛋白增高。受者长期高脂血症常引起心血管系统病变而出现相应症状。

2. 预防及处理 肝移植受者术后高脂血症远期预后不良。如何在早期发现高脂血症，如何在长期生存过程中饮食调节，如何监测和药物控制高脂血症是护理干预的要点。肝移植术后应常规进行体重监测和评估，通过饮食咨询、改变饮食习惯和生活方式避免肥胖。至少每年检测 1 次血脂。若低密度脂蛋白水平 >100mg/dl，无论甘油三酯升高与否，均应开始干预，若通过改变饮食和生活方式效果不明显，可结合他汀类药物治疗。

(三) 高血压

年龄、家族史、肥胖、吸烟、饮酒、高盐膳食、压力过大、精神紧张是高血压发生的危险因素。器官移植后继发性高血压主要与长期服用钙调磷酸酶抑制药有关。

1. 临床表现 肝移植术后继发性高血压并无临床特异性,主要表现为对心、脑、肾等重要器官的影响。

2. 预防及处理 移植后可以通过改变生活方式预防高血压的发生,如减少钠离子的摄入、戒烟、限制饮酒、饮食均衡、适当锻炼、控制体重等。若通过持续数周生活方式的改变,血压未得到控制,应及时就医并启动药物治疗。但是,选择抗高血压药时应考虑药物的安全性、有效性和抗高血压药与免疫抑制剂的配伍禁忌等。

(四) 胆管狭窄

通常,胆管狭窄是渐进过程,多发生于胆管吻合口处,小儿和成人活体肝移植术后更常见。肝动脉血栓形成或狭窄还可引起非吻合口部位的胆管狭窄。排斥反应也是引起胆道狭窄的原因之一。

1. 临床表现 如低热和黄疸、轻微的腹部疼痛、深黄色或茶色尿、大便颜色变浅或陶土样大便。

2. 预防及处理 密切观察受者有无上述表现,一旦明确胆道狭窄,可行内镜逆行胆管造影并放置内支架,如果不成功可行胆总管空肠吻合术。

(吴孟航 杨小玲 邬 涛)

第六节 健康教育与随访管理

一、健康教育

(一) 药物指导

药物指导参考第四章第四节肝移植免疫抑制治疗及护理。

(二) 自我监测

出院后受者自我监测的内容主要包括血糖、血压、体重、药物反应等。

1. 血糖监测 受者自我血糖监测最便捷、最常用的方法是指末梢血糖检测,监测频率以移植后每周1次,4周后每3个月检测1次为宜。空腹血糖检测是指至少8小时未进食；餐后血糖检测是指餐后（从就餐开始）2小时（左右5分钟）的血糖值。采集指末梢血时，应待消毒剂（乙醇）完全挥发后再针刺，针刺后使末梢血自然流出，不应用力挤压。检测值参考国际通用的静脉血糖诊断标准和分类，见表4-2。

表4-2 静脉血糖诊断标准和分类

糖代谢分类	静脉血糖 /(mmol·L^{-1})	
	空腹血糖	糖负荷后2h血糖
正常血糖	<6.1	<7.8
空腹血糖受损	≥6.1，<7.0	<7.8
糖耐量减低	<7.0	≥7.8，<11.1
糖尿病	≥7.0	≥11.1

2. **血压监测** 移植后长期服用免疫抑制剂如钙调磷酸酶抑制药、类固醇激素可导致移植后高血压，因此，受者可在移植中心医生的指导下逐渐减少免疫抑制剂用量至最小剂量。同时，通过改变生活方式、减少食盐的摄入等预防和控制高血压。另外，还应进行家庭血压监测。血压监测以每天同一时间、同一侧手臂、使用同一个血压计为宜。可选用电子血压计（首选）或经过验证的腕式血压计（使用时手臂和腕部与心脏水平保持一致）。移植后血压应控制在130/80mmHg以内。家庭血压监测参考值参考《中国高血压防治指南》基于诊室血压的血压分类和高血压分级，见表4-3。

表4-3 家庭血压监测参考值（2023年）

分类	收缩压 /mmHg		舒张压 /mmHg
正常血压	<120	和	<80
正常高值	120~139	和/或	80~89
高血压	≥140	和/或	≥90
1级高血压	140~159	和/或	90~99
2级高血压	160~179	和/或	100~109
3级高血压	≥180	和/或	≥110
单纯收缩期高血压	≥140	和	<90

3. **体重监测** 受者体内各种液体成分相对稳定，如无水肿、腹水等因素影响，体重的变化大致可以反映骨骼肌、内脏蛋白质、脂肪储备的变化，与体

内能量代谢平衡密切相关。因此,体重监测是一种既简单又便捷的自我监测方法。体重监测可以结合体重、身高,分别计算理想体重(ideal body weight,IBW)和BMI。理想体重的计算方法为:IBW(kg)= 身高(cm)-105;或男性为IBW(kg)=[身高(cm)-100]×0.9,女性为IBW(kg)=[身高(cm)-100]×0.85。理想体重±10%为正常体重,超过理想体重10.0%~19.9%为超重,超过理想体重20.0%为肥胖。

BMI计算方法为:体重(kg)/[身高(m)]^2=BMI(kg/m^2)。WHO关于BMI的分类见表4-4。

表4-4 WHO关于BMI的分类

分类	BMI数值/(kg·m^{-2})
体重过低	BMI<18.5
正常范围	18.5≤BMI<25
超重	25≤BMI<30
Ⅰ度肥胖	30≤BMI<35
Ⅱ度肥胖	35≤BMI<40
Ⅲ度肥胖	BMI≥40

4. 药物不良反应监测 出院前,除了教会受者及家属认识免疫抑制剂,了解其用法、用量及注意事项,还应告知药物的主要不良反应及其表现。告知受者应注意不良反应的家庭监测,当发生与免疫抑制剂相关的不良反应时及时就医,在医生的指导下调整剂量或更换药物,不可私自撤药。

(三)自我管理

1. 口腔护理 预防口腔感染是肝移植受者术后预防感染的一项重要内容。受者要保持口腔清洁,早、晚刷牙,每次进食后都要认真漱口,不让食物残渣存留在口腔内。使用柔软牙刷,避免损伤牙龈。每日观察口腔有无白斑、溃疡等。可用制霉菌素溶液或漱口液漱口。发现异常及时就医。长期服用环孢素的受者可能会发生齿龈增生,如果程度严重,须及时就医。移植术后受者发生口腔疾病,就医时须向医生说明自己是肝移植受者。

2. 皮肤、头发清洁与护理

肝移植术后应保持皮肤、头发的清洁,以提高受者舒适感,防止由于皮肤不洁引起感染。受者内衣应每1~2日更换清洗1次;每周沐浴1~2次,身体情况较好者应每日1次;不留长指甲,勤洗手;在洗手前避免用手接触口鼻。男性受者勤剪胡须。

皮质激素可以导致面、胸、肩及后背长粉刺。可用温和的杀菌肥皂清洁皮肤，用后将肥皂洗净，尽量不用化妆品涂覆粉刺，以免妨碍粉刺脱落。如果粉刺较严重或感染，应看皮肤科医生，如果仍没有缓解，及时与移植医生联系。长期服用免疫抑制剂可能出现多毛，可用脱毛膏脱去多余的毛发。如果毛发生长速度过快，应与移植医生联系。

太强的阳光会使皮肤老化、晒伤，甚至导致皮肤癌。移植受者是皮肤癌的高危人群，要避免在正午外出。在户外活动时应涂防晒霜，戴帽子，穿长袖和透气性好的衣裤。

3. 戒烟酒　肝移植术后吸烟及饮酒是绝对禁止的。由于长期服用免疫抑制剂，受者免疫力低于正常人，容易发生感染及肿瘤，吸烟会增加患肺癌和其他肿瘤的概率，烟草中尼古丁会影响免疫抑制剂的代谢，从而影响其血药浓度，某些烟草中可能含有曲霉菌等真菌，引起严重的肺炎。同时肝脏是绝大多数药物（包括免疫抑制剂）的代谢场所，而乙醇对肝脏的功能有直接影响。乙醇会影响肝脏中参与代谢的催化酶的活性，从而影响药物的效果，长期饮酒会导致脂肪肝或肝硬化的发生。

（四）家庭生活

1. 居住环境与要求　肝移植受者出院后，最好居住单人房间，若条件有限，应有独立床单位，既可减少交叉感染的机会，又可保证受者的恢复与休息。房间温度应为20℃左右，湿度60%，这样可以使受者感到舒适，利于疾病的恢复。房间每日开窗30分钟，开窗通风换气是防止呼吸道感染的最简便而有效的方法。避免接触患有感冒或其他感染性疾病者。

2. 家庭用物的清洁与消毒　肝移植术后受者的生活用物应为其个人独立使用。穿着衣物应分为在家穿着和外出穿着两类。受者被单、衣物应每两周清洗1次，出汗较多或有污染时应及时清洗，其房间用物及其他生活用品要勤擦拭，常打扫。不主张常规使用消毒剂消毒所有生活用物。

3. 饲养宠物　肝移植受者最好不要在家中饲养宠物。宠物身上携带较多细菌和病毒，对免疫力低下的免疫系统是个不小的威胁，即使饲养也应为宠物勤洗澡，不要直接抱宠物。

（五）工作及社会活动

肝移植术后受者参与一定的工作及社会活动，将有助于其维持良好的心理，而且可以增强对生活的信心，有助于受者建立乐观的生活态度，从生活中获得满足感。不建议受者家属出于爱护受者的心理而在家陪伴受者，甚至因此放弃正常的工作、生活。这对于受者而言，一方面会在心理上产生负疚感，觉得自己是家庭的负担；另一方面，会增强受者“受者”角色的定位，从而放弃追求正常生活的积极性，这些对于受者及家人都是不利的。

受者恢复工作取决于很多因素，包括工作性质和动机。如果受者恢复良好，完全可以从事力所能及的工作。一般说来，术后4~6个月就可以重返工作岗位。在移植后初期，受者每天工作时间应控制在2~4小时，若无不良感觉，可逐渐延长工作时间，但应注意以下几点：①避免较大量的体力活动。②避免与有毒物质接触。③保证较好的工作环境，最好邻近医院，以便发生意外时可随时就诊。④每天工作时间不要超过8小时。⑤保证充足的睡眠。⑥按时服用免疫抑制剂，如须出差，准备充足的药物备用。

（六）免疫接种

感染是肝移植术后最严重的并发症之一，免疫接种是控制感染的方法之一。由于肝移植受者处于免疫抑制状态，某些常见疾病可能危及生命，因此，在满足一定条件时应当使用疫苗预防感染，以减少发生感染的可能。服用免疫抑制剂者可安全地接种变性蛋白质、碳水化合物及灭活病毒疫苗。这些疫苗包括百白破混合疫苗、灭活脊髓灰质炎病毒疫苗及流感嗜血杆菌b结合疫苗。接受免疫抑制剂治疗者移植术前或术后不宜接种活病毒或细菌疫苗，包括口服脊髓灰质炎活疫苗、麻疹-腮腺炎-风疹三联疫苗、卡介苗，这些疫苗有引起疾病的风险。

（七）夫妻生活及生育指导

随着世界范围内肝移植的普遍开展及长期存活率的提高，移植术后生活质量问题愈加重要。由于肝移植受者的年轻化，术后生育问题逐渐引起人们的重视。年轻妇女肝移植术后面临的最重要的问题多半是妊娠。她们能否妊娠、妊娠时机的选择以及妊娠后胎儿及母体会面临什么风险，这些都带来崭新的医学挑战。

目前研究表明，与肾移植受者一样，肝移植受者肝功能稳定时能顺利妊娠，并且胎儿发育正常。虽然可能早产和婴儿体重较轻，但结果尚令人满意。但必须重视的是，移植后妊娠可能会面临肝脏疾病复发、免疫抑制治疗对母体肾功能可能产生不良反应以及围生期移植物功能恶化等，加之妊娠合并先兆子痫、严重高血压、胎膜早破、贫血、早产及剖宫产术的危险性高于正常孕产妇，因此，虽有肝移植术后成功妊娠并顺利分娩的案例，但肝移植受者仍应谨慎对待妊娠。最后，期望生育的移植受者必须面临的事实是，他们的生存期可能短于其他同龄父母。许多期望生育的移植受者必须面临将子女留给配偶抚养的问题。

女性受者要在肝移植术后至少1年后才可受孕。如果需要的话，由对高危孕妇护理有专长的产科医师密切随访。肝移植术后男性生育力不受影响。肝移植术后不应服用避孕药，因为避孕药会增加肝动脉血栓形成的风险；口服避孕药还会导致肝内胆汁淤积，还可以导致高血压；也不建议应用宫内节育器，因为会增加感染风险。

二、随访管理

通过随访可以提高医院延续性医疗服务水平，同时医生对受者进行跟踪观察，有利于医学科研工作的开展和医务工作者经验累积及业务水平的提高，从而更好地为受者服务。

肝移植术后，由于排斥反应、胆道及血管并发症、免疫抑制剂导致的新发糖尿病、高血压、高脂血症、骨质疏松、高尿酸血症等近期或远期并发症，以及乙型肝炎复发、肿瘤复发等问题，都可能会影响移植物功能及受者生存时间和生存质量。移植中心医生应与移植受者保持联系，要求其定期来医院复查，了解移植受者的病情及康复情况，了解移植后康复全过程、生存时间和生存质量。

（一）随访时间

随访时间间隔由移植医生根据受者具体情况而定，通常先密后疏，例如移植术后第1个月每周2次，移植术后第2个月每周1次，移植术后第3个月每两周1次，移植术后第4个月至第6个月每月1次，移植术后第7个月至第12个月每3个月1次。

（二）随访方式

随访方式包括门诊随访、电话随访、邮件随访，也可基于互联网+智慧医院等信息化建设的大背景，应用APP，帮助受者和医生实时交流，并且把家庭体检设备的数据或当地医院检测的数据同步上传给医生，使医生可以随时掌握受者的健康状况。

（三）随访内容

1. 一般情况　包括受者主观感受、症状和体征、体重变化、饮食、睡眠、排泄、活动、康复经过、服药情况及药物不良反应等。

2. 血液检查　包括血常规、凝血常规、血生化（肝功能、肾功能、血糖、血脂、酶、电解质等）、免疫抑制剂浓度、免疫学检查、乙型肝炎病毒核酸PCR检测（HBV DNA）、甲胎蛋白等检查。

3. 影像学检查　包括胸部 X 线检查、腹部超声检查及增强 CT 扫描等。

(四) 延续性护理

延续性护理通常是指受者从医院到家庭的延续性照护，包括制订出院计划、转诊、受者回归家庭或基层医院后的持续性随访和指导。虽然移植后受者的大部分健康问题在住院期间已经得到解决，但是出院后受者仍可能存在或出现新的健康问题，仍有很高的健康照顾需求。延续性护理是整体护理的一部分，即住院护理的延伸，能使出院受者在恢复期得到持续的卫生保健，从而促进受者康复，降低再住院率，减少医疗卫生成本。

延续性护理并非为出院后受者直接提供长期护理，而是帮助受者及家属提高自我管理和护理能力，通常包括：①症状识别与应对，使受者掌握出院后病情恶化或并发症的识别及应对，告知受者就诊途径，紧急情况下可直接与移植医生联系或通过急诊入院，移植中心会对移植后受者开辟急诊入院绿色通道。②药物指导，包括药物名称、服用剂量、用法、注意事项及药物的不良反应等。③饮食指导，根据受者病情、饮食习惯、血脂、血糖和血压值提供个性化指导。④居家生活指导，包括居家环境、活动与休息、预防接种、夫妻生活及生育等指导。⑤社会支持，包括家庭支持、社区支持、单位支持以及移植受者之间的鼓励和帮助。

（吴孟航　杨小玲　李思琴）

第七节　人工肝治疗

一、概念

人工肝是治疗肝衰竭的有效方法之一，能暂时替代衰竭肝脏的部分功能，为肝细胞再生及肝功能恢复创造条件或等待机会进行肝移植。

人工肝是借助体外的机械、理化或生物反应装置，通过血液净化，清除因肝衰竭而产生或增加的各种有害物质，补充肝脏合成或代谢的蛋白质等必需物质，改善患者水、电解质及酸碱平衡等内环境，暂时辅助或替代肝脏相应的主要功能，直至自体肝细胞再生、肝功能得以恢复，从而提高患者的生存率。人工肝主要有三大类型，即非生物型人工肝、生物型人工肝和混合型人工肝。

早在 1986 年，我国李兰娟教授团队就开始研究人工肝治疗肝衰竭原理，设计各种人工肝方案。经过 20 余年，创建了一系列根据不同病情进行不同组合、能暂时替代肝脏主要功能、改善肝衰竭并发症、明显提高患者生存率的新型人工肝系统，称为李氏人工肝系统（Li's artificial liver system，LiALS）。李氏人工肝系统系统地应用和发展了血浆置换疗法、选择性血浆吸附疗法、血浆置换透析滤过疗法、血浆置换联合血液滤过疗法、持续性血液透析滤过疗法等经典疗法，并在此基础上进一步形成了系统化的临床方案、标准化的技术操作、集成化的治疗模块。统计显示，李氏人工肝系统对早、中、晚期重型肝炎患者的治愈率分别为90.0%、71.0%、20.5%，使部分肝衰竭患者得以康复，降低了病死率。同时，作为移植前的“桥梁”，帮助重症肝炎患者延长等待供肝的时间，改善术前状况，暂时替代肝脏相应的功能，为肝脏的功能恢复和肝细胞再生创造了条件，提高肝移植手术的成功率。

人工肝治疗仪（图4-4）按医疗器械分类目录属于输血、透析和体外循环器械中血液净化及腹膜透析设备，管理类别为Ⅲ类（第三类医疗器械）。为了患者的安全及正常运转，本装置具备必要的保护系统，在单一故障状态下，患者的安全保障有了飞跃性的提高。

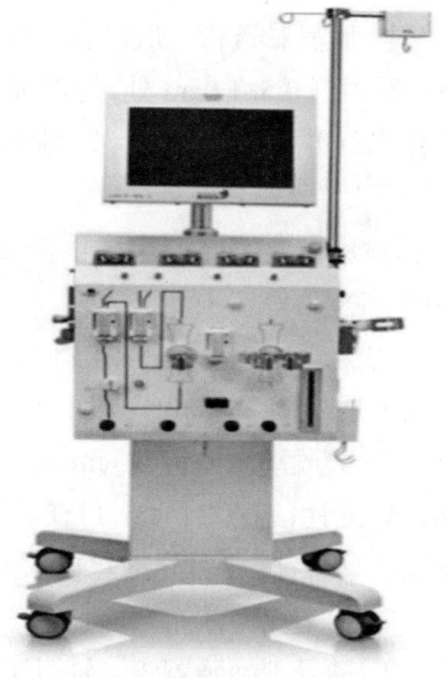

图4-4　人工肝治疗仪

二、人工肝置管操作流程

人工肝置管是一种以特制的穿刺管经皮肤穿刺留置于深静脉腔内，经此连接体外循环管路进行人工肝治疗的方法，是进行人工肝治疗的必备条件。与肾衰竭透析不同，目前常用的几种人工肝治疗方法均无须创造永久性血液通路。临床上为建立安全可靠、使用方便、对患者痛苦小的理想血管通路，大多选择中心静脉置管，有时也选用外周静脉作一次性临时性置管为血液回路用。具体介绍如下。

（一）一次性临时性外周静脉置管

一次性临时性外周静脉置管采用12~14号针头直接刺入血管以建立体外血液循环回路，治疗结束后直接拔除导管。外周静脉可选择肘正中静脉、头静脉、贵要静脉、大隐静脉、小隐静脉等。临床常选用肘正中静脉，该静脉粗大，容易穿刺，也易固定。一次性临时性外周静脉置管在人工肝治疗中不能保留，不确定性因素多，血流量不充足，临床较少使用。

（二）中心静脉导管

中心静脉导管出现于20世纪80年代中期，被作为“永久性”通路。经皮深部静脉穿刺中心静脉置管术是目前广泛应用的重要医疗技术。但各种经皮深部静脉穿刺中心静脉置管术的方法在临床应用中各有优劣，对于人工肝治疗患者，中心静脉导管的建立可提高安全性，减少反复穿刺引起的损伤。常用的静脉有股静脉、锁骨下静脉及颈内静脉。

1. 股静脉置管　股静脉位于股三角区的股鞘内，在腹股沟韧带下方紧靠股动脉内侧0.5~1.0cm处，是首选和最容易建立的中心静脉血管通路。股静脉置管快而实用，简单易行，为临床采用的较安全有效的方法之一，基本置管过程如下。

(1)用物准备：5%聚维酮碘、2%利多卡因、一次性单针双腔留置导管及附件包、备皮刀等。

(2)导管留置：患者取平卧位，选右侧或左侧股静脉作为置管静脉，置管侧下肢外展外旋25°~30°。股静脉置管时应先摸清股动脉搏动，选腹股沟韧带下方2cm、股动脉内侧0.5cm处（彩图4-5），常规消毒后，在局部麻醉下进行穿刺，45°进针，进入2~4cm，可在套管针内见到回血，针尾稍放平后，放入引导钢丝拔出套管针，沿引导钢丝放入导管，置入血管内约10cm，抽出钢丝，将导管缝于皮肤，盖无菌纱布。

2. 锁骨下静脉置管　锁骨下静脉解剖位置固定，穿刺部位皮肤易保持清洁，不易发生感染，但置入技术较难，穿刺人员必须熟悉锁骨下静脉解剖学位置，严格按照操作规程施行，方能避免严重并发症。因为右锁骨下静脉较直，置管容易，左侧胸膜位置较高，容易误伤，故临床多采用右锁骨下静脉置管。近年来，高频超声引导锁骨下静脉穿刺置管因其独特的优势受到临床工作者的广泛青睐。

(1)用物准备：同股静脉置管。

(2)导管留置：患者仰卧位，上肢垂于体侧并略外展，头低位15°，肩后垫小枕（背曲），使锁肋间隙张开，头转向对侧，穿刺点定位为锁骨中、外1/3处，低于锁骨1.0cm，其他步骤同股静脉置管。

3. 颈内静脉置管　颈内静脉位置见彩图4-6。颈内静脉置管不易发生局部和全身感染，颈内静脉置管的导管相关性血栓形成发生率及血流量不足发生率也明显低于其他部位置管。但由于颈部活动大，部分凝血功能差的患者易形成局部出血和血肿。睡眠时头部姿势也有所限制。

(1)用物准备：同股静脉置管。

(2)导管留置：患者去枕平卧，头转向对侧，肩背部垫一薄枕，取头低位10°~15°，定位胸锁乳突肌三角的顶端作为穿刺点，约在环状软骨水平，颈动脉外侧，针与皮肤呈45°，直指同侧乳头进行穿刺，剩余步骤同股静脉置管。

三、非生物型人工肝治疗护理

非生物型人工肝治疗是一项复杂的治疗技术，为获得患者及家属的积极配合而达到更好的治疗效果，医护人员须向患者及家属阐明人工肝治疗的意义及疗效，解释须承担的相关费用，做好各阶段心理护理。心理护理及知识宣教将自始至终贯穿整个治疗过程。

(一) 非生物型人工肝治疗前护理

1. 治疗前评估

(1)评估患者基本资料，如病情、诊断、意识、使用药物、食物及血浆过敏史，了解有无活动性出血，全身营养状况、皮肤状况、饮食情况。

(2)评估患者实验室检查结果，如肝功能、肾功能、血常规、血型、凝血功能、血糖等检查。

(3)评估生命体征，若患者出现低血压、心率增快，暂不予人工肝治疗。

(4)评估患者和家属的心理情况及家庭经济状况，争取患者和家属的理解和配合。

2. 治疗前专科护理

(1)心理护理：向患者及家属介绍人工肝治疗的基本原理、方法、治疗效果及费用情况，有利于患者在心理上接受和配合治疗与护理。

(2)指导患者练习床上大小便。

(3)如选择下肢静脉穿刺，须指导患者家属测量双下肢周径(一般分别测量髌骨上、下15cm处周径)，并仔细记录。

(4)术前适量饮水，配以高热量早餐，避免低血糖、低血压的发生。

(5)患者如有肝性脑病，适当约束，以保证治疗顺利进行。

(6)采取预防性皮肤保护措施。

3. 用物准备

(1)药物准备：备好各类抢救药物，如肾上腺素、利多卡因、多巴胺等；抗过敏药物，如盐酸西替利嗪、葡萄糖酸钙、地塞米松等；其他常用药物，如生理盐水、林格液、肝素钠、硫酸鱼精蛋白、血液基础滤过液等。

(2)物品准备：心电监护仪、治疗仪器、血浆分离器、滤过器、上机包、一次性血管体外循环回路、恒温箱。

4. 治疗室环境消毒

(1) 空气消毒：治疗前紫外线消毒 1 小时。

(2) 地面和物体表面消毒：地面应湿式清扫，保持清洁，避免带菌灰尘悬浮；当有粪便、体液等污染时，应立即用含有效消毒剂的工具拖洗。

(3) 室温调节：保持室温恒定，夏天在 26~28℃，冬天 28~30℃。

(4) 机内温度：人工肝治疗仪控制在 38~39℃。

(5) 恒温箱：37~38℃。

(二) 非生物型人工肝治疗中护理

1. 治疗中评估

(1) 患者意识、主诉，有无过敏反应。

(2) 生命体征，特别是血压变化。

(3) 治疗循环管路是否通畅。

(4) 有无各类并发症。

2. 治疗操作流程

(1) 环境及医护人员准备。

(2) 预冲管路。

(3) 核对患者床号、姓名、住院号、血型，确认药物过敏史、血浆过敏史、输血相关检查结果、凝血功能状况。

(4) 心电监护。

(5) 建立静脉通路，血浆置换前按医嘱应用抗过敏药，如地塞米松、葡萄糖酸钙等。

(6) 妥善固定人工肝置管，观察置管口皮肤有无红肿等情况，严格消毒，更换敷料，新置管患者注意观察有无局部出血及血肿。

(7) 上机。

(8) 监测生命体征，体外循环初始每隔 5 分钟监测血压的变化，此后每 15 分钟监测生命体征并记录。

(9) 保持循环管路通畅、机器运转正常，如有报警，及时对症处理。

(10) 观察是否达到肝素化，治疗结束前 30~60 分钟停用抗凝剂。凝血酶原时间 (prothrombin time, PT)>30 秒者可用无肝素化治疗，监测凝血功能情况。

(11) 安全护理：告知患者尽量减少置管侧肢体的活动，对烦躁患者适当使用约束带约束，必要时给予镇静剂。

(12) 糖尿病患者应监测血糖的变化，血糖升高时应用胰岛素治疗。

(13)监测电解质的变化,如有电解质紊乱,可增减置换液中成分,按常规处理。

(14)并发症观察及处理(详见治疗中并发症护理)。

(15)心理护理。

(16)治疗结束前 30~60 分钟复查肝功能、肾功能、电解质、血常规、凝血功能。

(17)治疗结束:下机,取稀释肝素液 4~5ml,分别封闭动、静脉管端。

(18)填写治疗护理记录。

(19)送患者安返病房,与病房护士进行交接。

3. 治疗中并发症护理

(1)低血容量及低血压护理:减少体外循环血量,将预冲液的部分或全部返回体内。控制血泵速度,从 50ml/min 起步,根据血压及患者的反应逐渐提高。可给予林格液、白蛋白等,以维持血浆渗透压的稳定。

(2)过敏反应护理:过敏反应轻者可给予抗过敏药物治疗,重者应紧急对症治疗。为预防过敏反应还应做到:正确保存和融化血浆、白蛋白;冰冻血浆应在水浴箱中摇动融化,水温不宜过高,否则会引起蛋白凝固;备好的血浆应在 6 小时内输用,天气炎热时为 4 小时;严格执行三查七对,应以同种血型为原则,并查对血袋标签上的时间、血袋包装有无破损。

(3)出血倾向护理:人工肝治疗因经过血液肝素化及重型肝炎本身凝血功能障碍,使一些患者出血或原有出血症状加重。故治疗后应使用鱼精蛋白中和肝素,剂量常为肝素剂量的 1/2;若血小板严重下降,可输入血小板 10U(每单位相当于 200ml 全血中血小板数),以改善患者出血症状。

(4)凝血护理:接受人工肝治疗的患者,若抗凝药物用量不足,易出现凝血,导致跨膜压过高,对血细胞造成机械性破坏,致人工肝治疗后血细胞明显减少,尤以血小板为甚;或由于跨膜压超过警戒值而无法继续进行人工肝治疗。治疗中应严密观察跨膜压变化,及时调整肝素用量,如凝血严重时应立即更换管路或终止治疗。

(5)枸橼酸过量反应护理:由于抗凝剂中含枸橼酸,可出现枸橼酸过量,表现为肌肉抽搐、口唇发麻,重者呼吸困难,此时可用钙剂缓解症状。

(6)空气栓塞护理:空气栓塞是人工肝治疗中严重的并发症之一,若不及时处理,会导致患者死亡。因治疗极为困难,其预防就尤为重要。预防方法包括:预冲置换器及回路时必须认真排出所有空气,接动静脉回路前应认真检查血路管内所有空气是否排尽;管道连接要牢固,治疗中要随时检查泵前穿刺针及血管通路有无漏气;检查空气监测报警器,空气捕捉器液面至少在 3/4 处;最好不在泵前动脉血管路补液,如有必要时,一定要严密观察,以防空气掺入;

治疗结束回血时必须集中精力，以防空气误入。

(7)透析失衡综合征护理：透析失衡综合征是指在透析过程中或透析结束后不久出现的以神经系统为主症的综合征，常持续数小时，后逐渐消失。轻度失衡时，患者仅有头痛、焦虑不安、恶心或呕吐，严重时可有意识障碍、癫痫样发作、昏迷甚至死亡。轻度失衡者不须终止透析，适当对症处理及改进透析方式即可缓解症状。有严重失衡症状时，应停止透析并及时抢救。

4．治疗时常见的报警原因及处理

(1)停电报警：治疗时碰到突然停电，可用人工转动血泵，维持血流量100~130ml/min，尽快恢复供电，如30分钟内不能供电，应终止治疗。

(2)气泡报警：应检查除泡器以上静脉管路有无气泡及除泡器血液平面是否太低，然后做相应处理。

(3)静脉压异常：静脉压增高的原因有回血不畅，肝素量不足，管道受压、成角、扭曲和阻塞等；静脉压下降的原因有管道脱落和血压下降等。在查明原因后做相应处理。

(4)动脉压异常：动脉压增高多为动脉管道血流不畅。应减少血泵流量、调整穿刺位置和方向或检查是否有血浆分离器阻塞及不必要的钳子夹在回路上。

(5)温度调节：大量低温血浆置换入患者体内时，患者可产生畏寒、寒战。预防方法为将血浆袋加热至37℃，治疗时管路适当加温至38~39℃。

(6)跨膜压异常：跨膜压增高多为肝素剂量不足或血流速度太快所致。处理方法为加大肝素量，减慢血流速度，用等渗盐水冲洗加以调节。

(三) 非生物型人工肝治疗后护理

1．治疗后评估要点

(1)评估患者的生命体征、意识及患者主诉。

(2)评估患者全身皮肤情况，观察有无出血点、皮疹及过敏反应。

(3)评估人工肝留置管情况。

(4)注意可能出现的并发症：激素反应、休克、口唇发麻现象。

(5)评估治疗效果。

2．治疗后护理

(1)监测和记录患者的生命体征变化，特别是血压和意识的变化。

(2)若出现皮肤出血点及过敏反应，应采取相应措施。

(3)心理护理。

(4)留置导管的护理：①防止导管感染，用抗生素封管(避免对导管的再次利用，如输液、采血等)，尽量减少肝素帽的开启次数。②保持局部的干燥清洁。③防止导管脱出，妥善固定。④加强置管侧肢体的观察，如有无水肿、皮下硬块及足背动脉搏动情况等。⑤每班测量置管侧肢体的腿围，以便尽早发现深静脉血栓。

(5) 饮食护理：给予低脂、高热量、易消化软食，以碳水化合物为主，保证水、电解质、酸碱的平衡，少食多餐。

(6) 休息与活动：加强休息，适量活动。

3. 人工肝置管拔管

(1) 人工肝置管拔管指征：病情好转，估计内科药物治疗有望恢复者；病情恶化者。

(2) 人工肝置管拔管护理：①协助专科医生准备拔管用物，聚维酮碘棉球、纱布、无菌剪刀、沙袋等。②拔管后人工按压 30~60 分钟，然后沙袋压迫 6 小时。③指导患者拔管侧下肢制动 6 小时，24 小时内卧床休息。④观察并记录生命体征情况，观察拔管处有无出血。

四、管理制度

(一) 安全管理制度

人工肝治疗属于特殊治疗，应严格执行有关规定和规范。有专门的治疗场地，布局合理，建立相应的工作制度及操作规范。开展人工肝治疗的医护人员必须熟练掌握相关技术，严格执行消毒隔离制度和血液制品使用制度。所有人工肝治疗患者均应在治疗前签署知情同意书，治疗记录等资料应及时归档妥善保存。

1. 医疗机构基本要求

(1) 开展人工肝治疗的单位必须是卫生行政部门批准的医疗机构。

(2) 医疗机构开展人工肝支持系统治疗技术应当具备相应的技术能力，该医疗机构必须具有内科、外科、放射科、检验科等基本功能科室，能够独立完成基本诊疗项目，具有处理常见疾病和急症的能力。

(3) 人工肝中心应具备治疗间、治疗准备间、候诊室等基本功能区域，必须建立技术操作规范、设备检查及维修制度、病历档案管理制度，并执行感染控制措施。

2. 人工肝中心的分区及要求 人工肝中心应按实际需要合理布局，必须具备基本功能区域，区分清洁区与污染区。

(1) 人工肝治疗间

1) 人工肝治疗间应当达到《医院消毒卫生标准》(GB 15982—2012) 中规定的对Ⅲ类环境的要求，并保持安静，光线充足。具备空气消毒装置、空调等，保持空气清新。

2）一台置换机与一张床称为一个治疗单元。每一个人工肝治疗单元应当有电源插座组，应配备供氧装置、中心负压接口或配备可移动负压抽吸装置。

3）人工肝治疗间应当具备双路电力供应。如果没有双路电力供应，在停电时，人工肝治疗仪应具备相应的安全装置，使体外循环的血液回输至患者体内。

4）应有操作用的治疗车（内含人工肝治疗操作必备物品）、抢救车（内含必备抢救物品及药品）及基本抢救设备（如心电监护仪、除颤仪、简易呼吸器）。

⑵治疗室

1）治疗室应达到《医院消毒卫生标准》（GB 15982—2012）中规定的对Ⅲ类环境的要求。

2）治疗中需要使用的药品如肝素、鱼精蛋白、抗生素等应当在治疗室配制，现用现配。备用的消毒物品（缝合包、静脉切开包、无菌纱布等）应当在治疗室储存备用。

⑶库房：置换器、管路、穿刺针等耗材应该存放在库房，库房应符合《医院消毒卫生标准》（GB 15982—2012）中规定的对Ⅲ类环境的要求。

⑷污染区：用来暂时存放生活垃圾和医疗废弃品，须分开存放，单独处理。医疗废弃品包括使用过的透析器、管路、穿刺针、纱布、注射器、医用手套等。

3. 安全管理

⑴人工肝治疗间由专职护士（护师）管理，负责治疗室的安全、水电、仪器、物资保管与清洁消毒工作。

⑵人工肝治疗室负责人和专职护士（护师），每周全面对人工肝治疗室的安全、仪器、物品进行检查，一旦发现问题，应及时报告，妥善处理。

⑶严格贯彻安全工作管理规定，违反规定者，按情节轻重、造成的不良后果和导致的损失作出相应处分。

（二）硬件设备的使用及保养

硬件设备的使用及保养原则如下。

1. 机器启动前应认真检查机器仪表、开关和电源。
2. 操作机器时应注意，切忌猛按压各按钮、开关等。
3. 机器在使用过程中出现任何异常现象，应回血下机，报告维修人员，以便及时排除故障，避免进一步损坏机器。
4. 每次使用后须用柔软湿布清洁机器外壳，包括正面仪表和侧面挡板。
5. 每半年校对机器1次，以保证机器处于正常状态。
6. 每半年检查机器的易消耗零件1次，发现异常及时更换。

（三）人员配备及培训

1. 人员配备　人工肝中心工作人员应当为取得医师执业证书的医师和护士执业证书的护士，以及取得相关证书的技师。人工肝中心工作人员应通过人工肝治疗专业培训达合格或通过专业考核达到从事人工肝治疗的相关条件方可上岗。

(1)医师：人工肝中心应由高年资主治医师及以上职称、有丰富人工肝治疗专业知识和工作经验的医师担任负责人，由经过人工肝治疗专业培训的主治医师负责管理人工肝中心的日常工作。

(2)护士：人工肝中心应当配备护士长、护理组长和护士。护士的配备应根据人工肝治疗仪和患者的数量合理安排。护士应严格执行操作规程及感染控制措施，执行人工肝治疗医嘱。熟练掌握人工肝治疗仪及各种人工肝通路的护理操作。治疗中定期巡视患者，观察机器运转情况，认真做好治疗记录。

(3)工勤人员：人工肝中心的工勤人员须经过适当的培训。

2. 人员培训

(1)参加人工肝治疗的医务人员必须经过专业培训，取得人工肝专业培训合格证后才能上岗。

(2)经常性开展业务学习，组织学术讨论，了解国内外研究进展。

(3)根据具体情况开展科研工作，总结经验，不断提高。

(4)人工肝培训基地应定期举办人工肝治疗技术推广应用学习班。

（四）消毒隔离管理制度

从事人工肝治疗工作的人员应严格贯彻执行《医院感染管理办法》《消毒管理办法》《消毒技术规范》等有关规范的要求。人工肝治疗的消毒、隔离管理制度如下。

1. 操作时戴手套，严格无菌操作。

2. 人工肝治疗间应保证良好的通风，避免交叉感染。

3. 人工肝治疗间每天 2 次清洁消毒。

4. 消毒隔离　操作前后用紫外线灯照射消毒 1 小时。治疗结束后，治疗仪用葡萄糖酸氯己定进行表面擦拭，回路及分离器行污物处理后废弃，不得重复应用，以免交叉感染。重视消毒隔离技术，尤对特殊感染（包括多重耐药菌感染）应根据病原菌特点、传播途径进行隔离预防。

（五）一次性消耗品的管理制度

1. 血浆分离器、血液灌流器、透析器及管路等均为一次性使用。

2. 所有耗材必须符合产品使用说明书的要求，在有效期内使用。

3. 产品合格证必须妥善保存。

（冯志仙　葛玉花　刘元春）

第八节　进展与展望

随着肝移植手术技术的进步，新型免疫抑制剂的不断问世与应用，以及移植术后并发症的处理和重症监护技术的提高，肝移植已成为治疗终末期肝病的有效手段。大批肝移植术后长期存活人群的存在，使得以传统观念仅关注生命保存的评价指标，如移植手术成功率、移植受者生存时间和移植物生存率等来评价手术效果和治疗效果面临严峻挑战。在新的医学模式下，评价指标要求体现人的生物、心理和社会属性，因此，具有更全面、更客观评价效果的健康相关生存质量研究被积极地运用于肝移植领域。目前，国内外关于肝移植受者生存质量的研究主要存在 2 个问题：一是绝大多数研究采用现况研究（又称横断面调查），纵向测评的很少，因此对生存质量资料的多终点、多试点、主观性、隐含性、时变性等复杂特点难以把握；二是目前尚无肝移植受者生存质量研究的统一测评工具，各项研究所使用的不同测评工具使得同类研究间难以进行比较分析。今后有关肝移植受者生存质量的研究将更为广泛地开展，而多中心合作研究、多个时点的纵向研究，以及基于更深刻理解肝移植受者生存质量含义与内容的研究设计，将有助于研究人员获得更为准确的研究结果。这些研究成果，将帮助研究者更好地了解肝移植受者的生存状况，为受者及其健康照护者提供信息和支持，并且帮助进行决策分析、采取适当的干预措施，提高肝移植受者生存质量。

同时，随着肝移植疗效不断提高，移植受者生存期不断延长，数以万计的肝移植受者回归家庭，进入社会，需要有一部分器官移植专科护士走进社区，开展康复服务，提供康复治疗，使肝移植受者获得的器官保持功能良好、尽快重返工作岗位、身体和心理都处于良好状态。可借鉴其他较为成熟的慢性疾病管理案例，如成立社区肝移植康复中心、建立社区移植受者档案，通过社区门诊、电话、家访等形式，对肝移植受者进行康复指导，包括用药指导、自我监测、饮食指导、日常生活指导、夫妻生活与生育指导、预防接种指导、心理指导及随访指导等。

（梁诗琪）

第五章　胰腺移植受者的护理

第一节　胰腺的解剖与生理

一、胰腺的解剖

胰腺（pancreas）是人体内仅次于肝脏的第二大的腺体，属于腹膜后器官，由外分泌部和内分泌部组成。胰的外分泌部（腺细胞）能分泌胰液，内含多种消化酶（如蛋白酶、脂肪酶及淀粉酶），有分解和消化蛋白质、脂肪和糖类等作用；内分泌部即胰岛，广泛散在于胰实质内，胰尾部较多，主要分泌胰岛素和胰高血糖素，可调节体内血糖水平。

（一）胰的位置与毗邻

胰腺是一个狭长的腺体，质地柔软，呈灰红色，长 17~20cm，宽 3~5cm，厚 1.5~2.5cm，重 82~117g，位于腹上区和左季肋区，横置于第 1~2 腰椎体前方，并紧贴于腹后壁。胰腺的前面隔网膜囊与胃相邻，后方有下腔静脉、胆总管、肝门静脉和腹主动脉等重要结构，其右端被十二指肠环抱，左端抵达脾门。胰的上缘约平脐上 10cm，下缘约于脐上 5cm 处。由于胰腺的位置较深，前方有胃、横结肠和大网膜等遮盖，故胰腺病变时，早期腹壁体征往往不明显，从而增加了诊断的困难。

（二）胰的分部

胰可分为头、颈、体、尾 4 部分，各部分之间无明显界限。头、颈部在腹中线右侧，体、尾部在腹中线左侧。

胰头（head of pancreas）为胰右端膨大的部分，位于第 2 腰椎体的右前方，其上、下方和右侧被十二指肠包绕。在胰头的下部有一向左后上方的钩突（uncinate process of pancreas）。由于钩突与胰头和胰颈之间夹有肝门静脉起始部和肠系膜上动脉、肠系膜上静脉，故胰头肿大时，可压迫肝门静脉起始部，影响其血液回流，出现腹水、脾大等症状。在胰头右后方与胰十二指肠降部之间常有胆总管经过，有时胆总管可部分或全部被胰头实质所包埋。当胰头肿大压迫胆总管时,可影响胆汁排泄而发生阻塞性黄疸。

胰颈(neck of pancreas)是位于胰头与胰体之间的狭窄扁薄部分,长2~2.5cm。胰颈的前上方邻接胃幽门,其后面有肠系膜上静脉和肝门静脉起始部通过。由于肠系膜上静脉经过胰颈后面时,没有来自胰腺的小静脉注入其中,因此行胰头十二指肠切除术时,可沿肠系膜上静脉前面与胰颈后面之间进行剥离以备切断胰腺。

胰体(body of pancreas)位于胰颈与胰尾之间,占胰的大部分,略呈三棱柱形。胰体横位于第1腰椎体前方,故向前凸起。胰体的前面隔网膜囊与胃后壁相邻,故胃后壁癌肿或溃疡穿孔常与胰体相连。

胰尾(tail of pancreas)较细,行向左上方至左季肋区,在脾门下方与脾的脏面相接触。因胰尾各面均包有腹膜,此点可作为与胰体分界的标志。由于胰尾与脾血管一起,位于脾肾韧带两层之间,故在脾切除结扎脾血管时,易损伤胰尾。

胰管(pancreatic duct)位于胰实质内,偏背侧,其走行与胰的长轴一致,从胰尾经胰体走向胰头,沿途接受许多小叶间导管,最后于十二指肠降部的后内侧壁内与胆总管汇合成肝胰壶腹,开口于十二指肠大乳头,偶尔单独开口于十二指肠腔。在胰头上部可见一小管,行于胰管上方,称副胰管,开口于十二指肠小乳头,主要引流胰头上部的胰液。

胰的分布与毗邻见彩图5-1。

二、胰腺的生理功能与病理改变

(一) 胰腺的生理功能

胰腺具有外分泌和内分泌两种功能。

1. 外分泌 分泌胰液,主要成分为水、碳酸氢钠和多种消化酶,每日分泌量为750~1 500ml,为无色透明碱性液体,pH 7.4~8.4。胰液中的消化酶以不具活性的酶原形式存在,主要包括胰淀粉酶、胰脂肪酶和胰蛋白酶,还包括糜蛋白酶、弹力蛋白酶、磷脂酶、胶原酶、核糖核酸酶等。胰液的分泌受迷走神经和体液双重调节,以体液调节为主。

2. 内分泌 主要在内分泌部即胰岛进行,胰岛散在于胰实质内,胰尾部较多。由胰岛内的多种细胞参与,以胰岛β细胞为主,分泌胰岛素;其次是胰岛α细胞,分泌胰高血糖素;胰岛δ细胞,分泌生长抑素;G细胞,分泌促胃液素;还有少数PP细胞分泌胰多肽,D1细胞分泌血管活性肠肽(vasoactive intestinal peptide,VIP)等。胰岛素和胰高血糖素进入血液和淋巴循环,主要参与糖代谢调节。胰岛细胞分泌的多种激素也参与胰腺外分泌调节，如胰高血糖素、生长抑素和胰多肽能抑制胰液分泌，而胰岛素、血管活性肠肽和胃泌素则刺激胰液分泌。

（二）胰腺的病理改变

胰腺的病理改变分为外分泌部功能受损或不全以及内分泌部功能出现异常。外分泌部功能受损或不全是由于胰腺外分泌部的胰腺实质受损或功能下降，引起人体自身的胰酶分泌不足、胰酶分泌不同步等；内分泌部功能异常主要是由于胰岛 β 细胞被破坏或衰竭，引起胰岛素分泌不足或作用缺失。

（刘惠蓉　李思琴）

第二节　胰腺移植技术

一、概述

胰腺移植是指将带有血管并有活力的胰腺全部或节段移植给另一个体，使受者获得其所缺乏的胰腺分泌功能。胰腺移植的种类包括单独胰腺移植（pancreas transplantation alone，PTA）、肾移植后胰腺移植（pancreas after kidney transplantation，PAK）和胰肾联合移植（simultaneous pancreas-kidney transplantation，SPK）。胰腺移植是治疗 1 型糖尿病和部分 2 型糖尿病的有效方法。成功的胰腺移植能维持正常的糖代谢功能并可以阻止和逆转糖尿病并发症，胰肾联合移植则能同时治疗糖尿病及糖尿病性肾衰竭。

1966 年，美国明尼苏达州立大学附属医院的 William Kelly 和 Richard Lillehei 完成了世界上首例胰腺移植手术。大量实验和临床研究结果表明成功的胰腺移植不仅可按生理需求调节分泌胰岛素，纠正糖代谢异常，而且更有意义的是令糖尿病的并发症能够得以控制，并防止其进一步发展，甚至能使部分并发症得到恢复和逆转，明显改善受者生活质量并延长生存期。胰腺移植术后仍需要短期用胰岛素治疗，主要目的是使供者胰腺从缺血再灌注损伤中恢复，更好发挥其功能。

（一）国际上胰腺移植的发展及现状

1966 年 12 月 17 日 Kelly 和 Lillehei 等为一位 1 型糖尿病并发肾功能衰竭的受者施行了全球首例临床尸体胰肾联合移植术，受者存活了 2 个月，死于排斥反应和败血症。随着新型强效免疫抑制剂的临床应用、器官保存技术和手术方式的改进,胰肾联合移植的存活率大大提高。

根据美国器官资源共享网络(United Network for Organ Sharing,UNOS)、国际胰腺移植登记处的资料显示,1999~2003 年胰肾联合移植和肾移植后胰腺移植术后受者 1 年存活率分别为 95.0% 和 94.9%。欧洲一组长期随访结果显示,胰肾联合移植受者 5 年和 10 年存活率已达 81.0% 和 67.0%。

(二) 国内胰腺移植的发展及现状

1982 年,武汉同济医院器官移植研究所实施了中国首例单纯胰腺移植,由此拉开亚洲和中国胰腺移植的序幕。1989 年,同济医院又施行了中国首例胰肾联合移植。中国胰腺移植逐步发展,截至 2000 年,全国二十余家单位共施行 68 例胰肾联合移植,但受限于外科技术、免疫抑制剂和临床系统管理经验的不足,术后受者 1 年生存率和移植胰腺 1 年存活率均不足 5%。2001 年至 2010 年间,各种困难逐渐被克服,中国胰腺移植进入新阶段,36 个移植中心共施行了近 200 例胰肾联合移植,手术成功率有了显著提高,并出现了一批长期存活病例。但总体上,中国胰肾联合移植的数量和效果与国际上还有一定差距。

二、胰腺移植的适应证和禁忌证

(一) 胰腺移植的适应证

1. 1 型糖尿病。

2. 存在明确的糖尿病并发症如糖尿病肾病、视网膜病变等。

3. 糖尿病不稳定,血糖难以控制或反复出现低血糖伴意识障碍、严重糖尿病酮症酸中毒等。

4. 其他原因导致的全胰切除,如慢性胰腺炎、胰腺肿瘤、胰腺损伤等。

5. Sollinger 教授于 1999 年对胰肾联合移植提出以下适应证:①肾衰竭(进展期糖尿病伴终末期肾病或依赖于透析治疗,血肌酐>265μmol/L)。②血清 C 肽水平正常。③较低的心血管意外风险(没有或仅轻微冠心病)。④无糖尿病相关血管并发症,如坏疽等。⑤对胰肾联合移植术有良好的心理顺应性及对移植术后治疗方案有良好的依从性,能完全理解胰肾联合移植的复杂性、危险性。

(二) 胰腺移植的禁忌证

1. 年龄过大,已有全身性的器官损害。

2. 精神病及结核等全身性感染未能得到控制。

3. 糖尿病继发严重并发症者，如肢体进行性坏疽、严重冠心病合并心绞痛和顽固性心功能不全、严重周围神经病导致卧床不起、严重自主神经功能紊乱合并胃麻痹者。

4. 恶性肿瘤未能治愈者。

三、胰腺移植手术方式

胰腺移植的手术类型包括胰肾联合移植、肾移植后胰腺移植和单纯胰腺移植三种，其中胰肾联合移植最为常见，是治疗糖尿病合并终末期肾病的最有效方式。胰腺移植一般采取异位移植至受者右髂窝（移植肾置于左髂窝）。

（一）移植胰腺内分泌引流

移植胰腺内分泌回流方式包括体循环静脉回流和门静脉回流两种。理论上，经肠道途径联合门静脉回流是最理想的术式，门静脉回流不仅可以避免胰岛素直接进入体循环导致的脂质代谢紊乱及由此引起的动脉硬化，还可以使胰岛素直接进入肝脏，更有利于胰岛素发挥作用，降低胰岛素抵抗，同时移植相关抗原等在肝脏内得到处理，有利于减少排斥反应的发生。大量研究也证明门静脉回流发生排斥反应的程度明显轻于体循环静脉回流。

（二）移植胰腺外分泌引流

胰液膀胱引流术是 20 世纪 80 年代初 Sollinger 等首次提出的，将节段胰腺或带有部分十二指肠的全胰腺直接与膀胱吻合的外分泌引流术式。这一术式的优点在于可以通过适时监测尿淀粉酶的变化早期诊断排斥反应，大大降低了移植胰腺排斥反应发生率和手术相关的外科并发症，尤其是腹腔内化脓性感染。但是胰液长期经尿道排出，引起出血性膀胱炎、慢性尿路感染等并发症的概率高。

胰液空肠引流术是将移植物的十二指肠与受者空肠行鲁氏 Y 形吻合（Roux-en-Y anastomosis），或行端侧或侧侧吻合。随着移植外科技术的不断成熟，胰液空肠引流术和胰液膀胱引流术的手术成功率已非常接近，因胰液空肠引流更符合生理，目前绝大多数移植中心均将胰液空肠引流术式作为首选术式。

四、受者的评估

（一）心理 - 社会评估

目前胰腺移植手术方式多采用胰肾联合移植术。胰肾联合移植手术较单纯肾移植手术复杂，术后并发症多，风险高，受者及家庭都需要慎重考虑与抉择。同时需要家庭及社会支持，须评估受者家庭支持情况。

（二）专科评估

1. 一般情况　受者年龄、身高、体重、生命体征、精神状态等。

2. 既往史　患病和治疗经过、用药情况、血糖水平等。

3. 专科情况　如腹部体征、尿量等。

4. 糖尿病相关并发症　如视网膜病变、周围神经病、糖尿病肾病、心血管相关并发症等。

（三）辅助检查

1. 实验室检查

(1)血常规：白细胞有无高于或低于正常，是否有感染或感染的可能；血红蛋白是否低于正常或进行性降低；有无出血表现，血小板是否低于正常，若低于正常注意预防出血；有无高钾或低钾、高钠或低钠血症。

(2)群体反应性抗体（PRA）：PRA 阴性者即使不做交叉配型也可以接受移植；PRA>10% 的受者，应做交叉配型，阴性者方可移植；而 PRA>80% 一般认为是移植的禁忌证。但是胰肾联合移植组织相容性抗原相容性的要求较单纯胰腺移植更低。

(3)肝功能：氨基转移酶是否有明显增高；血浆白蛋白是否低于正常，必要时术前给予补充；血清胆红素是否有明显增高。

(4)凝血功能：作为单纯胰腺移植或胰肾联合移植术后抗凝治疗的参考和对照。

(5)胰腺功能：糖化血红蛋白是反映血液中葡萄糖水平的一个中长期指标。C 肽是胰岛素原裂解的终产物之一，周围血中 C 肽水平较高（为胰岛素的 5 倍以上），其清除率较慢，升高较胰岛素幅度大，不受肝脏酶的灭活影响，仅经肾脏排泄；且与外源性胰岛素无抗原交叉反应，不受外来胰岛素和胰岛素抗体的影响与干扰，故它可更好地反映胰腺 β 细胞分泌胰岛素的能力，从而指导治疗。故移植前糖化血红蛋白和 C 肽的检测，对血糖控制水平、胰岛细胞水平的评估具有重要意义，利于胰腺移植的手术指征评估和移植后愈合情况的初步预判。

(6)感染状态检查：包括肝炎病毒、HIV 等病毒以及细菌、真菌、寄生虫的感染状态检测，疫苗接种状态。

(7)肿瘤筛查：肝癌、乳腺癌、肺癌、骨癌等筛查。

2. 影像学检查

(1)胸部 X 线检查或者 CT 检查：检查有无肺部炎症及胸腔积液。

(2)心脏检查：术前应进行彩色多普勒超声检查、心肌核素扫描甚至冠状动脉造影等检查，注意有无发生心肌缺血甚至心肌梗死的可能。

(3)彩超：检查肝脏、胆囊、脾脏、膀胱、前列腺(男性)、子宫及子宫附件(女性)有无异常。

3. 其他检查　口腔及鼻咽喉科检查，女性受者还包括妇科检查等。

五、供者的评估

(一)年龄和体重

来自脑死亡和心脏死亡的供者，理想供者为年龄10~55岁、无肥胖、没有明显的腹主动脉和髂动脉粥样硬化的非糖尿病供者。来自过小供者(体重25~50kg)的胰腺因为有较高的移植物血栓形成率(18%)和较低的1年存活率(72%)而很少被采用。来自肥胖供者和/或高龄供者的胰腺往往与围手术期腹腔内感染和移植术后血糖控制不理想密切相关，实际上，当BMI高于35kg/m²时基本不会被考虑作为胰肾联合移植的供者。

(二)供受者匹配

不同于肝移植、心脏移植等，拟行胰肾联合移植术的供受者之间血型是否匹配并不会影响移植效果，甚至已经有血型不同供受者之间移植成功的先例。而且胰肾联合移植和肾移植后胰腺移植对组织相容性抗原的相容性要求较单纯胰腺移植更低，这也提示两种及以上的器官同时或序贯移植可降低排斥反应，提高移植物存活率，其具体机制有待阐明。

(刘惠蓉　李思琴)

第三节　胰腺移植受者围手术期护理

多数受者在术前存在不同程度的恐慌与焦虑情绪，担心手术是否成功与安全，害怕术中和术后的疼痛及并发症，个别受者还会产生严重的紧张、恐惧、悲观等负面情绪，均会造成不良的应激反应。术前应采用多元化健康教育，如发放胰腺移植相关资料，采用个体化健康教育，让受者及家属积极参与术前准备和术后康复。

一、术前护理

(一)术前准备

1. 根据受者的反应做好相应的心理护理，特别是胰肾联合移植手术因手术时间长、创伤大、费用高，易给受者造成较大的心理压力。术前应向受者讲解手术性质及术后注意事项，使受者及家属对胰腺移植手术有初步的了解，减少对手术的恐惧，同时做好受者家属的健康教育，让家属给予受者相应的心理支持，解决其后顾之忧。

2. 指导受者术前戒烟戒酒，术前练习深呼吸、有效咳嗽排痰，练习床上排便、踝泵运动及股四头肌功能锻炼，以防术后并发症的发生。

3. 术前注射胰岛素或者口服降血糖药，监测三餐后血糖，根据血糖调节短效胰岛素用量，使空腹血糖控制在 7.0mmol/L 以下，餐后血糖控制在 11mmol/L 以下，餐后尿糖低于 ++，酮体阴性。

4. 术前 1 日进行药敏试验，进少渣饮食，术前 8 小时禁食，4 小时禁饮，术前晚灌肠，术晨安置胃管行胃肠减压，夜间保证受者充足的睡眠。

（二）术前常规检查

单纯胰腺移植或者胰肾联合移植术前常规检查包括：大小便常规、血常规、血生化检查、胸部 X 线检查、腹部彩超、心电图、出血时间和凝血时间测定、视网膜疾病检查（检查眼底有无出血）、胰岛素抗体检查、血型检查及组织配型。

二、术后护理

（一）重症监护

1. 循环系统

(1) 监测心率、血压、脉搏、氧饱和度以及中心静脉压 30 分钟 1 次，血流动力学稳定后每小时监测 1 次，中心静脉压（CVP）宜控制在正常的水平（6~12cmH_2O），收缩压控制在 140~150mmHg。

(2) 每小时监测尿量，根据所测得的血压、心率、CVP 及每小时尿量，调整输液的成分、量和速度。

2. 呼吸系统

(1) 受者麻醉未清醒之前使用呼吸机辅助呼吸，根据病情变化及时调整呼吸机各项参数，一般呼吸频率设定在 12~16 次 /min，呼气末正压通气（positive end expiratory pressure，PEEP）设定为 3~5cmH_2O；成人潮气量设定在 10~12ml/kg。

(2) 密切监测血气分析，保持呼吸道通畅，维持气道湿化，及时吸痰。待受者神志清醒，咳嗽有力，神经肌肉反射正常，血流动力学稳定，血气分析结果正常，可考虑脱机拔管。一般术后 12~24 小时可拔管。

(3) 拔管后进行呼吸训练，鼓励咳嗽，协助拍背、排痰，指导早期活动，防止肺炎、肺不张等呼吸道并发症发生。

3. 神经系统及精神状态

(1) 严密观察受者的意识、表情、瞳孔大小、瞳孔对光反射及肢体活动情况。

(2) 记录麻醉后清醒时间，神经系统的评估术后早期应每小时1次，平稳后每4小时1次。因药物副作用，受者可能出现精神行为异常、躁动、谵妄等，必要时行保护性约束，合理镇静。

4. 凝血功能　胰腺为低血流灌注器官，容易形成血栓，故须长期小剂量抗凝治疗。注意检测凝血功能，活化部分凝血活酶时间维持在40秒，凝血酶原活性不能低于50%，以防消化道吻合口或移植物周围出血。

5. 胰腺功能

(1) 收集空肠造瘘管、胰周及肾周引流液监测淀粉酶，判断胰腺外分泌功能，淀粉酶在5 000U/L，提示胰腺外分泌功能良好。

(2) 监测血清C肽和血清胰岛素判断胰腺内分泌功能，血清C肽和胰岛素在术后1~2周达到正常范围。

6. 肝功能　早期每日监测肝功能，注意血清氨基转移酶、血浆白蛋白和血清总胆红素的变化。

7. 肾功能

(1) 单纯胰腺移植者，术后24小时内监测每小时尿量，每日监测尿素氮、肌酐等。

(2) 胰肾联合移植者，术后3日内监测每小时尿量，每日监测尿素氮、肌酐等，慎用肾毒性药物。

8. 消化系统

(1) 由于手术、麻醉和大量激素的使用，易出现消化系统的并发症，术后常规安置胃管，观察胃液引流量及颜色。在术后早期全胃肠外营养期间，合理应用抑酸药物，保护胃肠黏膜，预防应激性溃疡、上消化道出血的发生。

(2) 术后早期受者肛门排气后，予5%葡萄糖注射液500ml，以20ml/h的速度经空肠造瘘管滴注。受者无腹胀、腹泻发生后，可改为肠内营养乳剂。

(3) 观察大便颜色、量。若腹泻，应及时送大便常规及大便真菌、细菌培养，以排除肠道感染。同时，管饲受者应减量或停止管饲。

(4) 抑制胰酶分泌是重要的治疗措施。应用生长抑素、醋酸奥曲肽等药物，通过微量泵24小时不间断地静脉泵入以保持有效的血药浓度，抑制胰酶分泌，保证吻合口愈合。

9. **伤口及管道管理**

(1)观察伤口有无渗血、渗液,若有,应及时通知医生并更换敷料。

(2)妥善固定中心静脉导管、动脉置管、气管导管,防止滑脱,评估各管道留置的必要性,不必要时及时拔除,预防导管相关性感染的发生,促进受者早期康复。

(3)妥善固定空肠营养管,防止脱出,每4~6小时用温开水冲管,预防管路堵塞。

(4)胰周引流管、肾周引流管、盆腔引流管、空肠造瘘管,各引流管标记清楚,固定稳妥。保持引流管通畅,防止引流管受压、折叠、扭曲,每30分钟挤捏引流管,防止血凝块堵塞。保证空肠造瘘引流充分,减少肠液反流,预防急性胰腺炎的发生。观察引流液的颜色与性质,准确记录24小时引流液量,警惕有无腹腔内出血和吻合口漏发生。定期更换引流袋并注意无菌操作。

10. **疼痛管理** 术前2小时口服镇痛药超前镇痛,术后使用镇痛泵持续镇痛,受者麻醉清醒后每3小时进行疼痛评估,重视受者主诉,必要时肌内注射或静脉注射镇痛药,48小时后根据受者情况,遵医嘱给予口服镇痛药。

(二)一般护理

受者在麻醉清醒、脱机拔管后,若生命体征平稳,血气分析正常,可从监护室转回普通病房。

1. **感染的预防** 实施保护性隔离,加强消毒隔离措施,病房每日通过紫外线或负离子空气机行空气消毒2次,每次1小时。限制陪伴及探视,预防感染。

2. **血糖监测** 动态监测血糖,根据血糖变化调节胰岛素用量,使血糖波动在正常范围内。

3. **用药护理** 指导受者遵医嘱按时、按量服用免疫抑制剂,指导受者服药与用餐的间隔时间,定期监测血药浓度。

4. **预防移植胰腺血管内血栓形成** 严格遵医嘱长时间小剂量抗凝治疗,以预防移植胰腺血管内血栓形成。早期通常静脉泵入肝素钠,如肝素钠100mg加入50ml生理盐水,使用微量泵以2ml/h的速度静脉泵入,持续3天。第4天起肝素钠用量减半,再持续3天。同时注意观察皮肤、黏膜、胃肠道、注射部位有无出血,定时监测凝血功能。第7天改用阿司匹林口服,每天1次,每次100mg,饭后服用。

5. **预防移植胰腺发生胰腺炎** 遵医嘱给予生长抑素6mg加入50ml生理盐水,使用微量泵以2ml/h的速度静脉泵入,持续3~4天;此后剂量减半,再持续使用 3~4 天。

6. 膳食指导　移植术后早期受者应禁食,禁食期间给予肠外营养支持,维持水电解质平衡,必要时输注 20% 人血白蛋白。肠功能恢复后,予 5% 葡萄糖注射液 500ml 以 20ml/h 速度经空肠造瘘管滴注。若受者无腹胀、腹泻发生,改为肠内营养素。拔除胃管后给予流质、半流质饮食,并逐渐过渡至正常饮食。注意食物新鲜,餐具卫生,避免食用生、冷、硬、高脂、不洁的食物。移植后早期,受者血糖未恢复至正常,指导进食糖尿病饮食,血糖恢复正常后进食普通饮食。

（梁诗琪　吴孟航）

第四节　胰腺移植免疫抑制治疗及护理

一、免疫抑制方案

由于胰腺为高免疫原性器官,胰腺移植包括胰肾联合移植,术后排斥反应发生率较腹部其他大器官高,免疫抑制治疗与单纯肾移植相似。临床采用白细胞介素 -2 单克隆抗体诱导的四联免疫抑制方案,即白细胞介素 -2 单克隆抗体 + 他克莫司 + 霉酚酸酯 + 糖皮质激素。

白细胞介素 -2 单克隆抗体:抗 Tac 单抗注射液 50mg 或注射用巴利昔单抗 20mg,术中及术后第 4 天各使用 1 次。

糖皮质激素:术中使用甲泼尼龙 500mg,术后第 1 天减量为 300mg,以后逐天减为 180mg、120mg、80mg、40mg,术后第 6 天改为泼尼松 40mg 口服,之后每 3 天递减 8mg,至口服 8mg 时维持到手术后 3 个月。

霉酚酸酯:术后第 1 天开始使用霉酚酸酯,起始剂量为 1.5g,分 2 次服用,术后 3 个月时减为 1.0g,术后 6 个月时停用。

他克莫司:手术后肌酐降低至 300μmol/L,开始使用他克莫司,初始剂量为每天 0.04mg/kg,随后根据血药浓度调节剂量。移植术后早期,他克莫司谷浓度控制在 8~12mg/L,3 个月后维持 6~10mg/L,6 个月后维持 5~8mg/L。

单纯胰腺移植或者胰肾联合移植的数量较其他器官移植数量少,免疫抑制治疗方案并未完全达成共识,尤其是钙调磷酸酶抑制药的应用、激素的应用和停用方面都有争议。

二、免疫抑制剂的正确使用和血药浓度监测

(一) 免疫抑制剂的服用

单纯胰腺移植和胰肾联合移植后免疫抑制剂的服用与肝、肾、心脏移植一样，须准时准点服用，间隔时间为 12 小时。避免用西柚汁、葡萄汁等影响血药浓度的饮料送服，以维持稳定的血药浓度，最大程度地避免排斥反应的发生，同时减少感染的发生。

(二) 免疫抑制剂血药浓度的监测

术后早期，间隔 1 日检测他克莫司血药谷浓度，1 个月后每周检测血药浓度，3 个月后每月检测，以后至少 3 个月检测 1 次，维持血药浓度在 5~8mg/L。

(三) 用药护理

1. 正确服药是对移植受者的基本要求，是受者和移植器官存活的基本保障，护士应向受者和家属讲解服用免疫抑制剂的意义、方法及注意事项。

2. 教会受者及家属认识免疫抑制的种类、名称、规格、剂量、用法及注意事项。帮助受者制订服药计划，通过建立服药表格、设手机闹铃或备忘录、使用智能药盒等方式提醒服药，避免漏服药。

3. 确保受者或家属在住院期间掌握服药方法，不得随意增加或减少免疫抑制剂剂量或种类。

4. 确保受者及家属掌握随访的时间和血药浓度监测的意义。

5. 发放移植术后手册，记录服药的时间、服药后的不良反应等。

（吴孟航　梁诗琪）

第五节　胰腺移植主要并发症及护理

一、早期并发症

胰腺移植（包括胰肾联合移植）术式按胰腺外分泌处理方式分为膀胱外引流和空肠内引流两种，膀胱外引流术式的优点在于操作简单，便于通过尿淀粉酶监测胰腺功能，缺点则是泌尿系统和代谢性并发症发生率高；空肠内引流术式的优点是更符合生理，无泌尿系统和代谢性并发症，缺点则是技术复杂，术后易出现肠瘘、胰腺移植术后胰漏（简称胰漏）、腹腔感染等早期并发症。

（一）排斥反应

胰肾联合移植术后排斥反应发生率约为5%~25%，早期排斥反应与移植物功能丧失关系密切，早期诊断是治疗的关键。目前组织病理学检查仍然是诊断排斥反应的最常用方法。但是胰腺活检因有导致胰漏的风险，所以胰肾联合移植中常通过肾脏的活检来推测移植胰腺的排斥反应发生情况。而移植胰腺和肾脏又可表现出不同的排斥反应类型和程度，并且二者发生排斥反应并非同步，因此单纯依靠肾活检评估胰腺的排斥反应情况并不完全准确。排斥反应的观察和护理如下。

1. 严密观察病情　应密切观察受者的生命体征，早期每日监测血糖、C肽浓度及胰酶分泌功能。如果受者出现血糖过高、发热、C肽浓度低于正常、胰酶分泌功能减退即血尿淀粉酶值突然下降，应及时通知医生，考虑是否发生排斥反应。检测血浆引流液胰淀粉酶值可以早期诊断胰腺移植后的排斥反应。

2. 护理　一旦发生排斥反应，应遵医嘱进行相应治疗，定期监测受者的血药浓度，每日监测受者的血糖、体温。

（二）出血

术后出血原因包括手术创面的活动性出血、消化液腐蚀引起的腹腔大血管出血或应激性溃疡，护理措施包括以下几点。

1. 密切观察生命体征，特别是血压、脉搏的变化。

2. 观察有无血性液体从胃管、腹腔引流管或手术切口流出，受者有无呕血、黑便或血便。

3. 保持引流通畅，准确记录引流液颜色、量和性状的变化。

4. 监测凝血功能，及时纠正凝血功能障碍。

5. 遵医嘱使用止血和抑酸药物，预防应激性溃疡出血，应激性溃疡出血可采用冰盐水加去甲肾上腺素胃内灌注。

（三）胰漏

受者出现腹痛、持续腹胀、发热、腹腔引流管或伤口引流出无色清亮液体时应警惕发生胰漏，护理措施如下。

1. 严密观察引流液颜色、量和性状，准确记录。

2. 半卧位，保持引流通畅；根据胰漏程度，采取禁饮、禁食、胃肠减压术、静脉泵入生长抑素等措施。

3. 必要时行腹腔灌洗引流，防止胰液积聚侵蚀内脏、继发感染或腐蚀大血管。

4. 保护腹壁瘘口周围皮肤，用液体敷料或氧化锌软膏涂抹。

（四）肠瘘

受者出现明显腹膜刺激征，引流出粪便样液体或输入的肠内营养液时，应考虑发生肠瘘，护理措施如下。

1. 持续灌洗，低负压吸引，保持引流通畅。

2. 纠正水、电解质紊乱，加强营养支持。

3. 保护瘘口周围皮肤，并指导受者正确使用造口袋。

4. 合理应用抗生素控制腹腔感染。

（五）腹腔感染

胰肾联合移植术后腹腔感染发生率达 1%~5%，好发于盆腔及移植胰腺胰头积液部位，预防腹腔感染尤其重要。

1. 器官切取、保存、修整过程中及移植术中注意无菌操作，尽量缩短手术时间，术中彻底止血。

2. 术后保持引流通畅，早期定期 B 超检查盆腔及胰头处积液情况。

3. 如果受者发生腹腔感染，可采取腹腔灌洗、彻底清除胰周坏死脂肪组织及合理应用抗生素等方法。

4. 术后早期应用生长抑素预防和控制移植胰腺胰腺炎，也是预防术后腹腔感染的重要方法。

（六）胰腺炎

受者移植区出现明显压痛、腹部胀痛、体温升高，血、尿淀粉酶升高，胰周引流液中淀粉酶明显增高，腹腔引流液量增加，提示发生胰腺炎。应嘱受者禁食、禁饮，减少胰腺外分泌。行胃肠减压术减轻腹胀。早期、足量补液，维持循环稳定及电解质平衡。遵医嘱使用生长抑素持续静脉注射或奥曲肽皮下注射，抑制胰腺外分泌。酌情镇痛解痉。早期、合理使用抗生素，预防感染。恢复饮食前，采用全胃肠外营养支持，保证能量代谢正平衡状态。必要时行中医中药治疗。

（七）血栓

胰腺是一个低灌注器官，容易出现胰腺广泛血栓形成或吻合口血栓，因此需要长期小剂量抗凝治疗，预防血栓发生，同时严密监测凝血功能。观察受者的皮肤、黏膜、胃肠道、注射部位有无出血。如果发生胰腺广泛血栓，须切除移植胰腺。

（八）膀胱出血

行胰液膀胱外引流术式者，由于胰液的持续刺激，容易发生膀胱出血，给予持续膀胱冲洗能好转，部分须后期转肠道引流。

二、远期并发症

（一）肺部感染

因为手术影响，术后应用免疫抑制剂，受者的免疫力较低，发生肺部感染的机会很高，而且常面临生命危险，所以预防肺部感染非常重要。肺部感染常发生于术后 1~3 个月。术后 6 个月，随着免疫抑制剂剂量的减少，感染的机会减少。肺部感染包括细菌感染、病毒感染、真菌感染。

1. 做好口腔护理是预防上呼吸道感染的重要方法和步骤，住院期间要做好口腔护理，观察口腔有无出血、溃疡，并予以及时处理，餐后漱口，保持口腔清洁。

2. 出院时指导受者保持口腔清洁的方法，早期治疗口腔溃疡、口腔疱疹等。

3. 外出去人口密集的地方应戴口罩。

（二）泌尿系统感染

肾功能恢复后，鼓励受者多饮水，保持尿量在 1 500~2 000ml/d，预防泌尿系统感染。

（三）糖尿病复发

单纯胰腺移植或胰肾联合移植术后各种原因导致移植胰腺丧失功能，血糖会再次升高，重新进入胰岛素的替代治疗，所以要注意监测血糖变化。长期服用他克莫司也会引起血糖升高，应适当控制高脂高糖食物，控制体重增加。

（吴孟航　李婷婷）

第六节　健康教育与随访管理

一、健康教育

（一）药物指导

根据医嘱，指导受者掌握服用药物的方法、剂量、注意事项及不良反应的观察，严格遵医嘱服用免疫抑制剂和其他辅助药物，以保持血药浓度的稳定。禁止自行加减药物剂量甚至擅自停药或更换药物。设定闹钟等提醒服药，避免忘记。

（二）自我监测

发放自我监测手册，每日监测体温、血压、血糖、尿量并记录。教会受者自我评估，有异常时及时随访。

（三）疫苗接种

和其他移植一样，建议根据普通人群推荐的日程表，接种除乙肝疫苗以外的所有经批准的灭活疫苗。建议在完成其他疫苗接种后 6~12 周接种乙肝疫苗并测定乙肝表面抗体滴度，并每年检测 1 次，维持抗体滴度<10U/ml。建议移植术后 6 个月内避免接种除流感疫苗外的任何疫苗。

（四）夫妻生活与生育指导

夫妻生活是人类正常的生理需求，也是和谐家庭生活的一部分，随着移植物功能的逐渐正常，性功能会逐渐恢复正常。国内对术后可以开始夫妻生活的时间还没有明确结论，一般认为术后 3 个月可以进行正常夫妻生活，早期不宜频繁，性生活后要特别注意会阴部清洁卫生，以防止泌尿系统感染。口服避孕药可增加移植胰腺血管内血栓形成的风险，因此不建议服用。胰腺移植受者若有生育需求，应向移植医生咨询，充分评估、权衡利弊后再作决定。一旦妊娠，需在有高危孕妇诊治经验的产科医师处密切随访。

（五）休息与活动

移植术后可进行适当体育锻炼，如散步、慢跑、打太极拳等。选择一种适合自己且能坚持的有氧运动，增强机体抵抗力。合理安排休息时间，做力所能及的事，术后半年即可恢复正常工作。

（六）预防感染

术后 3 个月内因免疫抑制剂服用量较大，免疫力低下，易发生感染。外出戴口罩，避免到人多嘈杂的环境；注意保暖，避免感冒；勤换内衣裤，做好个人卫生。

（七）饮食指导

进食新鲜熟食，餐具卫生。避免食用生、冷、高脂及不洁食物，血糖恢复正常前进食糖尿病饮食。

二、随访管理

（一）出院随访

1. 门诊随访时间 出院后 1 个月内，每周随访 1 次；第 2~3 个月，每 2 周随访 1 次；第 4~6 个月，每 2~3 周随访 1 次；半年后 1 个月随访 1 次；2 年以上每季度随访 1 次；以后坚持每季度随访 1 次。随访间隔时间不宜过长，避免出现难以纠正的问题。若病情出现变化，及时就诊。

2. 随访内容　检测血药浓度，调整免疫抑制剂剂量；检测肝功能、肾功能、血清胰岛素，评估胰腺功能，必要时行糖耐量试验。

3. 复查内容　B 超、CT、骨扫描等。

(二) 延续护理

1. 目前有电话、社交软件、家访等延续护理形式，各种形式各有利弊。

2. 延续护理的内容主要是继续推送健康教育，包括指导家庭消毒、正确服药、自我检测、自我调适及答疑解惑等，及时纠正受者错误的服药，督促其按时门诊随访。

3. 临床护理工作量大，护士人力不足，导致各中心延续护理落实情况并不理想，常有贻误治疗时机的事件发生。

4. 延续护理质量指标尚未确立，延续护理的形式和质量控制还有很大的研究空间。

（吴孟航　李婷婷）

第六章 造血干细胞移植受者的护理

第一节 概 述

一、造血干细胞的生物学特性

干细胞(stem cell)是人体的起源细胞,具有自我更新能力和多向分化潜能。干细胞由受精卵发育分化而来,最初形成胚胎干细胞,然后分化增殖为能形成人体各种组织的全能干细胞,并逐步分化为亚全能、多能干细胞,最终分化为具有特定功能的多能干细胞。一旦分化为多能干细胞,其分化就受限于所在的器官系统。

造血干细胞(hematopoietic stem cell,HSC)是造血系统细胞的鼻祖,它具有向各种髓系细胞和淋巴细胞发育的潜能,同时也具有一定的自我更新能力,可通过移植重建受损的造血系统和免疫系统。正常造血干细胞进行不对称有丝分裂。一个造血干细胞分裂所产生的两个子细胞,其中只有一个子细胞立即分化为造血祖细胞,而另一个子细胞则保持造血干细胞的所有特征不变。因此,造血干细胞能够在体内长期或永久地重建造血,造血祖细胞则边增殖边分化来维持成熟血细胞的数量。故在生理条件下,造血过程实际上是造血干细胞与造血祖细胞增殖、分化、形成血细胞的动态平衡过程。骨髓干细胞有以下生物学特征:①高度自我更新能力和多向分化潜能。②重建长期造血功能。③不均衡性。

造血干细胞迁移和定居与造血干细胞的动员及移植有直接关联,但其确切的机制还不十分清楚。干细胞归巢(homing)机制是造血干细胞迁移的一个重要理论问题。造血干细胞在外周血或非造血器官中都不能正常发育,它由静脉移植经外周血液循环进入受者后,最终将迁移回归造血器官的一定位置,在骨髓内识别和定位并与造血微环境相结合,才能行使其增殖、分化、重建造血和免疫的生理功能。目前认为造血细胞的迁移包括两个过程:①循环的造血细胞寻找并进入造血微环境适宜的“龛”(niche),定居其中,即所谓的归巢。②正常造血细胞从造血微环境的“龛”中游出，进入外周血液循环。目前多数学者认为受 - 配体特异性识别在归巢中起重要作用，研究表明造血干细胞归巢是一个多步骤级联效应过程，涉及受者与配体识别作用、细胞与细胞直接接触、细胞因子与细胞作用等。造血干 / 祖细胞可以释放到外周血，故此可收集外周血造血干 / 祖细胞进行同基因或异基因外周血造血干细胞移植。

造血干细胞没有明确的形态学特征，都表现为淋巴细胞样的单个核母细胞，这给干细胞的识别和检测带来了困难。细胞表面抗原及其单克隆抗体的研究为造血干细胞的识别和分离提供了条件。用免疫学方法，特别是用流式细胞术进行多参数细胞表型的分析，是目前判断造血干细胞最直接方便的方法。目前普遍认为造血干细胞的标志应为 $CD34^{+}$、$CD38^{-}$、HLA-DR、Lin^{-}。

造血细胞发育既有其自身因素的作用，也有赖于特定骨髓微环境诱导的作用。造血微环境中，细胞及其相关分子间的相互作用决定着血细胞的增殖、分化和成熟，而细胞间、细胞与细胞外基质间和细胞与生长因子间的相互作用则是造血系统调节的基本方式。造血生长因子与造血细胞的相互作用更是造血调控的基本条件，目前已鉴定 20 余种细胞因子对血细胞生成过程具有直接或间接的作用。如各种细胞集落刺激因子，目前已广泛用于造血细胞体外扩增体系。如何既保证造血干 / 祖细胞绝对数量的增加，同时又保证造血细胞的体内重建不受到损害，直接关系到造血干细胞临床移植治疗的成败，这也是当前体外培养和扩增造血干细胞的热点与难点。

二、造血干细胞移植的概念

造血干细胞移植（hematopoietic blood stem cell transplantation，HSCT）是经大剂量放疗、化疗或其他免疫抑制预处理，清除受者体内的肿瘤细胞、异常克隆细胞，阻断发病机制，然后把自体或异体造血干细胞移植给受者，使受者重建正常造血和免疫功能，从而达到治疗目的的一种治疗手段。

预处理的超致死剂量放、化疗有清除骨髓的作用，移植物抗白血病（graft versus leukemia，GVL）和移植物抗肿瘤（graft versus tumor，GVT）作用在临床上可治疗与造血干细胞有关的血液系统疾病和某些恶性实体肿瘤。理论上只需要一个造血干细胞即可重建造血和免疫功能，临床上为了安全地在短期内重建一个遍布全身并具有一定功能的血液和免疫系统，则需要获得相当数量的造血干细胞才能进行成功的移植。

三、造血干细胞移植的历史

早在1891年，Brown-Seguard等试用骨髓口服治疗贫血，至20世纪30年代末已有用骨髓静脉或髓内输注治疗贫血。骨髓移植（bone marrow transplantation，BMT）实际是造血干细胞移植的一个类型。骨髓是很重要的造血器官之一，从幼年至成人骨髓造血经历不同的变化，随着年龄的增长，其造血范围也日趋减少。20世纪60年代，Goodmen等又证明鼠、狗、猿等哺乳动物和人的外周血液循环中存在着造血干细胞，虽然生理条件下数量很少，但随着各种造血细胞分离装置的相继出现与发展，动员或体外扩增可收集到大量造血干细胞，从而大大推动了外周血造血干细胞移植的研究和临床应用。近年来许多资料表明，胚胎肝、脐带血中也有丰富的造血干细胞，增加了造血干细胞来源的渠道。

人类首次进行造血干细胞移植是在1939年，一名再生障碍性贫血受者接受其血型相同兄弟的骨髓，结果未成功。1965年，一例急性淋巴细胞白血病受者在放、化疗后接受6个血缘供者的骨髓，获得成功。此后异体骨髓移植（allogeneic bone marrow transplantation，Allo-BMT）技术开始飞速发展。为克服供者不足的困难，20世纪70年代开展了自体骨髓移植（autologous bone marrow transplantation，Auto-BMT）和胎肝移植。20世纪80年代中期开展了自体和异基因外周血干细胞移植（peripheral blood stem cell transplantation，PBSCT）。由于外周血干细胞移植物受肿瘤细胞的污染少，造血重建快，受者感染和出血的危险减少，抗生素和血制品的使用量也有所下降。对于骨髓已受肿瘤浸润的受者，是一个新的、安全的干细胞来源。同时对供者而言，采集干细胞不须麻醉与多部位穿刺，比较安全，易被接受。1989年Gluckmsn成功地进行了首例脐血移植（cord blood transplantation，CBT），又开辟了移植所需的造血干细胞的新来源。脐血移植的基础研究和应用也受到了越来越多的重视，许多国家都建立了脐血库。

四、造血干细胞移植的分类

输注足够量的造血干细胞是造血干细胞移植后重建造血和免疫功能的关键因素。造血干细胞移植可以根据造血干细胞的来源、免疫学、血缘关系、预处理方案、HLA配型进行分类。

1. 根据造血干细胞的来源分类　脐血移植、骨髓移植、外周血干细胞移植。

2. 根据免疫学分类　自体移植、同基因移植、同种异基因移植和异种移植。

3. 根据血缘关系分类　非血缘性（unrelated）移植和血缘性（related）移植。

4. 根据预处理方案分类　清髓移植（myeloablative transplantation）和非清髓移植（non-myeloablative transplantation or mini transplantation）。

5. 根据供者与受者之间 HLA 相配的程度分类　可分为 HLA 相配移植（HLA-matched transplantation）、HLA 半相合移植（HLA-haploidentical transplantation）和 HLA 不配移植（HLA-mismatched transplantation）。

（王颖莉）

第二节　造血干细胞移植技术

一、造血干细胞移植的适应证和禁忌证

（一）造血干细胞移植的适应证

1. 遗传性疾病　不宜采用同基因移植或自体移植，而应采用同种异基因移植。适应证如下。

(1) 重症珠蛋白生成障碍性贫血、范科尼贫血（Fanconi anemia）等。

(2) 免疫缺陷病：重型联合免疫缺陷病、威斯科特-奥尔德里奇综合征（Wiskott-Aldrich syndrome，WAS）等。

2. 获得性疾病

(1) 非恶性疾病：同基因移植的合并症最少，若有供者，宜首选同基因移植，其次才是同种异基因移植。适应证如下。

1) 重型再生障碍性贫血（severe aplastic anemia，SAA）。

2) 重症放射病。

3) 难治性自身免疫性疾病：系统性红斑狼疮、多发性硬化、多发性皮肌炎等。

(2) 恶性疾病：恶性疾病处于进展性疾病状态者宜首选同种异基因移植，以获得移植物抗肿瘤效应。适应证如下。

1) 预期超过 50% 复发率的急性白血病。成人急性白血病和儿童高危急

性淋巴细胞白血病应在首次缓解期进行移植，儿童标危急性淋巴细胞白血病则应在第二次缓解期进行。对未缓解或复发的患者进行移植效果较差，但移植可能是患者最好的选择。

2）骨髓增生异常综合征（myelodysplastic syndrome，MDS）、多发性骨髓瘤（multipie myeloma，MM）、预期超过 50% 复发率的恶性淋巴瘤等血液肿瘤。

3）对放、化疗敏感的某些实体恶性肿瘤，如乳腺癌、神经母细胞瘤、卵巢癌等。

（二）造血干细胞移植的禁忌证

1. 有严重的精神病。

2. 有严重的心、肝、肾、肺功能不全。

3. 有不能控制的严重感染。

4. 合并其他有致命危险的疾病。

5. 受者年龄超过 65 岁。

二、造血干细胞移植的时机

（一）治疗机制

对肿瘤和白血病受者的造血干 / 祖细胞同种异基因移植除了造血重建外，还产生移植物抗宿主肿瘤的免疫反应（移植物抗白血病或移植物抗肿瘤），它是一种抗肿瘤的免疫治疗（immunotherapy），可减少白血病和肿瘤复发。通常只有同种异基因的造血干 / 祖细胞移植才可产生移植物抗白血病和移植物抗肿瘤，同时也能发生移植物抗宿主病。Ⅲ/Ⅳ度急性移植物抗宿主病死亡率非常高。移植物抗宿主病和移植物抗白血病 / 移植物抗肿瘤的发生原理基本相同。在同种异基因移植中，虽然部分未发生移植物抗宿主病的受者也可能发生移植物抗白血病，然而在未发生急性移植物抗宿主病的受者中，白血病复发率是发生急性移植物抗宿主病受者的 2 倍。同种异基因移植花费大，合并症多，风险高，但复发率相对低。

自体造血干细胞移植实质是在干细胞支持下的大剂量放、化疗，在最大限度地杀伤肿瘤细胞后，重建被放、化疗损伤的造血和免疫功能，可用于治疗各种放、化疗敏感的实体瘤、淋巴瘤、白血病以及自身免疫性疾病。自体造血干细胞移植一般不发生移植物抗宿主病，合并症少，较安全，花费也低。但因没有移植物抗白血病，复发率较高。自体造血干细胞移植其供者和受者都是受者自己，只要身体能承受大剂量放、化疗就可以接受自体造血干细胞移植。

（二）治疗时机

造血干细胞移植经过半个多世纪的发展，目前还远没有达到尽如人意的地步，现阶段仍有许多问题需要解决。因此如何根据受者的年龄、病情选择合适的供者，又如何结合受者的病情和供者的类型选择移植的时机等问题是我们面临的难题。

现在一般认为如果没有禁忌证，则造血干细胞移植宜在病程尚未进入后期时进行。因为肿瘤细胞在疾病发展过程中随时都可能产生耐药，此时，不但药物疗效差，造血干细胞移植的疗效亦较差。此外，在疾病后期，肿瘤细胞的负荷大大增加，受者的一般情况亦下降，从而增加了造血干细胞移植的难度与复发率，造血干细胞移植的平均费用亦会明显增加。因而，除了少数细胞遗传学与分子生物学检查证明预后较好的急性白血病［t(15; 17)，t(8; 21)，inv(16)］与慢性淋巴细胞白血病等惰性肿瘤，均应在第一次缓解后早期进行造血干细胞移植。年龄大的恶性肿瘤受者或自身身体条件限制不能耐受标准预处理强度的受者可以接受减低强度预处理（reduced-intensity conditioning，RIC）的非清髓性造血干细胞移植，但是其急、慢性移植物抗宿主病的发生率与传统移植类似，抗肿瘤作用弱，复发率增加，因此对于一些进展不快，增殖速度慢，且对免疫治疗敏感的疾病，如慢性粒细胞白血病、慢性淋巴细胞白血病、低度恶性淋巴瘤等可选用。

1. 选择最佳的供者和移植方式　对于无可进行同基因移植同胞的受者，如果病情不稳定，无法等待查询无关供者，又或者处于复发或高复发风险状态，需要立即进行移植治疗，那么单倍体移植应该是更合适的选择。但对于那些病情稳定的，无高复发风险的受者，如何选择合适的供者，在没有大规模的、令人信服的对比资料前，可根据各单位的移植条件和受者意愿进行综合分析。

2. 与其他治疗方式取得平衡　在造血干细胞移植逐步完善的同时，一些新的治疗方式也不断涌现，如何平衡两者间的关系，是患者和移植医生面临的新问题。最突出的是以伊马替尼为代表的酪氨酸激酶抑制剂治疗慢性粒细胞白血病的巨大成功，撼动了造血干细胞移植作为治疗慢性粒细胞白血病的绝对地位，使得1999年以后慢性粒细胞白血病移植受者的数量显著下降。干扰素和STI571（伊马替尼）国际随机研究（International randomized study of interferon and STI571，IRIS）试验的5年杰出疗效更使得“伊马替尼作为几乎所有初发慢性粒细胞白血病受者的一线治疗”这一观点得到了广泛的认同。美国国家综合癌症网络（National comprehensive cancer network，NCCN）指南推荐将造血干细胞移植用于伊马替尼治疗无效的慢性期受者，或加速期、急变期的受者。

现阶段对于造血干细胞移植治疗在大力推广规范化和标准化的治疗模式，但随着供者来源问题的解决，每个受者将有更大的选择空间，而移植技术的不断完善，新的可靠的疾病状态监测手段的出现，完全有可能做到在移植前根据受者的疾病种类和疾病状态选择合适的供者、适当的移植时机、制订适宜的移植方式（传统移植 / 减低强度预处理的移植）。而对于恶性血液病受者，则根据移植前的疾病状态，进行复发风险度的分层，移植后再根据疾病残留标志的检测，决定干预的时机和方式。所有这些都将为迎接真正意义上的个体化移植方案时代的到来做好准备。相信随着这些难点的克服，造血干细胞移植必将迎来一个发展的新纪元。

（三）影响因素

1. **移植受者的病情**　由于肿瘤细胞对放、化疗不敏感或耐受是造血干细胞移植后病情复发的主要原因。一般从诊断到移植时间越长，疾病处于进展期的受者疗效越差。

2. **年龄**　年龄是影响移植疗效的一个因素，受者年龄大于 40 岁疗效差。

3. **预处理方案**　移植后疾病复发与预处理方案有一定关系，如何选择最佳方案，如何降低预处理毒性反应，是需要考虑的影响因素。

4. **HLA 配型程度**　移植物抗宿主病的发生与 HLA 配型程度密切相关。

5. **移植物的质量**　造血干细胞移植后受者的造血功能恢复或重建速度与输入的移植物的质和量有关。骨髓移植时移植物采集的时机和采集的量、骨髓冷冻技术和骨髓净化程度影响受者的生存质量；外周造血干细胞动员的方法、采集的时机、采集技术与移植的成败有关。

三、造血干细胞移植受者的评估

（一）手术时机的评估

1. 受者病情稳定，无禁忌证。

2. 体格检查基本正常，眼科、耳鼻喉科、口腔科、外科会诊，排除全身感染灶及其他疾患。

（二）实验室检查

1. 行血常规、尿常规、大便常规、网织红细胞计数。

2. 骨髓检查。

3. 骨髓活检、染色体检查。

4. 血液生化检查。

5. 病毒检查，包括巨细胞病毒、人类免疫缺陷病毒抗体检查。

6. 免疫功能检查。
7. 胸部X线检查、肺功能检查。
8. 心电图，必要时做超声心动图。
9. 凝血和溶血检查。
10. ABO血型及亚型鉴别。

（三）心理评估

1. 了解受者的心理状态。
2. 有无心理障碍。
3. 受者及家属对移植风险的承受能力情况。

（四）支持系统

支持系统即家庭、社会的支持情况，包括经济状况等。

四、供者的选择

造血干细胞移植是治疗血液系统恶性疾病和部分非恶性疾病有效的乃至唯一的根治手段。寻找到造血干细胞的供者是成功进行造血干细胞移植的前提。

为了选择异基因造血干细胞移植的适当供者，至少要考虑HLA组织相容性的四个方面（表6-1）。HLA是一种人的异种异体抗原，是个体性的标志，表示细胞是“自我”或“非我”的，它的抗原是人类6号染色体短臂p21区上一系列紧密相连基因复合体编码的细胞膜分子。从双亲向子代通过单体型遗传，因此父/母与子女之间的HLA一半相同，兄弟姐妹间约1/4机会相同或不同。目前已发现的HLA基因包括3个区域（Ⅰ、Ⅱ、Ⅲ类），仅Ⅰ、Ⅱ类基因约32个，其等位基因超过155个，因此HLA的表型相当复杂和庞大，推测至少在4×10^{18}以上，远超整个地球人口的总和，因此在无血缘关系的人群中找HLA完全相合者几乎是不可能的。

表6-1 不同供者与受者之间组织相容性相合关系

供者来源	HLA抗原	HLA抗原亚型	HLA之外的MHC	次要位相合
同卵孪生同胞	=	=	=	=
相合同胞	=	=	=	概率为25%
HLA部分相合亲属	=	≠	≠	概率≤25%
HLA表型相合无关供者	=	≠	≠	≠

自体造血干细胞移植的供者是受者本人，一般不存在HLA差异而引起移植物排斥反应的可能，主要的问题是移植中应不含缺陷的造血干细胞，包括已恶变的肿瘤细胞或遗传性基因缺陷者。如白血病受者，应在化疗诱导完全缓解后，其骨髓中绝大多数为正常造血细胞时采髓，同时还要在体外对其中含有的残留肿瘤细胞进行有效净化后方可在移植后减少白血病的复发。

供者选定后，除了HLA配型、混合淋巴细胞培养等外，通常还应做健康检查，包括血及骨髓常规、ABO血型及亚型鉴别、红细胞同工酶、肝功能、肾功能、血清病毒学检查等。

近十年来造血干细胞移植的重要进展之一是造血干细胞来源的多元化。异体造血干细胞移植的干细胞来源有四种：同基因同胞、家庭成员、非血缘关系自愿供者及脐带血。除脐带血外，造血干细胞可取自骨髓或外周血。对于每个个体，何种来源的干细胞最佳，迄今仍为异体干细胞移植最难的决定之一。选择原则依据来源的可能性和疾病的种类。

1. 同胞HLA基因相合供者　可通过三个HLA抗原HLA-A、HLA-B、HLA-DR的检测得以证实。HLA配型完全相合的健康同胞是供者来源之首选，然而，仅有大约25%的受者能找到HLA基因相同的同胞供者。

2. HLA单倍体移植模式　该模式很好地解决了HLA不合移植受者对造血干细胞的排斥反应及移植物抗宿主病问题，取得与同胞HLA相合及非血缘移植相当的疗效，彻底解决了造血干细胞来源问题。对于肿瘤性疾病，若HLA单倍体相合的供者与受者在基因型不同的HLA单倍体HLA-A、HLA-B、HLA-DR中有2~3个点表型相同，则总体生存率与HLA基因型完全相同的移植疗效相当，可作为供者。

3. 非血缘关系自愿供者　对无合适HLA相合同胞或家庭成员的受者，可选择HLA相合的非血缘关系自愿供髓者。造血干细胞移植找到HLA-A、HLA-B、HLA-DR完全相合的非血缘关系供者的概率随骨髓库、民族及受者HLA基因在人群分布频度而有差异。一方面是HLA分布的不均衡性及骨髓库不可能无限扩大；另一方面，非血缘关系自愿供者检查需一定周期，平均3~4个月，而有些受者病情不允许等待，因此限制了非血缘关系供者的应用。非血缘关系脐带血具有查询迅速、无须等待且HLA要求较低的优点，但量太少，成人用量不够。截至2024年3月31日中华骨髓库库容总计3 451 782人份，捐献造血干细胞例数总计17 232例，申请查询人数总计122 520人。

几乎所有受者均有至少一位HLA部分相合亲属供者，包括父母、子女、同胞或表亲。因此，HLA部分相合亲属供者造血干细胞移植长期以来一直受到广大医务工作者的高度重视。

五、预处理及预处理期间的护理

(一) 定义

造血干细胞移植前,受者须接受一个疗程的根治剂量化疗,有时再加上大剂量放疗,这种治疗称预处理。

根据预处理方案是否含放疗,可将预处理方案分为两类:一类为含放疗的预处理方案;另一类为不含放疗的预处理方案。预处理的主要目的如下。

1. 清除体内残存的恶性细胞或骨髓中的异常细胞群的同时为正常干细胞的植入准备环境。

2. 抑制或摧毁体内免疫系统,使移植的造血干细胞不受排斥。目前常用的预处理方案其目的侧重各有所不同,白血病骨髓移植的经典方案包括大剂量环磷酰胺(cylophosphamide,Cy)和全身照射(total body irradiation,TBI)。

3. 为造血干细胞植入形成必要的“空间”。

(二) 预处理方案

1. 含放疗的预处理方案　此方案为全身照射 + 环磷酰胺(TBI+Cy),为经典的预处理方案之一(表 6-2)。

表 6-2　含放疗的预处理方案

方案	用法		
	处理措施	剂量	时间
TBI+Cy	Cy	1.8g/(m^2·d)或 60mg/(kg·d)	移植前 5、4 或 4、3 天
	TBI	600~1 400cGy	移植前 1 天

2. 不含放疗的预处理方案　此方案不含放疗,因而避免了放疗的副作用,如白内障、性功能障碍、儿童生长发育延迟等,而且免去了放疗所需的设备。常用的是白消安(busulfan,Bu)+ 环磷酰胺,为经典预处理方案之二(表 6-3)。

表 6-3　不含放疗的预处理方案

方案	用法		
	处理措施	剂量	时间
Bu+Cy	Bu	1mg/(kg·6h)	移植前(9 至 6 天共 4 天)口服
	Cy	50mg/(kg·d)	移植前(5 至 2 天共 4 天)静脉

（三）预处理治疗的不良反应

1. 两种预处理方案不同的不良反应

(1)含放疗的预处理方案：表现为腮腺肿大、皮肤红且有烧灼感。因使用环磷酰胺，部分受者可伴有出血性膀胱炎。含放疗的预处理还可诱发阑尾炎，腹部有明显的局部压痛、反跳痛。

(2)不含放疗的预处理方案：因未接受TBI，无腮腺肿大和皮肤烧灼感。因使用Bu代替TBI，受者可出现皮肤色素沉着及肝功能异常，小部分受者可因使用Bu而发生癫痫，应注意癫痫发作的先兆症状。

2. 两种预处理方案相同的不良反应

(1)全身表现：主要表现为发热。

(2)消化系统表现：所有受者均有不同程度的恶心、呕吐、食欲减退、腹泻等胃肠道反应，但因预处理方案不同，受者的表现可有很大差异。少数受者出现黄疸，部分受者生化检查氨基转移酶可升高。

(3)心脏表现：无论何种预处理方案，均为根治剂量，同时又因大剂量的输液使受者的心脏负荷加重，可表现为心悸、气短，少数受者可出现急性左心衰竭，若控制及时均可得到纠正。

(4)泌尿系统表现：受者可出现尿急、尿痛、镜下或肉眼血尿。一般病程不长，不会影响预处理的正常进行。

(5)中枢神经系统表现：由于某些化疗药物损伤脑神经，可引起头痛、头昏，也可由于血小板过低而出现脑出血。

(6)其他表现：所有受者均有脱发现象。

（四）预处理治疗的护理

1. 保护供者 若供者在受者预处理期间出现了意外，不能保证及时采集干细胞，那么等待受者的只有死亡。因此，为了保证受者在预处理完成后能立即回输供者的干细胞，给受者进行预处理的同时，保护供者安全，防止供者发生感染，保证采集过程按时进行尤为重要。术前护理人员应告知供者，其干细胞对受者的重要性。

2. 受者的护理

(1)放疗的护理：有部分受者预处理方案为大剂量化疗+全身放疗。在进行放疗前，应向受者详细讲解照射过程可能出现的不适，如何配合及注意事项，消除受者的紧张情绪，保证全身放疗顺利完成。在进行放疗时会有不同程度的恶心、呕吐、腹泻及咽喉部或食管黏膜炎。在照射前，给予镇静、止吐、禁食，避免在照射过程中因处理呕吐而停机，延长照射时间；口腔黏膜在照射后会有水肿、痰液分泌减少、口干等，照射以后进食少渣清淡饮食，忌食刺激性食物，保持口腔清洁；全身照射后因腮腺炎而出现的腮腺肿胀、疼痛，一般 2~3 天可自行恢复，严重者局部冰敷；全身照射后因中枢神经系统受照射影响，及照射使大量细胞破坏释放出蛋白进入血液，还可有不同程度的发热，照射期间鼓励受者多饮水，必要时物理降温。

(2) 心脏毒性：预处理中大剂量使用环磷酰胺是造成心脏毒性的主要因素，另外大量的液体输入也可导致心功能不全。在预处理期间，监测血压、呼吸、氧饱和度的变化；采用输液泵维持输液的速度，避免单位时间输入液体过多；安置心电监护，注意心率及心律的变化；观察受者有无心悸、胸闷、气促、咳嗽、咳粉红色泡沫样痰等症状；按医嘱定时予利尿剂，准确记录 24 小时出入量。

(3) 出血性膀胱炎：预处理中大剂量应用环磷酰胺可引起出血性膀胱炎。大剂量的环磷酰胺静脉输入，其代谢产物丙烯醛对膀胱黏膜有毒性作用，可致膀胱黏膜充血、溃疡，进而导致出血、局灶性坏死。此外，白消安以未分解的形式从尿中排出，也可损伤膀胱黏膜，临床表现为尿频、尿急、尿痛等膀胱刺激症状并伴有血尿，严重者可因血块过大堵塞尿道。使用美司钠可有效预防。因美司钠可与环磷酰胺的毒性代谢产物丙烯醛特异性结合，形成无毒的复合物经肾脏排出，从而避免对膀胱黏膜的损伤，但美司钠的半衰期为 1.5 小时，环磷酰胺的半衰期为 6 小时，因此，应在环磷酰胺使用后 0、3、6、9 小时或连续性静脉滴注美司钠。同时还要大量补液，鼓励患者多饮水，保证每日液体入量在 6 000ml 以上。因为肿瘤细胞大量破坏后释放出的核糖核酸易形成尿酸，应碱化尿液，保持 pH 值在 7.5 以上，尿量在 300ml/h，使代谢产物被稀释并迅速排出体外，减轻对尿道黏膜的损伤。

(4) 神经毒性症状

1) 大剂量白消安的应用：可以透过血脑屏障作用于中枢神经系统，诱发癫痫。在给受者使用大剂量白消安时，应细心观察受者的生命体征和意识状态，注意有无眩晕、心悸、肢体麻木、抽动等先兆，认真听取受者主诉，提高警惕，及早发现异常并及时给予相应处理，控制癫痫发作。在癫痫发作时，应立即采取紧急控制措施，以免自伤。立即松解受者的衣领和裤带，头偏向一侧，压舌板放在受者上下臼齿之间，防止咬伤唇舌等，并及时清除口鼻分泌物，遵医嘱给予地西泮等药物治疗。

2) 大剂量阿糖胞苷的应用：除有骨髓抑制、消化道反应、口腔炎等副作用外，还可出现神经毒性、消化道黏膜坏死等反应。为此，应注意评估受者是否有吞咽困难、失语症、复视、共济失调、个性改变、嗜睡、周围神经受累的表现。

(5) 口腔黏膜炎：口腔黏膜炎是造血干细胞移植受者最感痛苦的不良反应之一，超大剂量的细胞毒性药物对黏膜上皮细胞造成严重损伤，破坏正常口腔组织的更新，导致细胞再生和修复障碍，从而引起口腔黏膜炎，好发部位为舌、颊部、上颚、牙龈。因此，减少口腔黏膜炎发生对提高移植受者的生活质量，保证移植成功有积极意义。目前有多种方法预防口腔黏膜炎的发生。首先加强口腔的清洁护理，其次指导受者饮食宜富有营养、质软、少纤维，避免饮食过热、生硬、带刺或骨头食物，以免损伤口腔黏膜。口腔黏膜发生溃疡者，局部涂以碘甘油，并用碳酸氢钠漱口，改变口腔酸碱度。若疼痛影响进食，加利多卡因漱口，每日进行口腔护理。

(6) 饮食及消化道症状：预处理后受者会出现不同程度的恶心、呕吐、食欲减退、腹泻等胃肠道反应。在预处理期间规律、合理地使用止吐剂如昂丹司琼、格拉司琼，每次呕吐后及时清洁漱口，观察呕吐物的性状和量，及时清除呕吐物，减轻对受者的刺激；调整饮食，少食多餐。腹泻后用氯己定或聚维酮碘溶液清洗肛周，保持皮肤黏膜清洁。严重腹泻者，在排除感染因素后，可口服蒙脱石散、盐酸洛哌丁胺。还可辅以松弛疗法，指导受者全身肌肉放松，轻闭双目，双手自然放置，做深呼吸、长呼吸，连续 4~5 次 /min，间隔一段时间再重复，分散受者注意力以减轻反应。

六、造血干细胞移植技术与方式

(一) 造血干细胞移植技术

造血干细胞移植技术主要包括干细胞的鉴别、活性测定，干细胞采集、分离纯化、动员、扩增，干细胞保存，肿瘤细胞净化，干细胞改造以及干细胞操作专用仪器、材料和试剂的开发生产等。

输入足够数量的造血干细胞是移植成功的关键，主要注意采集和储存技术。造血干细胞可即采即输，亦可采集后超低温保存。造血干细胞可以采用程控降温（-196℃液氮保存）及 -80℃长期保存，两种方法均有良好的回收率，尤其是 -80℃保存简单易行，适合我国基层单位。4℃保存造血干细胞只适合72 小时内移植用。

(二) 造血干细胞移植方式

1. 骨髓的采集与处理

(1) 骨髓采集：同基因和异基因骨髓移植的供者在采髓前都要经过体检证明身体健康，无传染病。自体骨髓移植的采集要根据病情，如急性白血病患者，在取得完全缓解后再经过 3~4 疗程强化巩固治疗后方可采髓；实体瘤如尚未侵犯骨髓则可在放 / 化疗之前采集保存，已累及骨髓者需要经治疗后骨髓中查不到肿瘤细胞再采集。采髓要严格保持无菌操作，以免采髓部位感染或采出的骨髓被污染。先从双侧髂后上棘采髓，如采髓量不足再从髂前上棘采集。采出的骨髓用肝素抗凝。采髓总量以骨髓有核细胞计数：同种异基因移植至少应采 3×10^8/kg（受者体重）；自体骨髓移植的采髓量视骨髓是否进行体外处理而异，不加任何处理者采 1×10^8/kg（受者体重）即可，如分离单个核细胞冻存或做体外净化则须采（2~3）$\times 10^8$/kg（受者体重）以上。

（2）骨髓的体外处理：可分为一般处理及有特殊目的的处理两种。

1）一般处理：采出的骨髓中含有骨髓小粒，直接输注有引起栓塞的危险。用细针头过滤不仅费时费力，而且富含造血干细胞的小粒被丢弃实为可惜，可采用输血器过滤骨髓。

2）有特殊目的的处理：①为预防移植物抗宿主病，用单克隆抗体去除骨髓中的 T 淋巴细胞或从骨髓中分离出 $CD34^+$ 细胞供移植用。去 T 淋巴细胞骨髓移植后的排斥率和复发率均较高，而 $CD34^+$ 细胞剂量 $\geqslant 3 \times 10^6$/kg 时较易植活且复发率较低。此类移植主要用于有严重移植物抗宿主病的高危人群。②减少自体骨髓移植后的复发，对骨髓进行体外净化。造血系统恶性肿瘤完全缓解后，虽经数个疗程强化巩固治疗，骨髓中仍可能含有少量克隆源性瘤细胞，这些瘤细胞回输体内后可成为复发的源泉，这已被 Brenner 等用基因转染标记方法直接证明。体外净化就是利用瘤细胞和正常造血干细胞的生物学特性差异，通过药物、免疫、物理等方法及这些方法的联合，在体外选择性杀灭骨髓中的瘤细胞。

（3）骨髓的保存：同种异基因移植和同基因移植时骨髓随采随输，不须保存；自体骨髓移植采出的骨髓必须保存。保存的方法有冷冻和非冷冻两种。非冷冻保存一般将骨髓放于 4℃冰箱内，不须任何处理。冷冻保存是目前最常用的保存造血干细胞的方法。在低温中细胞代谢和各种酶的活动几乎完全停止，故保存的时间得以延长，而温度越低保存的时间就越长。造血干细胞在 −80℃可保存 1 年，而在 −196℃中则可长期保存。

（4）肿瘤细胞的净化：自体骨髓移植存在的主要问题是复发率高，移植物肿瘤细胞污染是其原因之一，因此，有必要对移植物进行体外净化。体外净化移植物的方法较多，主要有物理学、化学、免疫学等方法。

（5）造血干细胞体外扩增：一般常用的扩增体系是无血清悬浮培养、依赖基质细胞的培养。两种体系中加用不同的细胞因子，但一般都是对祖细胞的扩增，起始细胞变化不是十分显著。干细胞体外扩增还有待方法学的改进，达到对多能造血干细胞及早期祖细胞的扩增。将来，扩增 $CD34^+$ 细胞产生大量活化树突状细胞用于免疫治疗，扩增脐带血干细胞用于成人脐带血移植，尤其是用于基因治疗等研究结果将令人瞩目。

2. 外周血干细胞的动员和采集

(1)动员方法：为了从循环的外周血中采集足够的造血干细胞供临床进行造血干细胞移植，而采取的将造血干细胞从骨髓池驱赶到外周血中的过程或方法，统称为外周血干细胞动员。现在临床上应用的外周血干细胞动员方法主要有三种，即：骨髓抑制性化疗、造血生长因子的应用及骨髓抑制性化疗与造血生长因子联合应用。

(2)外周血干细胞的采集

1)采集方法：外周血造血干细胞的采集与成分血的单采方法类似，即用自动血细胞分离机采集外周循环血的单个核细胞组分。目前常用的自动血细胞分离机有非连续血流分流模式的及连续血流分流模式。分离时大多采用淋巴细胞分离程序，也有采用血小板分离程序。一般情况下行大静脉穿刺即可保证分离时的血流速度，外周静脉穿刺困难或血流速度不足时须做中心静脉穿刺。成人进行外周血造血干细胞单采时的血流速度为 50~60ml/min，多数情况下每次分离 3~4 小时，分离血液总容积 9~12 升(2~3 倍血容量)，依据情况连续每日或隔日单采。

2)采集的时机：①单纯化疗动员。通常在白细胞计数 $\geqslant 1.0 \times 10^9/L$ 时开始外周血造血干细胞单采，视恢复的速度决定连续或隔日采集，至白细胞计数达到高值或达到预期目的(如单个核细胞 $\geqslant 30 \times 10^8/kg$)时止。一般每疗程动员采集 3~6 次。近几年越来越多的学者提出以测定外周血中 $CD34^+$ 细胞含量来指导外周血造血干细胞采集更准确。②化疗与粒细胞集落刺激因子(granulocyte colony-stimulating factor，G-CSF)或粒细胞 - 巨噬细胞集落刺激因子(granulocyte-macrophage colony-stimulating factor，GM-CSF)联合动员。多数报告建议在白细胞计数 $\geqslant (2.0 \sim 5.0) \times 10^9/L$ 时开始采集，连续采集 3~5 次。也有个别报道建议白细胞计数 $\geqslant 10.0 \times 10^9/L$ 时开始外周血造血干细胞单采。最好还是以测定 $CD34^+$ 细胞水平来指导。③单纯用 G-CSF 或 GM-CSF 动员。采集时机比较固定，通常在应用 G-CSF 或 GM-CSF 的第 5、6、7 天进行采集。第 8 天后即使持续给予 G-CSF 或 GM-CSF，外周血中的 $CD34^+$ 细胞水平也将显著下降。

(3)外周血干细胞的纯化与保存：可用活化细胞分选术、免疫磁珠、免疫

亲和柱等方法富集 $CD34^{+}HLA\text{-}DR$、$CD34^{+}CD33^{-}HLA\text{-}DR$、$CD34^{+}CD38^{-}Lin^{-}$、$CD34^{+}Thy^{+}Lin^{-}$ 等早期干 / 祖细胞。干细胞纯化具有净化自体移植物、提高干细胞体外扩增及基因转导的效率、减少异体移植（尤其是 2~3 个位点不合的异体移植）移植物抗宿主病及移植排斥反应的发生等作用，对于难治性自身免疫性疾病可经干细胞纯化除去异常免疫细胞后行自体移植。

(4) 采集的安全性：动物实验和大量的临床资料表明，采集外周血造血干细胞的过程基本安全，对正常健康供者和恶性肿瘤受者都无严重不良反应。外周血造血干细胞单采中的严重不良反应有枸橼酸盐毒性反应，主要是由于分流血量较大出现低钙血症或低镁血症的症状，这可以通过在术中和术后适当补钙加以预防或治疗。低血容量可以通过中断单采过程及减低血流速度来避免。分离术后可能有一定程度的血细胞计数降低，大多波动在正常范围内，血小板减少较少见。其他可能的并发症包括静脉穿刺处及静脉导管感染等。随着造血生长因子的应用，外周血造血干细胞的动员效果明显改善，每次外周血造血干细胞单采的产率明显增加，获得足够外周血造血干细胞所须进行的单采次数相应明显减少，外周血造血干细胞单采的安全性更高。

3. 脐带血的采集及保存

(1) 胎盘娩出前的采集步骤：胎儿娩出后，在距胎儿脐部最近处结扎两处，从中间剪断脐带。胎盘残留于子宫内，与子宫相连的脐带经阴道下垂。在脐带断端的脐静脉充盈处用纱布仔细擦拭，清除血液及胎粪的污染，然后用聚维酮碘溶液充分消毒。在配有 16~19G 针头（或 8fr 导管）的 100ml 注射器（或 50ml 注射器）内加入 10ml 枸橼酸盐磷酸盐葡萄糖备用（枸橼酸盐磷酸盐葡萄糖可用酸性枸橼酸盐葡萄糖代替）。采血袋采血时，用含有枸橼酸盐磷酸盐葡萄糖（或酸性枸橼酸盐葡萄糖）的采血袋。用注射器刺入消毒部位的脐带，抽取脐带血。将脐带断端上举使脐带血反流至近胎盘处的脐带中，在脐带血存留的部位以上夹住脐带。将夹住的脐带仔细擦拭并用聚维酮碘充分消毒后，再次穿刺取血。用针帽封闭好采血的注射器，在室温或冰箱内保存。

(2) 胎盘娩出后的采血步骤

1) 采血准备：在采血台上铺消毒防水布，将采血的必要用具置于其上，放置好悬挂胎盘的架子。在采血袋上填写采血日期、采集单位名称、采血者姓名及其他必须填写的事项。在旋转器上放置采血袋并夹住试管备用。

2) 胎盘的处理：①将胎盘表面用 75% 的乙醇洗净、用纱布擦干后，悬挂在准备好的架子上。②在脐带上准备穿刺的部位，用含有消毒剂的棉棒擦拭消毒 2 次，每次不少于 15 秒；再次用消毒过的、含有乙醇的非纺织布擦拭胎盘表面，使其干燥。③穿刺及采集：推荐使用采血袋，也可使用注射器。

用采血袋时，穿刺部位消毒后迅速用采血袋（含有枸橼酸盐磷酸盐葡萄糖）针刺入脐静脉。通过试管使脐带血缓慢流入采血袋内。如果胎盘及脐带内仍有脐带血残留，在穿刺部位的上方固定针头，再次采血。但再穿刺只限1次。如脐带血流动停止则将试管固定。用注射器时，使用带有18G针头的100ml注射器（或50ml注射器，内含枸橼酸盐磷酸盐葡萄糖）迅速刺入消毒的脐静脉内、缓慢抽取。抽取完毕将针帽套上，倒转注射器混匀。

3）采血袋的处理：采血完毕后，将试管内的脐带血回收至采血袋内，然后封闭试管，或再次固定在采血袋附近的适当地方。

4）脐带血分离、冷冻保存及处理：收取脐带血的同时要确认母亲的血液标本、同意书及资料登记表。收取的脐带血要贴好标签以免与其他的血液标本相混。将采血袋或注射器称重、换算采集量并做记录。若采集量不足40ml，不要丢弃，获得知情同意后留研究使用。脐血袋或注射器内的脐带血充分混匀后，用注射器抽取10ml留检查使用，然后对脐带血进行处理，包括去除红细胞减少体积、细胞冷冻保存、HLA配型、干细胞培养、微生物检查等。

七、造血干细胞的输注

造血干细胞移植是目前治疗恶性血液病、实体瘤等恶性肿瘤最有效的方法之一。在移植过程中，造血干细胞的输注是极其重要的一个环节。确保造血干细胞顺利输注，避免或减少移植后并发症的发生，直接关系到移植的成败。

（一）造血干细胞输注前的准备

为确保患者能输注高质量且足够数量的造血干细胞、造血功能和免疫功能顺利恢复，必须做好造血干细胞输注前的准备，包括人员和物品的准备。

1. 经验丰富的护士。

2. 选择合适的静脉置管，如中心静脉导管、经外周静脉穿刺的中心静脉导管（peripherally inserted central venous catheter，PICC）等。

3. 用输血器输注造血干细胞，冻存的干细胞用葡萄糖注射液建立静脉通道，刚采集的干细胞用生理盐水建立通道。

4. 输注造血干细胞时可能发生不良反应，病室内应备好急救药品和急救物资。

（二）造血干细胞的输注方法

1. 冻存造血干细胞的融冻方法　液氮冻存的自体造血干细胞或脐带血，

在回输前均要进行造血干细胞的融冻。融冻过程必须在无菌条件下进行，经过两名工作人员核对造血干细胞标签，确认无误后，配合者从液氮罐中取出 –196℃ 冷冻保存的造血干细胞（此时，盛装干细胞的冷冻袋脆性极大，要避免碰撞或掉落），迅速放入 40℃ 恒温水浴中，操作者在水中快速摆动冷冻袋，使之在 1~1.5 分钟内解冻，以避免重结晶对细胞的损害。

2. 造血干细胞的输注包括骨髓输注、外周血造血干细胞输注和脐带血输注三种方法。

（1）骨髓的输注

1）自体骨髓的输注：①双人核对无误后解冻骨髓造血干细胞。②骨髓造血干细胞悬液解冻后，用无菌治疗巾包裹，快速传递到受者居住的百级层流病房，进行输注。③骨髓造血干细胞袋中加入 5ml 酸性枸橼酸盐葡萄糖保养液，并迅速摇匀，然后按密闭式输血法迅速输入干细胞。④输注速度 5~15ml/min，以受者能够耐受的速度输注，尽量减少骨髓液中的防冻液二甲基亚砜对骨髓造血干细胞的损伤。⑤每袋骨髓液输注完后，受者生命体征正常且无明显不适时，再融冻和输注下一袋骨髓造血干细胞。⑥输注第 3 袋前可稍休息 30 分钟，再融冻回输，以免体内二甲基亚砜浓度过高、刺激过强引起恶心等不适。

2）异体骨髓的输注：①采集的骨髓当天输注。② ABO 血型不相合，应先去除骨髓液中的红细胞后再输注。③输注前应先将骨髓袋倒置 10~30 分钟左右，使骨髓液中的脂肪颗粒上浮，每袋最后剩余的含脂肪颗粒的少量骨髓液弃去，以免输注过程延长和脂肪颗粒输注至受者体内后引起脂肪栓塞。④输注骨髓液前常规遵医嘱予地塞米松 5mg 或 10mg 静脉注射。⑤开始输注时速度宜缓慢，观察 15~20 分钟，无不良反应后再调整输注速度，60~80 滴 /min。一般情况下尽可能在 6 小时内输入受者体内，以免造成造血干细胞、祖细胞损失。⑥骨髓采集过程中应用肝素抗凝，故应在输注骨髓液的同时输入鱼精蛋白以中和肝素。一般情况下，50mg 鱼精蛋白可以中和 5 000U 肝素，由于鱼精蛋白与许多药物存在配伍禁忌，混合后溶液易混浊，因而须另建立一条静脉通道输入鱼精蛋白。

（2）外周血造血干细胞的输注

1）自体外周血造血干细胞的输注：①冻存的外周血造血干细胞，在回输前均须在无菌条件下进行融冻。②一般每袋外周血造血干细胞 30~50ml，尽可能在受者耐受的情况下快速输入，以减少外周血造血干细胞防冻液中二甲基亚砜对造血干细胞的损伤，输注速度为 5~10ml/min。③每袋外周血造血干细胞输注结束均用生理盐水冲洗空血袋 2 次，以便将残留在血袋内的造血干细胞全部输入受者体内。④其余方法同自体骨髓输注。

2）异体外周血造血干细胞的输注：①将采集好的异体外周血造血干细胞送至百级层流病房内，准备输注用物。②输入外周血造血干细胞时，需要留取0.5~1ml标本，做细胞计数，输前适当摇匀造血干细胞。③每袋造血干细胞输注结束均用生理盐水冲洗空血袋2次，以便将残留在血袋内的造血干细胞全部输入受者体内。④其余方法同输血。

（3）脐带血的输注：脐带血造血干细胞移植术根据情况可分为新鲜和冻存脐带血造血干细胞输注。

1）冻存脐带血造血干细胞输注：①脐带血经深低温冻存后，输注前需要在40°C的恒温水浴中解冻复温。②为减少输血反应，输注前静脉注射地塞米松2.5~5mg。③解冻后的脐带血以受者能够耐受的最快速度输注，按照密闭式输血法静脉输入。④经输血器快速过滤，5~10分钟内静脉输入，因冷凝集沉淀物的影响致输入不畅时，给予生理盐水稀释输入。⑤输注过程中，由专人守护在床旁，密切观察受者生命体征的变化。⑥脐带血输完后血袋用生理盐水冲洗并回输至受者体内，避免损失脐带血造血干细胞，脐带血全部输完后，立即予呋塞米20mg静脉注射。

2）新鲜脐带血输注：在常温下新鲜脐带血中造血干细胞活性降低，为保证造血干细胞活性，在脐带血采集后立即送实验室配型，核对好血型后用输血器以3~5ml/min的速度快速滴入。

（三）造血干细胞输注的注意事项

1. 进行造血干细胞的输注时必须严格无菌技术操作。

2. 输注冻存的细胞用5%葡萄糖注射液建立通道，输注结束后，用5%葡萄糖注射液冲洗管道。输注刚采集的干细胞用生理盐水建立静脉通道，输注结束后，用生理盐水冲洗管道，以防止造血干细胞黏附并保持细胞的正常形态。

3. 骨髓造血干细胞悬液输注过程中，应有专人守护在受者床旁。

4. 输注过程中密切观察受者的生命体征，当生命体征正常且无明显不适时，再准备输注下一袋造血干细胞。

5. 严密观察输注过程中有无不良反应，如疲乏、心悸、呼吸不畅、腰痛等不适，以免因短时间内输入大量胶体溶液，引起血压升高、少尿、血尿、心力衰竭等。

6. 冻存造血干细胞融冻后，注意观察冷冻袋有无渗漏。

7. 保存的造血干细胞悬液中混有二甲基亚砜，输注至受者体内后，从呼吸道排出，可闻及一种大蒜样的气味，此时应指导受者张口呼吸，不必紧张。

8. 输注第3袋前可稍休息30分钟，再融冻回输，以免体内二甲基亚砜浓度过高、刺激过强引起恶心等不适。

9. 造血干细胞输注结束后，可根据受者情况，遵医嘱予呋塞米20mg静脉注射以利尿。脐带血输注后，注意纠正酸中毒。外周血造血干细胞输注后，应遵医嘱及时补充钙剂，防止保存液中枸橼酸盐结合引起的低钙血症。

10. 回输结束后，遵医嘱输入高效广谱抗生素。

（毛　凌　王颖莉　张川莉）

第三节　造血干细胞移植受者的护理

一、移植前护理

（一）层流病房的准备

1. 定义　层流病房（lamiar air flow room，LAFR）是造血干细胞移植过程中环境保护的主要装置，其基本结构为高效过滤器，能清除99.97%以上的直径≥0.3μm的尘粒和细菌，从而使空气中浮游的微生物控制在一定范围内，使受者处于基本无菌的生活空间。

2. 层流病房的结构与布局　层流病房是先进的卫生型病房。层流病房应设在整栋大楼的最高层。层流病房由两大部分组成：完整的病房及空调净化机房。空调净化机房设置在病房房顶。层流病房设施齐全，布局合理，功能分区明确，主要由四部分组成。

（1）百级垂直层流病房：受者居住的区域，净化程度达100级，病室占地约15m^2，每间病室带有约6m^2的卫生间，病室内设有中央负压与供氧、输液天轨、电视机、电话和电视监护系统等设备。

（2）万级垂直层流过渡间：移植受者预处理前和恢复阶段白细胞计数>2.0×10^9以上时居住。

（3）十万级空气垂直层流区域：医护人员工作区（包括护士站、走廊、医护办公区）。

（4）探视走廊：为受者与外界的联系区，每个病室单元设有宽敞的铝合金密封玻璃，受者可与走廊内的家属隔窗通话，还可通过探视走廊的玻璃窗观看室外的景色与人流。

3. 主要技术参数　换气次数300~500次/h，风速0.35m/s，噪声低于40dB。值得注意的是，无论哪一种层流病房均不等于“保险室”，高效过滤器也不是维持空气洁净度的唯一条件，科学的管理与应用效果密切相关。护士应全面掌握设备的性能与正确的使用维护方法。管理中还应注意避免影响洁净度的各种因素，包括：①受者、医务人员自身带菌对洁净度的影响。②人员活动与服装对洁净度的影响。③环境、物品的无菌化程度与保持。④布局分区合理。⑤执行各项操作不违反无菌原则。在设备的维护方面应注意，当监测到空气含菌或含尘浓度明显增高时，应及时查找原因并检修。

4. 层流病房启用

(1) 启用前须彻底清洁、消毒。

(2) 开层流风机24小时。

(3) 环境（如空气）、物品的无菌化程度检测，合格后方可收住受者。

（二）受者的护理

1. 受者自身准备

(1) 清除全身感染病灶，治愈局部病灶：包括全身各系统的检查，尤其注意外阴、口腔、咽喉等皮肤黏膜处的感染病灶，感染未清除前，不可以进入无菌层流病房。

(2) 剃除头发，以防止预处理时头发大量脱落，造成不适感。

(3) 备皮，五官与体表皮肤净化处理。

(4) 持续口服肠道不吸收抗生素，全身预防性使用抗生素等。

(5) 进无菌饮食。

2. 受者进入层流病房前的准备

(1) 环境介绍：介绍层流病房的结构与布局并带领受者和家属到探视走廊实地参观。

(2) 人员介绍：包括主任、护士长、主管医生、主管护士、生活护理员。

(3) 移植流程的介绍：使受者和家属知道整个移植过程和每个阶段可能出现的问题及解决办法。

(4) 相关制度的宣传：介绍探视时间及送饭时间，并对受者及家属进行饮食指导。

(5) 仔细观察受者全身皮肤黏膜情况：包括口腔、眼睛、鼻腔、外阴、肛周及有无插管等。

3. 心理干预　受者进入层流病房前往往有焦虑、恐惧、抑郁、否认和怀疑心理，十分关注进入层流病房后即将进行的各种治疗和后果，以及需要注意哪些方面等问题，此时受者较易接受有益的指导。此阶段应让受者尽早熟悉主管的医护人员，了解层流病房内的环境和注意事项，向受者说明积极配合对移植成功的重要性，以增强受者配合治疗的主动性。主治医师通过家属、受者了解受者各方面的具体情况，有的放矢地对其进行耐心的启发和引导，介绍以往成功的案例，缓解其矛盾和恐惧心理，使受者坚定入层流病房治疗的决心和勇气。

4. 物品的处理

(1) 受者所有的衣服、帽子、口罩等能耐受高温的物品均用高压蒸汽灭菌法消毒。受者所需物品须提前准备好，经过消毒后方可带入层流室。

(2) 不能耐受高温的物品用浸泡法或臭氧、紫外线消毒法消毒。

(三) 供者的护理

骨髓移植供者的选择是极为重要的，关系到骨髓移植的方法、预处理方案、移植后的处理及预后等。造血干细胞移植除了同基因移植以外，异基因造血干细胞移植还须找到 HLA 配型相合的供者，同胞兄弟姐妹配型相合的概率为 1/4，另外，还有父母与子女之间的半相合移植。不论是同胞兄弟姐妹、父母还是无血缘关系供者，在移植前均应做相应的检查与准备。

1. 供者的选择　一般是在同胞兄弟姐妹或骨髓库中选择。应选择身体健康，没有遗传性疾病和传染性疾病，年龄在 18~45 岁者，做 HLA 配型。年龄越小，骨髓的质量越高，女性供者如在生育以后供髓，会由于机体免疫的改变，增加受者移植后移植物抗宿主病的发生概率。

2. 体格检查　为了保证干细胞的质量及供者和受者的安全，采集前须对供者的健康状况进行必要的检查，明确是否能作为造血干细胞供者进行捐献。首先要仔细询问供者有无心脏病、高血压、糖尿病、肺结核及肝炎病史，然后做常规检测（包括血常规、血型、尿常规、大便常规、肝功能、肾功能等检查）、心电图、胸部 X 线检查、乙型肝炎病毒、丙型肝炎病毒、梅毒螺旋体、人类免疫缺陷病毒、巨细胞病毒等检查。血型不合的供者做抗原抗体滴度检查，便于了解输注造血干细胞时发生溶血的严重程度，并为移植后血型转换提供参考。

3. 饮食与休息　供者在采集造血干细胞前进食高蛋白，富含维生素、铁、钙，易消化的食物，避免饮茶及进食辛辣刺激食物。采集前 1 天开始进食清淡少油食物。采集前 5 天口服钙片，以防在分离造血干细胞过程中因枸橼酸钠引起低钙血症。行骨髓造血干细胞采集，术前 1 天供者晚餐后禁食，术日禁饮水，以防术中恶心呕吐。术前晚安静休息，必要时口服助睡眠药。同时注意饮食卫生，限制供者外出，谢绝有传染性疾病的家属探视，将供者安排在单人房间，注意保暖，避免疲劳、感冒。

4. 应用动员剂的护理 外周血造血干细胞是存在于外周循环血液中的一种具有自我更新、分裂增殖和分化功能的细胞。正常生理条件下，外周血造血干细胞的含量极低，约占外周血单核细胞数的 1‰，不能满足移植的需要。经适当动员处理可提高至 10‰。因此，外周血造血干细胞的供者，必须经过处理才能采集到足够数量的造血干细胞。外周血造血干细胞动员方法采用“中国造血干细胞捐献者资料库”管理中心规定的外周血造血干细胞采集动员方案：粒细胞集落刺激因子 5~10μg/kg 皮下注射，持续注射 5 天。动员第 4 天开始每日检验血常规及 $CD34^+$ 指标，当 $CD34^+$ 达到 $(2\text{~}3)\times10^6$/kg 体重时，即可以通过外周血收集造血干细胞。应用粒细胞集落刺激因子术前动员可以有效地使骨髓或外周血造血干细胞扩增，但一般受者和健康人在使用重组粒细胞集落刺激因子时，可能出现一些不良反应。最常见的副作用是骨骼酸痛，供者多主诉腰骶部胀痛，这与动员后造血干细胞迅速增殖使骨髓腔压力增加有关。另外，还会出现失眠、烦躁、四肢肌肉酸痛、头部不定位疼痛、乏力、全身燥热、一过性体温升高等，轻者不必处理，充分休息，动员结束停药后可恢复正常状态，严重的给予对症处理，对健康基本无影响。

二、移植后护理

（一）全环境保护（total environmental protection，TEP）

造血干细胞移植作为治疗血液系统疾病和恶性肿瘤的有效手段，越来越多地运用于临床。由于受者在移植前都会接受超大剂量的放疗或化疗，致其骨髓造血及免疫功能严重受损，并发各种类型的感染几乎是不可避免的，层流病房的应用，使空间环境高度净化，大大减少了外源性感染的机会。众所周知，细菌与尘粒是共存的，虽然并非所有的尘粒都带有细菌，但空气中尘粒越多，菌落数也会相应增加。100 级 LAFR 的高效过滤器能清除空气中 ≥ 0.3μm 的细菌和真菌，但是 LAFR 没有灭菌功能。因此，在受者入住 LAFR 前，应对 LAFR 进行空气尘埃粒子监测，使其达到国家卫生标准的要求，合格后方能使用。对风口的初效过滤网进行清洗或更换，用消毒液擦拭房间墙壁、地面，彻底清洁整个环境后开风机通风，做空气与物品表面的细菌培养。受者进入 LAFR 的所有物品（包括被服、毛巾、书刊、卫生纸）均进行灭菌。全环境保护还包含人体环境的净化。体表部位如皮肤、眼、耳、口、鼻、咽部、肛周、会阴部及指 / 趾甲缝等与空气直接接触的部位，是微生物入侵机体的屏障；而体内的消化系统、循环系统、各组织器官及浆膜腔是内源性感染的主要场所。

1. 层流病房的应用　建立 LAFR 就是为了消除空气中的尘埃微粒和细菌，因此，进入层流病房的物品要易于高效灭菌或浸泡消毒，避免脱屑、脱粒。入室前彻底清除物体表面的微生物，防止其随着医务人员的活动或空气流动扩散而增加感染的机会。层流通风能有效地洁净空气，但不能去除物体表面的细菌。因此每天用含氯消毒液将室内地面、墙壁、物品及门窗彻底擦拭，室内物品尽可能少，进入层流室的物品要洁、污路线分开，并根据物品的性状和耐受性采取不同的消毒灭菌方法。凡能高压灭菌的物品（如被服、毛巾）可用高压蒸汽灭菌，其他可用紫外线照射、含氯消毒液浸泡或臭氧消毒。

2. 受者体表的无菌化护理　人体是一个重要的污染源，口腔、鼻腔、耳及肛周均是细菌入侵的门户。正常人每 1ml 唾液就有 6.3 亿细菌，体表有 1 亿 ~ 20 亿个皮屑，每天有 2 500 万个皮屑脱落，其中 5%~10% 带菌。因此，受者在入室前 1 天应剃去全身毛发，入室当天全身沐浴，尤其注意肛门、腹股沟、腋窝、脐部及会阴部清洁，更换消毒衣物。入室后护理措施如下。

(1) 口腔护理：每日早晚刷牙，餐后清水漱口，再用复方氯己定漱口液含漱 1~2 分钟。

(2) 眼睛护理：用 0.5% 卡那霉素或利福平滴眼液滴眼每日 4 次，以免因免疫力低下发生急性结膜炎，甚至眼睑周围的蜂窝织炎。

(3) 肛周护理：排便后及睡前用 1‰ 聚维酮碘清洗肛周，以预防肛周感染。

(4) 皮肤护理：每日沐浴，清除体表脱屑，更换衣物，以防止皮肤感染。

(5) 外阴护理：每日清洗外阴 2 次，男性受者清洗时注意洗净包皮及冠状沟处分泌物；女性受者清洗时注意洗净大小阴唇处分泌物，以防止外阴感染。女性受者月经期间，禁止坐浴，以防逆行感染。

3. 受者肠道净化　粒细胞缺乏的受者革兰氏阴性菌败血症常由肠道细菌引起，而放疗或化疗的毒性作用引起的肠道黏膜溃疡，更为细菌进入血流创造了条件。故而应进无菌饮食、口服肠道不吸收的抗生素，抑制小肠和结肠部位细菌繁殖，预防内源性感染。常用的药物有制霉菌素、庆大霉素、复方磺胺甲噁唑、氧氟沙星等。每餐进食的食物，经微波炉消毒后方可食用，未吃完的食物应丢弃，不能再次食用。

4. 医护人员自身净化　LAFR 因其特殊的环境，对医护人员也有特别的要求，以防止将室外病菌带入或本身排菌污染 LAFR。因此，所有人员须定期进行咽部和鼻前庭的拭子培养，带菌者治愈后方可进入。因为铜绿假单胞菌和金黄色葡萄球菌容易通过飞沫传播，患感冒、流感及传染性疾病的工作人员不能入内。同时医护人员还必须经常修剪指甲，更换衣服，每次入室须更换消毒的隔离服、口罩、帽子、拖鞋，用抗菌皂液清洁双手，经风淋室吹淋后进入层流病房，接触患者前后均应清洁洗手。一次入室人员不超过 3 人，查房、治疗、护理要合理安排时间，避免做大幅度动作。

5. 系统的微生物学监测　LAFR 启用以前须做空气尘埃粒子和物品的微生物学检测，符合要求方可收治患者。受者入室后，必须保持 LAFR 洁净度，每月进行空气检测 1~2 次，以判断全环境保护的效果。

（二）输血的护理

造血干细胞移植的供者，只需要 HLA 配型相合，身体检查符合要求，即便供受者血型不合，仍可进行造血干细胞移植。受者血型的转变可作为判断移植成功的指标之一。

1. ABO 血型次要不合　ABO 血型次要不合指供者具有与受者红细胞抗原起反应的血凝素。有人主张不必对骨髓事先做特殊处理，但这样的骨髓中毕竟含有一定量可与受者红细胞起反应的血凝素，可做血凝素效价测定来判断骨髓是否需要处理。特别是输入骨髓量较多时，用离心分离的方法去除血浆，骨髓的有核细胞数不会损失太多，输注也较安全。

2. ABO 血型主要不合　ABO 血型主要不合指受者具有与供者红细胞抗原起反应的血凝素。这类供者的骨髓在输注前必须经过处理，方法为从骨髓中去除红细胞或去除受者体内 ABO 系统的血凝素。前者操作安全、简便、经济，不足之处在于会有一定比例的造血干细胞损失。常用方法为重力沉降法，即在采集的骨髓中注入沉降剂，利用自然重力使红细胞自然沉降，多用羟乙基淀粉。还可用血细胞分离机去除骨髓中的红细胞。后者虽然可以避免干细胞的损失，但需要大量昂贵的血液制品或特殊设备，费用较高。

3. 输血的护理　由于受者在预处理阶段的大剂量化疗引起骨髓抑制，ABO 血型不合使受者红细胞系统生长缓慢，受者和供者血型不合引起少量溶血，因此，ABO 血型不合的干细胞移植受者贫血的时间要比 ABO 血型相合受者长。受者在不同阶段均会输注红细胞，在输注红细胞时应严格选择相应的血液制品，输注的血液制品应与受者当时的血型和血凝素相合，防止输血性溶血反应。

（1）ABO 血型次要不合者输血操作：在造血干细胞移植后，开始改输供者血型红细胞，而血小板和血浆则仍然用受者型，待受者的血型转变为供者血型后，改输供者血型血小板和血浆。

（2）ABO 血型主要不合者输血操作：如在造血干细胞移植前采用的是去除供者骨髓中红细胞的方法，那么在造血干细胞移植后受者输血时输受者血型红细胞，直至受者原血凝素消失后，再改输供者血型红细胞。血小板和血浆可在移植后即输注供者血型血小板和血浆。而采用清除受者体内的血凝素方法者，除用前述方法输血外，在早期就可以输注供者血型成分血，遇血凝素反跳发生溶血时，可暂时改为输受者血型或O型红细胞、供者血型或AB型血小板和血浆。

(3)输血的护理：移植后要定期监测受者血常规，了解红细胞、血红蛋白的情况，并结合临床症状和体征评估贫血的程度，必要时给予输血和吸氧。输血应使用不被受者血凝素破坏的红细胞和不带有其他血凝素的血小板浓缩液。从血库取血回科室后，先和主管医生共同查对受者和供者血型、血清凝集素变化以及血袋血型和血液成分。输血前再经过2人核对，仔细询问受者血型、输血过敏史。护士在操作过程中严格检查血液质量，认真核对受者输血日期、红细胞血型抗原和血凝素的变化是否与当日所输血液的红细胞血型抗原和血凝素相符合。检查血袋外观有无破损，有无漏液，血液颜色是否正常，有无血凝块、絮状物，血浆层有无气泡，检查采血日期、血液失效日期。严格掌握输注的各种血液成分，红细胞、血小板在输注前均用30Gy的γ射线照射，以去除血液中的T细胞。从血库取出的血小板应尽快输入。对造血干细胞移植后的受者在进行血型鉴定及交叉配血试验时应格外谨慎。必要时进行自体对照试验或血凝素效价测定。

(三) 半相合受者的护理

骨髓移植使血液系统恶性肿瘤的治愈概率大大增加，但是，无论是有血缘关系还是非血缘关系的供者，都必须与受者的人类白细胞抗原配型相合。目前我国许多独生子女，亲缘供者不足10%，而这部分亲缘供者HLA相合的概率为1/4，在骨髓库中找到相合供者的概率为1/10万，因此，半相合移植可以相当程度上解决没有供者的困境。

人类白细胞抗原基因群位于第6号染色体上，1条染色体等位基因为一个单倍体，它来自父亲或母亲，在HLA半相合移植中有3个位点不相合，由于HLA连锁的不均衡，有亲缘供者1~2个位点不相合，也属HLA半相合。半相合移植由于组织的不相容性，受者发生急性移植物抗宿主病的概率较全相合移植受者增加，而由于免疫重建延迟，各种感染的风险大大提高。护理中特别注意观察移植相关并发症的发生并做好相应的护理。

(四) 静脉置管的护理

造血干细胞移植受者在预处理期间需要输注大剂量的化疗药物，对周围血管刺激性较大，此外还需要大量补液，输注抗生素、环孢素、血液制品以及胃肠外营养，须置入中心静脉导管，常经锁骨下静脉、颈内静脉、股静脉置入中心静脉导管（CVC）或经外周静脉穿刺的中心静脉导管（PICC）。PICC 越来越多地应用于造血干细胞移植，相较 CVC 而言，PICC 可选择血管多，包括贵要静脉、肘正中静脉、头静脉，在可视化设备辅助下穿刺，成功率高，既可避免损伤局部动脉或发生血胸、气胸，穿刺后局部也容易压迫止血。穿刺前彻底清洁皮肤，穿刺时严格无菌操作，穿刺成功后行胸部 X 线检查以确认导管尖端位于上腔静脉。

不论哪种置管方式，能否长期应用，置管后的维护是关键。下面介绍静脉留置导管常见的并发症。

1. 导管堵塞　移植受者除了要输注一些治疗药物以外，还需要输入大量的骨髓液、红细胞、脂肪乳、氨基酸等，这些成分黏稠，尤其是环孢素易在管壁沉积，发生导管堵塞。为了保持导管的通畅，应在每次输液、给药、输血、输注全胃肠外营养前后用肝素液脉冲式正压冲管、封管。正确地冲管、封管可有效预防导管尖端小血栓形成而导致堵管。在每次输液前先回抽血液，观察导管是否畅通，若无回血，不能强行推注，先排除导管打折和体位因素；再抽无回血，确定是血栓栓塞，可用尿激酶进行溶栓。若是药物引起的导管堵塞，CVC 只能拔除，PICC 可行原位置换。

2. 导管脱出　多由导管固定不妥、颈部或上肢活动过度、外力牵拉引起。由于 CVC 是缝合固定的，患者应穿开衫，避免穿套头衫，输液时将导管尾端妥善固定，更衣时避免牵拉导管，更换敷料时应认真观察导管刻度并记录。PICC 多用导管固定器和无菌透明敷贴固定，置管后 24~48 小时第 1 次更换敷贴，以后每周更换 1 次，若发现敷贴卷边、潮湿或污染时，应及时更换，以免病菌侵入。更换敷贴时，应以导管入口处为中心，将敷贴从四周向导管入口处剥离。消毒后应待消毒液充分干后再贴新的敷贴。应避免使用乙醇消毒以防止导管损伤。导管的固定要因人、因部位而异，避免导管的任何部位成角，避免因受者手臂弯曲对导管造成损伤。每周更换肝素帽，如发现肝素帽有破损或血迹，应及时更换。一旦发现导管脱出，先判断导管能否继续使用，不能使用立即拔管或原位置换，不可再次回送入体内。

3. 感染　移植后受者由于免疫力低下，在导管维护及输液时应严格执行无菌操作，用消毒棉球以穿刺点为中心由内向外旋转消毒皮肤，并注意导管外露部分的消毒。保持局部清洁、干燥，敷料被污染时及时更换。每日观察穿刺部位有无红肿、渗血、渗液、疼痛、硬结及分泌物，穿刺处若有分泌物应及时做分泌物培养。每天监测体温，疑有导管相关性血流感染立即拔管。

（王凌云）

第四节　造血干细胞移植的免疫抑制治疗及护理

一、常用免疫抑制剂

造血干细胞移植常用免疫抑制剂见表 6-4。

表 6-4　造血干细胞移植常用免疫抑制剂

种类	商品名	给药途径
	钙调素抑制剂类	
环孢素 A	山地明	静脉、口服
环孢素 A	新山地明	口服
环孢素 A	Gengarf	口服
环孢素 A(改良)		口服
他克莫司	普乐可复	口服、静脉
雷帕霉素	雷帕明	口服
	激素类	
泼尼松	Deltasone	口服
甲泼尼龙	甲泼尼龙	口服
	抗代谢类	
硫唑嘌呤	Imuran	口服、静脉
吗替麦考酚酯		口服、静脉
环磷酰胺	Cytoxan	口服、静脉
	生物抗体类	
抗人 T 细胞 CD3 鼠单抗	Orthoclone 莫罗莫那 -CD3	静脉
抗胸腺细胞球蛋白	Atgam	静脉
抗胸腺细胞球蛋白	Thymoglobulin	静脉
抗 Tac 单抗注射液	赛尼哌	静脉
注射用巴利昔单抗	舒莱	静脉

二、免疫抑制剂的不良反应

免疫抑制剂的不良反应见表 3-7。

三、应用免疫抑制剂的护理

(一) 甲基泼尼松龙

大剂量甲基泼尼松龙可产生严重的消化道反应,护理中应注意观察有无感染、腹痛、呕血、便血等应激性溃疡的表现,有无其他各部位的出血倾向、水钠潴留及精神兴奋等不良反应。大剂量甲基泼尼松龙冲击治疗时,因其起效快、半衰期短,故应严格按医嘱定时用药。

(二) 环孢素 A

1. 严格掌握环孢素 A 的用法 环孢素 A 是预防和治疗移植物抗宿主病的首选药物,具有双向调节免疫的药理作用。环孢素 A 用量过大及血药浓度波动大时,副作用明显增加。因此,必须严格掌握环孢素 A 的适应证、剂量及给药时间,遵医嘱按时用药。生理盐水 45ml 加环孢素 A 250mg,持续微量泵泵入给药,泵入速度根据环孢素 A 血药浓度调节。

2. 环孢素 A 副作用的观察 主要为肾毒性,表现为血清尿素氮、肌酐增高。其次是胃肠道反应,表现为恶心、呕吐、畏食、腹痛、腹泻,还有血压增高、多毛症、肝功能失调、水肿等。

3. 饮食护理 给予低盐、低蛋白、低脂、低磷饮食。由于肠道对环孢素 A 的生物利用度范围为 10%~75%,故应在饭前半小时服用,并可利用牛奶、果汁、咖啡等饮料送服,既可减轻胃肠道反应,同时也增加环孢素 A 生物利用度,不鼓励受者多饮水。

4. 保护肝脏 临床观察及指标监测:①遵医嘱及时抽血监测血电解质、肝功能。②观察受者食欲,有无皮肤或巩膜黄染、腹痛、肝大等,测体重和腹围 1 次 /d。③按医嘱给予护肝药。

5. 职业防护 环孢素 A 对医护人员的职业危害在国内外早已引起注意。为了减少这种职业危害,护士在抽吸药液时应戴口罩、手套、帽子,小心谨慎,避免药液外溢;配制药物后洗手;配药产生的医疗垃圾应放于专用垃圾袋,封口后集中处理。

(三) 甲氨蝶呤

甲氨蝶呤的主要不良反应是口腔黏膜炎。因此,预防口腔感染是移植期间的重要护理工作。

1. 清洁刷牙　选择软毛牙刷坚持每日早晚刷牙，应注意刷洗牙齿内、外及各咬合面；刷洗舌及口腔黏膜，然后漱口。刷洗口腔切勿用力过大，防止损伤口腔黏膜。

2. 有效漱口　目的在于去除口腔内的残渣、污物及黏液，以便药物更好地发挥作用。含漱效果与漱口水用量、含漱的力量和漱口的次数有关。方法为先将水含在口腔内，使溶液能够充分接触牙齿、牙龈及黏膜表面，并反复冲击口腔各个部位，使残留在牙体沟裂、牙颈部、牙间隙等处的食物碎屑和部分牙垢得以消除，口腔内的微生物密度也相应地减少。

3. 含药液的漱口液的应用　含药液的漱口液的选择根据口腔 pH 值而定，于饭前、饭后、睡前与晨起交替含漱。

（四）霉酚酸酯

霉酚酸酯是高效选择性、非竞争性、可逆性的次黄嘌呤单核苷酸脱氢酶抑制剂，可抑制鸟嘌呤核苷酸的经典合成途径，对淋巴细胞具有高度选择作用。移植后成年人每日 500~1 000mg 分次口服，口服后迅速大量吸收，并代谢为活性成分霉酚酸。口服平均生物利用度为静脉注射的 94%。不良反应主要为胃肠道症状，如呕吐、腹泻等，白细胞减少症、败血症及感染发生率增加。消化道反应严重时，给予清淡易消化饮食，少量多餐，鼓励受者进食，必要时予镇静剂、止吐剂。受者呕吐后及时清洁漱口，观察呕吐物性状及量。

（五）抗淋巴细胞球蛋白

抗淋巴细胞球蛋白是用人淋巴细胞免疫马、兔等动物后从动物血清中分离纯化而成。可与人淋巴细胞结合，阻断被结合的淋巴细胞识别抗原，在补体作用下，使淋巴细胞溶解，抑制以 T 细胞为主的细胞免疫，也可抑制抗体生成，用于临床造血干细胞移植抗排斥反应。ALG 的不良反应主要为变态反应。

（六）抗胸腺细胞球蛋白

抗胸腺细胞球蛋白是用人胸腺细胞免疫动物后从动物血清中分离纯化而成，主要抑制 T 淋巴细胞。其作用、用途及不良反应与抗淋巴细胞球蛋白相似。

四、健康指导

向受者及家属介绍康复过程的有关知识，如排斥反应的临床表现、服用抗排斥反应药物的注意事项、定期监测血药浓度及肝功能和肾功能等。教会受者自己测量体温、体重，注意休息，增加营养。由于造血干细胞移植破坏了人体免疫机制，加之长期应用免疫抑制剂，受者抵抗力低下，故应特别注意个人卫生，预防感染，避免感冒，少去或不去公共场所。告诉受者若出现不确定的情况，随时与医生联系。

（毛　凌）

第五节　造血干细胞移植主要并发症的观察及护理

造血干细胞移植并发症主要与大剂量的化疗和放疗的毒性作用有关，同时也和造血功能及免疫功能受抑制有关。主要包括：①放疗、化疗早期毒性作用，如恶心和呕吐、口腔黏膜炎、腹泻、出血性膀胱炎（hemorrhagic cystitis，HC）、再生障碍性贫血（合并感染、出血）、脱发、腮腺炎等可逆性不良反应；间质性肺炎（interstitial pneumonia，IP）、肝静脉闭塞病（hepatic venous occlusive disease，HVOD）、充血性心脏病等致死性不良反应。②移植失败。③急性和慢性移植物抗宿主反应。④原发病复发。

医护人员应采取恰当的治疗和护理措施，以避免或尽可能减轻并发症的发生。在这里，着重介绍感染、间质性肺炎、肝静脉闭塞病、出血性膀胱炎、急性和慢性移植物抗宿主反应的观察与护理。

一、感染

感染是造血干细胞移植的常见并发症。感染可发生于移植后早、中、晚期，与宿主防御功能受损有关。造成感染的主要因素有：①超大剂量化疗、放疗造成的黏膜炎和皮肤损伤使机体非特异性防御功能受损，移植后口腔黏膜炎的发生率约为75%，成为感染入侵的门户。②移植早期粒细胞缺乏。③淋巴细胞缺乏和低免疫球蛋白血症，机体细胞免疫和体液免疫功能受损。④急、慢性移植物抗宿主病。⑤中心静脉导管的广泛使用等。尽管造血干细胞移植前后采用全环境保护和预防性使用抗生素，感染仍无法避免。异基因造血干细胞移植由于免疫重建延迟，长期使用免疫抑制剂和持久的低免疫球蛋白血症，合并各种类型的感染较自体移植更为多见和严重。90%的受者移植后出现发热，以原发灶不明的感染最常见。不到半数受者有明确感染，包括细菌、真菌、病毒及其他病原体感染。自体移植的感染死亡率为0.8%，异基因移植则高达11.2%，是移植后早期死亡的主要原因之一，可占移植后早期死亡的62.5%，其中真菌感染为首要死因。

(一) 细菌感染

细菌感染为造血干细胞移植后最常见的并发症，常见的致病菌有凝固酶阴性的葡萄球菌、甲型溶血性链球菌和肠道革兰氏阴性杆菌。近10年来由于移植后黏膜炎、预防性使用喹诺酮类抗生素和中心静脉导管的使用，革兰氏阳性球菌感染增加，占细菌感染的半数以上，以表皮葡萄球菌感染最常见。异基因移植、慢性移植物抗宿主病为肺炎球菌败血症发病的高危因素，预处理方案含全身照射的自体移植受者的感染危险性亦增高。具有这些高危因素的受者应接受终生的预防治疗，青霉素可以减少致死性肺炎球菌感染。尽管移植受者细菌感染率高，但由于采取了有效的预防和治疗措施，造血干细胞移植相关的细菌感染死亡率相对较低。进行造血干细胞移植的受者应采取严格的预防感染措施，移植前进行有效的灭菌措施，清除潜在的感染性病灶如龋齿、肛瘘、疖等，通过皮肤消毒、肠道清洁等清除内源性细菌。粒细胞恢复前给予全环境保护，医护人员接触受者时遵守消毒隔离制度。

感染的预防性用药常用环丙沙星500mg，口服，每日2次，或甲氧苄啶/磺胺甲噁唑160/800mg，口服，每日2次。粒细胞集落刺激因子和粒细胞-巨噬细胞集落刺激因子可以缩短粒细胞缺乏期，提高粒细胞、巨噬细胞功能，但对于能否减少细菌或真菌感染看法不一。移植后受者一旦出现无其他原因发热，在寻找病灶和做病原学检查的同时积极抗感染治疗。先选用广谱抗生素静脉给药，如半合成青霉素(哌拉西林/他唑巴坦等)、三代头孢菌素(头孢他啶等)或亚胺培南，可加用氨基糖苷类抗生素，怀疑球菌感染则加用万古霉素。病原体明确后可根据药敏试验结果选择敏感抗生素。72小时体温不降者，病原体不明，应给予经验性抗真菌治疗。

(二) 真菌感染

接近半数的受者在移植过程从口咽或粪便中分离出真菌。受者粒细胞和淋巴细胞缺乏、正常菌群失调及免疫抑制剂尤其是糖皮质激素的使用，使深部真菌感染的发病率增加。尽管可预防性抗真菌治疗，但明确的深部真菌感染达2.1%~14.3%，异基因移植真菌感染的发生率为自体移植的3倍，无关供者移植更高，有报道达35%。目前，巨细胞病毒感染得到有效控制后，深部真菌感染成为移植合并感染的主要死因。自体移植合并真菌感染的受者死亡率达48%，异基因移植受者则高达73%。常见的真菌感染为念珠菌和曲霉菌感染，曲霉菌感染的预后较念珠菌差。其他真菌感染如隐球菌、毛霉菌等随着预防性抗真菌药的使用，发生率较前减少。

念珠菌感染以内源性感染为主。预防性使用抗真菌药不能完全清除体内的念珠菌。移植前口服两性霉素B或氟康唑的部分受者，仍可从粪便、口咽和尿路分离出念珠菌。口腔黏膜的局部感染和肠道感染相对多见，严重的吞咽困难要注意真菌性食管炎。严重的念珠菌感染多见于肺部感染，少数出现全身播散性感染。念珠菌肺炎表现为高热、咳白色泡沫黏痰、气促，胸部 X 线检查表现为双肺结节影或融合的大片浸润影，痰培养见念珠菌。部分受者缺乏典型的症状体征，诊断多为经验性，抗生素治疗无效的发热应怀疑真菌感染。

曲霉菌的感染途径为吸入曲霉菌孢子，以外源性感染为主。院内曲霉病的发生率与环境（空气、病房）的真菌污染程度密切相关。使用抗真菌药清除体内病原体和全环境保护有助于预防感染。3%~11% 的造血干细胞移植受者发生深部曲霉病，死亡率高达 60%~90%。肺部是曲霉菌最常见的感染部位，其次为中枢神经系统，极少数累及肝、肾。69% 的曲霉菌肺炎受者胸部 X 线检查典型的表现为肺部结节影或团块影，可伴有空洞，但早期胸部 X 线检查常为阴性，痰培养和支气管灌洗液检查阳性率低，早期诊断困难，细针穿刺活组织检查仍是确诊的主要手段。近年来非损伤性检测方法取得一些进展。血清抗原检测在疾病早期敏感性较低，酶联免疫吸附试验（enzyme linked immunosorbent assay，ELISA）检测阳性结果的敏感性和特异性为 15 天内（4~233 天）。巢式 PCR 检测血清 DNA，一次阳性结果的敏感性和特异性为 100% 和 79%，检测阳性距受者死亡的中位时间为 36 天（3~248 天）。大部分受者在确诊曲霉病时已是疾病晚期，因此经验性治疗尤为重要，胸部 X 线检查结果提示该病时应积极治疗。两性霉素 B 仍是治疗曲霉病的首选药物，但在严重免疫抑制的受者中，完全有效率仅 25%。

目前有多种抗真菌药用于预防真菌感染，常用的药物有伊曲康唑、氟康唑、酮康唑、两性霉素 B、两性霉素 B 脂质体等。两性霉素 B 和伊曲康唑对念珠菌和曲霉菌均有效，氟康唑和酮康唑对曲霉菌效果差。抗真菌药的选择、用量、给药途径及使用时间尚无统一的标准用法，可从粒细胞降低前 1 周起用至粒细胞恢复，对异基因移植或有其他真菌感染高危因素的受者延长用药时间。

（三）感染的预防

1. 心理护理　移植前正确的心理评估是做好心理护理的基础，早期与受者及家属沟通交流，了解受者生活习惯、个性特点、文化背景及对健康问题的理解，弄清受者需要哪些方面的教育，努力促成指导、参与、合作的护患关系。向受者讲解预防早期感染的重要性，使其配合日常护理。尤其是移植前期，因躯体和心理承受着巨大的痛苦，受者多有紧张、恐惧心理，表现出消极对抗、烦躁、易怒等情绪，护理人员更要有足够的爱心和耐心，去鼓励受者，安慰受者，帮助他们渡过难关。

2. 基础护理

(1)饮食护理：鼓励受者食用高蛋白、高维生素、营养丰富的食物，饭菜和饮料须新鲜，烹熟再经微波炉消毒后食用，不可过烫或过冷，餐具每次也同时消毒。

(2)口腔黏膜护理：移植前请口腔科会诊，彻底检查口腔情况，清洗牙石，拔除残牙，修补龋齿，治愈口腔疾患后方可进行移植。讲解漱口的重要性，引起受者的重视，增加漱口次数，延长漱口液与黏膜的接触时间。口腔护理前护士须认真观察口腔有无黏膜发白及出血点、牙龈有无肿胀、舌面有无发红、硬腭有无破损，以便给予及时的治疗和护理。如有溃疡，观察其面积和深度，并询问受者有无疼痛感。

(3)眼、耳、鼻护理：用氧氟沙星、利福平滴眼液交替滴眼鼻，0.2% 聚维酮碘溶液清洁耳道，用生理盐水棉签清洁鼻腔，并嘱受者不抠鼻，避免鼻出血。

(4)肛周护理：如肛周皮肤已出现发红现象，可用鞣酸软膏轻轻涂抹于肛周，保持肛周皮肤清洁干燥。每周对受者鼻前庭、口咽部、肛周、会阴、深静脉置管处做细菌培养，以便及时发现问题，及时处理。

3. 全环境保护　每天对病房进行空气消毒，室内桌面、床头、墙壁、地面每天用 1∶1 000 有效氯擦拭。接触受者时要用灭菌洗手液洗手。一旦发现工作人员有严重的上呼吸道感染或传染病应禁止入无菌层流病房。

4. 用药护理　所有口服药片必须经紫外线消毒，两面各照射 30 分钟。配制药液时须认真核对，戴好无菌手套，抗生素使用时间严格按照医嘱。

二、间质性肺炎

间质性肺炎是造血干细胞移植后的一种严重并发症。间质性肺炎的发生与放疗照射、病毒感染、肺孢子菌感染、移植物抗宿主病等有关，主要为巨细胞病毒感染。巨细胞病毒是一种 DNA 疱疹病毒，在所有病毒感染导致的死亡中死亡率最高。由于移植受者接受大剂量的放疗、化疗和移植后的免疫抑制剂治疗，在移植后的前 4 个月免疫功能低下，有 40%~60% 的受者发生巨细胞病毒感染，主要表现为间质性肺炎，死亡率高达 85%。肺孢子菌是一种长为 5~7μm 的囊状病原体，婴幼儿先天性或继发性免疫缺陷病及肿瘤化疗后免疫低下受者特别容易感染此菌，通常侵及肺部，引起间质性肺炎。造血干细胞移植受者移植后前 3 个月内免疫功能明显低下，肺孢子菌所致的间质性肺炎发生率为 10%~20%。异基因造血干细胞移植后间质性肺炎发生率为 10%~40%，是移植相关死亡的主要原因之一。

(一) 临床表现

异基因造血干细胞移植后间质性肺炎大约在移植后 7~10 周发生，约 90%

的病例发生在移植后 6 个月内。部分受者先有发热，早期无咳嗽或仅轻度咳嗽。之后大多数受者有轻度到中度咳嗽，干咳或有少量非脓性痰液，呼吸急促或进行性呼吸困难，口唇发紫，多数受者有发热和肺部啰音。部分受者突发咳嗽，多为干咳、无痰，逐步发展为胸闷、憋气、呼吸急促，进而出现进行性呼吸困难、发绀，偶有胸痛。两肺听诊常无干、湿性啰音或偶可闻及少许干啰音，肺功能呈限制性通气功能障碍或弥散功能低下，胸部 X 线检查主要表现为两侧肺间质性改变。初始的影像学改变多种多样，在肺底及肺门最明显，可呈段、叶或弥漫性间质改变或结节性浸润，最常见为弥漫性间质改变，胸部 X 线检查显示肺浸润区磨玻璃影。血气分析示氧分压和动脉血氧饱和度减低，低氧血症常常早于胸部 X 线检查的异常。肺活检示肺间质水肿伴不同程度纤维化，以淋巴细胞为主的炎性细胞浸润，肺泡内有纤维蛋白渗出，由巨细胞病毒或肺孢子菌引起的间质性肺炎，还可见到巨细胞病毒包涵体或肺孢子菌。

间质性肺炎可分为感染性与原发性（不能识别致病因素）两组。感染性间质性肺炎最常见的原因是巨细胞病毒感染，其他少见的病原体包括单纯疱疹病毒、带状疱疹病毒、腺病毒、念珠菌、曲霉菌和肺孢子菌。原发性间质性肺炎的主要致病因素包括原发病的反复联合化疗、移植预处理放疗及化疗、移植后免疫抑制治疗等对肺组织的毒性损伤。

（二）预防和治疗

放疗采用分次照射，用较小的剂量，同时用阿昔洛韦、阿糖胞苷等药物预防病毒感染，用复方磺胺甲噁唑预防肺孢子菌感染。巨细胞病毒感染相关性间质性肺炎的发生占有主要地位，其预防策略有两种：一种是预防巨细胞病毒感染，以降低巨细胞病毒感染相关性间质性肺炎的发生率；另一种是通过检测手段，及早发现高危人群，早期给予预防性治疗。由于自体移植后巨细胞病毒感染相关性间质性肺炎的发生率较低，其预防主要适用于异基因造血干细胞移植。

静脉注射用人免疫球蛋白或巨细胞病毒高效免疫球蛋白，可以防止巨细胞病毒的再激活，进而降低巨细胞病毒感染的发生率及巨细胞病毒感染相关性间质性肺炎的发生率。目前发现对巨细胞病毒有抑制作用的药物主要有阿昔洛韦、更昔洛韦、膦甲酸钠。阿昔洛韦能减少或延迟巨细胞病毒感染的发生，且骨髓毒性小，移植后可以预防性应用，后两种药物有骨髓毒性，明显延缓中性粒细胞的恢复，且膦甲酸钠可引起肾功能损害。巨细胞病毒感染的预防及治疗用药为：全部受者于移植 0 天起预防性使用阿昔洛韦 2 周，5mg/kg，每天 2 次。症状前（也称疾病前期）治疗：巨细胞病毒抗原阳性即开始抗病毒治疗。诱导治疗：更昔洛韦 5mg/kg，每 12 小时 1 次，静脉注射，疗程共 21 天；或采用膦甲酸钠，60mg/kg，每 8 小时 1

次，连续用药2~3周。维持治疗：更昔洛韦5mg/kg，每天1次，每周给药5天，共8周；或5mg/kg，每天2次，隔日给药，共8~10周。疾病（疾病期）治疗：除上述抗病毒药物外，可用丙种球蛋白10g，隔日1次；巨细胞病毒感染疾病期常与移植物抗宿主病和各种感染等合并存在，须进行有效的抗感染和抗移植物抗宿主病治疗。

（三）观察与护理

1. 病情观察

（1）间质性肺炎早期的病情观察及判断：间质性肺炎受者初始阶段均有发热、干咳等轻度感冒症状，继而出现胸闷气促、呼吸困难、胸痛，重者有明显的呼吸窘迫症状，间质性肺炎受者的胸部X线检查显示均有不同程度的间质性病变，呈毛玻璃样改变；肺功能检查示限制性通气功能障碍、肺弥散功能下降；动脉血气分析提示低氧血症。因此必须认真观察受者的体温变化，对其主诉的咽痒、突发性干咳、流涕等感冒症状予以足够的重视，并注意其轻度感冒症状是否进展为频繁干咳、胸闷气促，争取巨细胞病毒感染相关性间质性肺炎的早期发现、早期预防、早期诊治。

（2）严密观察水电解质及酸碱平衡状况：准确记录24小时出入量，定时检测肾功能，观察各项血、尿化验结果，以了解巨细胞病毒感染及抗病毒药物对肾功能的影响。尿量减少、补液过多、电解质紊乱可进一步加重心肺负荷，导致心肺衰竭。

（3）观察胃肠道反应及有无异常：巨细胞病毒感染及大剂量糖皮质激素的使用易引起消化性溃疡，出现便血或穿孔；使用双相气道正压（bi-level positive airway pressure，BiPAP）呼吸机易引起腹胀、呕吐。因此必须认真观察受者有无呕血、黑便、腹痛、腹胀等症状。

2. 氧疗的护理 间质性肺炎进展期受者在未吸氧状态下动脉血氧分压低。若经鼻塞、面罩吸氧后低氧血症未得到纠正，则应用BiPAP呼吸机通气纠正低氧血症。护士必须严密观察呼吸频率、节律、经皮氧饱和度、心率、血压等变化，必要时予心电监护，定时检测动脉血气，密切观察氧疗效果，注意有无氧中毒等不良反应。必要时配合医生行气管插管、机械通气，并保持呼吸道通畅，呼吸机管道通畅及固定。在氧疗过程中密切注意受者神志、面色、喘息及发绀的改变程度，有异常及时通知医生。一般氧分压大于60mmHg时，氧流量维持5~8L/min；若氧分压小于60mmHg时，及早采用BiPAP呼吸机辅助通气。

3. BiPAP呼吸机的应用和护理

（1）正确使用BiPAP呼吸机：间质性肺炎受者呼吸窘迫期通常气道阻力较高，BiPAP呼吸机可提供两种不同的压力支持通气，即吸气相和呼气相。BiPAP能在受者吸气时给予选定的吸气压力水平，帮助受者克服气道阻力，使其较轻松地吸入足够气体，使肺膨胀改善通气，同时改善气体在肺内分布，促使肺泡中氧向血液弥散；BiPAP 又能在呼气时给受者较低呼气压，使受者较轻松地呼出气体，而较低的呼气末正压可增大功能残气量，防止肺萎缩，促进肺泡氧气向血液弥散，从而提高血氧浓度。因此，护士必须熟悉呼吸机性能，掌握必要的检查电源和试机操作方法，确认呼吸机的各种管道和运转功能是否完好，准备好必要的抢救器材如吸痰器、气管插管等。初次使用 BiPAP 的受者较难适应，若强行使用会导致不自主的吞咽动作造成胃胀气，故对初用者应从低压力开始，逐渐增加压力，以保证受者从自主呼吸到面罩辅助呼吸的平稳过渡，指导受者进行缩唇腹式呼吸，以增加肺泡通气量。可对首次使用者发出“吸……呼……吸……”的口令，指导受者深而慢地有节律呼吸。

(2) 保持呼吸道通畅，指导受者有效排痰：鼓励受者做有效咳嗽、咳痰及缩唇呼吸，协助受者拍背排痰，以防痰液阻塞气道。对咳嗽无力者及时给予糜蛋白酶加生理盐水雾化吸入，必要时经口或鼻机械吸痰，如行纤维支气管镜吸痰等。注意保持气道湿润，及时添加、更换氧气湿化水，给予受者舒适体位，避免湿化管道扭曲、折叠、堵塞。做好口腔护理，去除口腔异味，保持口腔清洁。

4. 用药护理

(1) 三联抗病毒药物的应用：①静脉滴注更昔洛韦，250mg，每天 1~2 次。②静脉滴注膦甲酸钠，3g，每天 2 次。③静脉滴注丙种球蛋白，10g，每天 1 次或每周 2 次。更昔洛韦、膦甲酸钠可引起肝功能及肾功能损害、电解质紊乱及局部组织刺激。因此应按时给药、缓慢静脉滴注（ >1 小时)，间隔时间大于 4~6 小时，并观察肝功能及肾功能、血电解质检测指标，嘱受者多饮水，每天饮水量大于 2 000ml，补液量大于 2 500ml，以减少肝毒性及肾毒性。此外，注意防止药物渗漏，以免引起局部疼痛及静脉炎。

(2) 大剂量糖皮质激素冲击疗法：大剂量糖皮质激素冲击疗法是在间质性肺炎起始阶段减少肺间质渗出、改善通气的常用方法，一般静脉滴注甲基泼尼松龙，40~120mg，每天 3~4 次。大剂量糖皮质激素易引起机体水、电解质代谢紊乱，胃肠道和内分泌功能紊乱。因此必须认真观察受者的 24 小时出入量、电解质及血糖检测结果，仔细观察受者大小便和呕吐物的色、味、量及性状，同时遵医嘱按时给予护胃药。应用大剂量糖皮质激素冲击疗法时还应观察有无口腔真菌感染的发生。

5. 心理护理　移植受者本身就有恐惧、焦虑情绪，出现间质性肺炎时更紧张，受者均有不同程度的抑郁、恐惧、濒死感。应以负责的态度，为受者提供必要的帮助，可安排家人探访，以缓解受者心理压力，并及时告诉受者其好转的健康指标。

6. 饮食　大量免疫抑制剂的使用可致机体抵抗力低下，因此饮食应以高蛋白、富含维生素、少纤维素的流质或半流质为原则，避免粗糙坚硬、辛辣刺激性食物，以防消化道出血，并根据血糖变化及时调整饮食结构，同时嘱受者多饮水。使用 BiPAP 呼吸机时适当控制碳水化合物的进食量，以降低二氧化碳的产生及潴留，减轻呼吸负荷，同时勿进食过饱，以免加重腹胀感。

7. 休息与体位　间质性肺炎受者均有不同程度的低氧血症，因此有轻微胸闷气促者可卧床休息，间质性肺炎进展期因呼吸困难加重，应绝对卧床休息，可抬高床头或予半坐卧位，背部、双膝下垫软枕，以受者节力为原则。同时为受者创造一个安静、舒适、清洁的环境，以便于休息。

三、肝静脉闭塞病

造血干细胞移植受者由于在预处理阶段接受了大剂量的化疗或放疗，较容易发生肝静脉闭塞病。相关研究显示肝静脉闭塞病在造血干细胞移植受者中发生率为 5.3%，异基因造血干细胞移植受者发生率高于自体造血干细胞移植受者。在发生肝静脉闭塞病受者中约有 1/4 发展到重症。

(一) 临床表现

肝静脉闭塞病大多在移植预处理之后 3 周内出现，临床上以肝功能异常、肝大或右上腹肝区疼痛、黄疸、腹水等特征为主，这是由于肝腺泡第三区带内皮和肝细胞损伤所致。严重的肝静脉闭塞病通常伴有肾衰竭、肺水肿和脑病，98% 在 100 天内死亡。

(二) 预防和治疗

避免主要的危险因素是预防肝静脉闭塞病最有效的方法。有活动性肝炎者，应推迟移植时间，尽可能降低细胞毒性药物的剂量；延长白消安和环磷酰胺联合用药的间隔时间，分次全身照射，降低剂量率；优选同基因和 HLA 配型完全相合无关供者移植等。应密切注意有无右上腹疼痛、恶心、呕吐等反应，每天测量体重、腹围，观察黄疸情况，记录 24 小时出入量；每周至少检验肝功能、肾功能、电解质、出凝血功能及其他相关检查 2 次，以利于及早发现早期病例，及早治疗。

肝静脉闭塞病目前尚无特效的治疗方法，其治疗主要是支持和保肝疗法，包括输注血浆、白蛋白及成分血，以维持最适宜血流量，改善肾脏血流灌注，调节电解质平衡，适当应用利尿剂，以减少水钠潴留，防治肝性脑病，有感染时应用足量、有效抗生素治疗，并尽可能停用一切对肝脏有害的药物等。

(三) 护理

1. 观察及判断病情　造血干细胞移植后每天密切观察受者生命体征、皮肤黏膜出血情况、口腔及肛周有无感染、皮肤及巩膜是否黄染、肝脾是否肿大以及腹部体征等；每天定时测体重；每周查肝功能和肾功能 2~3 次。如果有以下 3 种表现其中 2 种，且排除其他原因引起的肝功能损害者，则判断为肝静脉闭塞病：①肝大或肝区及上腹疼痛。②黄疸、血清总胆红素在 34.2μmol/L 以上。③发生腹水或不明原因体重增加 2% 以上。

2. 肝静脉闭塞病受者腹水的护理

(1)体位：腹水轻者，尽可能取平卧位以增加肝脏血流量。腹水严重者，采取舒适的半卧位，目的是使横膈下降，增加肺活量，减少肺淤血，有利于呼吸运动，减轻呼吸困难、心悸等症状。

(2)密切观察腹水情况：每天清晨测量腹围和体重，测量体重应选择在受者早餐前以及大小便之后。每天准确记录液体出入量，特别注意观察尿的颜色，监测尿比重，并根据出入量随时调整肠内、肠外营养摄入计划。

(3)保持皮肤完整性：当受者伴有水肿、腹水时，腹部呈膨隆状，腹壁皮肤紧张甚至发亮。此时受者皮肤受压容易破损，进而皮肤感染。因此，当受者腹部、阴囊、下肢等出现水肿时，用棉垫或海绵垫在受压部位，以改善血液循环，防止受压处皮肤破损。

3. 饮食护理　移植期间受者应避免进食粗糙、坚硬或刺激性食物，鼓励受者进食流质或半流质易消化的食物；片剂药物磨成粉末状吞服，以免导致消化道损伤及出血。另外，由于消化吸收功能差，有腹胀等不适感，受者不思饮食或怕进食后引起腹胀。对此，可以采取全胃肠外营养以维持能量。

肝静脉闭塞病受者由于肝功能损害，物质代谢与电解质紊乱，应每天监测出入量，每周监测电解质、肝功能、肾功能等多项指标，以评估受者营养状况，不断调整饮食。总的原则是给予高热量、高维生素、少纤维、易消化、无刺激性的食物，并适当限制动物脂肪的摄入。如果血氨偏高或伴有脑病的受者应限制蛋白质的摄入量或禁食蛋白质，待病情好转后逐渐增加蛋白质的摄入。腹水受者应给予低盐或无盐饮食，腹水严重者应限制每日的食物摄入量。饮食热量每天维持在 1 500~2 000kcal。

4. 肝静脉闭塞病伴脑病的护理　重症肝静脉闭塞病受者病情进展迅速，约有 1/3 伴有脑病。若出现脑病，则死亡率很高。因此，应注意观察受者是否有性格行为特征以及睡眠习惯的改变，若有，则提示受者有脑病先兆。此时应尽快报告医生，及早处理，以免病情恶化。另外，注意每天检测血氨浓度。当受者昏迷时，护士应严格按昏迷期护理常规对受者进行全面的护理，特别注意观察生命体征及神志变化，并加强口腔、呼吸道、泌尿系统以及皮肤等护理，防止并发感染而加重肝性脑病。另外，给予受者合适的体位防止吸入性肺炎和窒息；加用床挡，防止坠床。

5. 肝静脉闭塞病的用药护理 主要采用前列腺素 E_1 防治肝静脉闭塞病。受者在预处理阶段就开始预防性使用前列腺素 E_1，当出现肝静脉闭塞病症状时，前列腺素 E_1 的用量由 200μg/d 增加至 400μg/d，并同时应用低分子右旋糖酐和复方丹参。护士在输液过程中应注意输液速度，一般控制在 20 滴 /min。另外，因前列腺素 E_1 有抑制血小板聚集的作用，应密切观察受者全身出血情况，并监测血常规。注意观察利尿剂的应用情况，准确记录尿量，利尿剂的使用应根据受者水肿及病情的变化而定，若受者已伴有脑病，应慎用利尿剂。在治疗脑病时，可用降氨药物谷氨酸钠和精氨酸。在输注精氨酸时注意控制输液速度，若过快会引起流涎、面色潮红、呕吐、尿少等不良反应。

6. 预防移植物抗宿主病的发生 移植物抗宿主病是异基因造血干细胞移植后常见并发症。免疫抑制剂（如环孢素）有预防移植物抗宿主病的作用，但对肝功能有损害。当肝静脉闭塞病发生后因肝功能受损而使免疫抑制剂减量甚至停用，移植物抗宿主病就更容易发生。因此在肝静脉闭塞病的治疗过程中，护士应注意观察受者皮肤颜色、皮疹出现情况以及腹泻发生情况，因为皮疹和腹泻是移植物抗宿主病的典型特征。

7. 心理护理 造血干细胞移植受者在移植前本身就存在恐惧与焦虑心理，一旦出现肝静脉闭塞病会更加紧张，对自己的预后产生怀疑。肝静脉闭塞病发生时受者表现为恐惧、焦虑、烦躁。为帮助受者克服这种心理，应给予受者有力的心理支持，及时向受者介绍肝静脉闭塞病相关知识，使他们有充分的思想准备。让受者及时了解病情及检查结果，把好的结果告诉受者，使受者得知疾病康复的情况。多与受者接触交流，了解其思想动态，倾听其主诉，消除受者的恐惧与焦虑心理，让受者了解自己获得了妥善的治疗和护理，增强其战胜疾病的信心。

四、出血性膀胱炎

造血干细胞移植后合并出血性膀胱炎十分常见。造血干细胞移植受者并发出血性膀胱炎的临床表现多样，可有镜下血尿、肉眼血尿甚至血凝块，严重者可导致肾衰竭，甚至死亡。

（一）出血性膀胱炎的原因

1. 与移植物抗宿主病的相关性 以往预防出血性膀胱炎的重点多放在减轻化疗药物毒性、预防病毒感染方面，而近年的研究表明，移植物抗宿主病在出血性膀胱炎的发病中起着重要作用。特别是治疗移植物抗宿主病的强效免疫抑制可进一步诱发病毒抗原的再激活，易继发病毒感染损伤膀胱黏膜，共同参与出血性膀胱炎的发病。

2. 高风险因素——无关供者　出血性膀胱炎的发生率在非血缘关系的无关供者移植中达40%，而在全相合及不全相合的同胞移植中分别为16%和30%。与其他因素比较，无关供者为最高风险因素。

3. 病毒感染　病毒感染包括巨细胞病毒、BK病毒、腺病毒Ⅱ型、EB病毒、JC病毒和甲型流行性感冒病毒等。西方国家认为BK病毒感染是主要的病因，而日本却认为腺病毒Ⅱ型与出血性膀胱炎关系最为密切。中国是巨细胞病毒感染高发区，巨细胞病毒血清学阳性率达到95%以上。有研究证实，猿猴空泡病毒40（simian vacuolating virus 40，SV40 virus）感染与儿童骨髓移植后出血性膀胱炎的发病有密切联系。造血干细胞移植后迟发性出血性膀胱炎的发生与感染上述病毒有关。

4. 药物因素　药物引起血尿的情况很常见，主要是环磷酰胺、白消安。其他药物引起出血性膀胱炎的病例报道也渐增多。特别是半合成青霉素类药物，如羧苄西林、哌拉西林等，此类药物引起血尿后，行膀胱镜检查见膀胱黏膜有不同程度的弥漫性充血及水肿。

（二）分度和分期

1. 出血性膀胱炎的分度　有镜下或肉眼血尿伴尿频、尿急、尿痛等尿路刺激征表现，排除细菌感染，即可诊断出血性膀胱炎。根据血尿程度不同，临床上分为5度。①0度：无镜下或肉眼血尿。②Ⅰ度：镜下血尿。③Ⅱ度：肉眼血尿。④Ⅲ度：肉眼血尿伴血块。⑤Ⅳ度：肉眼血尿伴血块和尿路梗阻。Ⅰ～Ⅱ度为轻度，Ⅲ～Ⅳ度为重度。

2. 出血性膀胱炎的分期　出血性膀胱炎可发生于移植后的不同时期，急性出血性膀胱炎（移植后4周内）多与预处理时期的化疗药物毒性以及血小板减少有关；迟发性出血性膀胱炎（移植4周后）则与病毒感染及急、慢性移植物抗宿主病有关。

（三）出血性膀胱炎的预防和治疗

1. 出血性膀胱炎预防　预防措施为碱化尿液（使尿液pH>7）和强迫利尿。采用大量输液，每天补液约6 000ml，常规静脉注射呋塞米，鼓励受者每小时排尿。昼夜输液量应均匀，使每小时尿量>250ml。使用环磷酰胺的同时、使用后4小时、使用后8小时、使用后16小时分别使用美司钠1次。美司钠剂量应为环磷酰胺剂量的1.2倍。美司钠及水化作为预防性措施效果较为确切，能减少因环磷酰胺等化疗药物引发的出血性膀胱炎。

2. 抗病毒治疗　BK病毒与出血性膀胱炎关系密切，预防BK病毒感染也逐渐被重视，特别是儿童移植受者。多项研究结果显示西多福韦对BK病毒感染相关的出血性膀胱炎有效。

3. 保守性综合治疗　出血性膀胱炎的治疗主要为对症治疗，适当应用解痉、镇痛药如山莨菪碱、吗啡；有效输注血小板，迅速提高血小板计数；输注重组活化凝血因子Ⅶ；膀胱内灌注玻璃酸钠；使用粒细胞-巨噬细胞集落刺激因子；口服雌激素等方法。当抗巨细胞病毒或水化、碱化尿液治疗效果不理想时，按移植物抗宿主病进行处理，给予甲泼尼龙1~2mg/(kg·d)，控制病情后即减量。

4. 外科治疗　对于重症出血性膀胱炎，特别是致死性出血性膀胱炎，泌尿外科医生更多地会采取外科手段，如膀胱上尿道改流术、膀胱动脉栓塞术、膀胱切除术、次全膀胱切除加回肠膀胱成形术。这些措施适用于保守性治疗无法改善的重症出血性膀胱炎。

（四）护理

1. 心理护理　受者因接受造血干细胞移植后出现排尿异常甚至血尿而恐惧不安。尤其在出现膀胱刺激症状时更使受者坐卧不安，影响正常休息。受者常常认为自己病情恶化，对治疗丧失信心。故应及时向受者进行安慰和解释，告知受者此病症系移植物抗宿主病或病毒感染引起，经过及时恰当的处理，症状会缓解，并向受者介绍治疗好转的其他受者以增强其信心，坚持治疗，与医护配合，渡过治疗难关。

2. 疼痛的护理　受者排尿时伴有血块导致尿痛。疼痛较轻时可与受者多交流，谈及其感兴趣的话题，或通过听音乐、看电视等转移注意力。剧烈疼痛时遵医嘱给予山莨菪碱、盐酸曲马多、盐酸布桂嗪等缓解疼痛。镇痛剂生效时，可让受者进行睡眠补充体力。

3. 尿频尿急的护理　受者几乎每半分钟至2分钟排1次尿，并且非常急，协助受者床上使用小便器，2个小便器交替使用，每天用1∶500的含氯消毒液浸泡小便器30分钟，以免发生尿路感染。也可使用专用接尿器。

4. 保证出入量平衡　嘱受者进食高热量、富含维生素、易消化的饮食，忌辛辣刺激性食物。鼓励受者多饮水，可同时给予新鲜果汁，饮水量保持在4 000~5 000ml/d，保证充足的水分，增加尿量，稀释尿液，减轻梗阻。适当增加补液量，使之有足够的尿液自然冲洗尿道。每日要严格记录出入量，若尿量减少，及时报告医生，以免发生尿潴留。同时仔细观察受者每次排尿的颜色。

5. 预防感染　由于受者处于移植后血常规未恢复阶段，加之有尿频、尿急等症状，应每日更换床单、被罩及内衣裤，如果受者尿湿床单应及时更换以免发生尿路感染。抗生素应现配现用，按时应用。用0.5%聚维酮碘消毒尿道口或包皮每日 3 次，用温水清洗会阴部。

6. 防止电解质紊乱　定期监测血电解质的变化，及时予以纠正，以防大剂量补液而出现稀释性低钠血症、低钾血症；或排尿量过少出现水钠潴留、高钾血症。应加强临床观察，注意受者意识、心率、心律、血压、肌张力变化，有无腹胀、恶心、呕吐等消化道症状。发现上述症状及时报告医生并积极处理。

7. 留置导尿管及膀胱冲洗的护理　当血块堵塞尿道时，及时插导尿管并给予膀胱冲洗，每天更换一次性尿袋。翻身及各项治疗时，注意尿管及尿袋的位置，避免导尿管受压、脱出及尿液反流。同时为防止局部膀胱黏膜缺血坏死，每周抽空尿管水囊中的液体 1 次，每次 30 分钟，以缓解局部黏膜持续受压迫。严密观察尿液的颜色及量，必要时做细菌培养。若受者持续肉眼血尿伴血块，堵塞尿道至排尿不畅，可行持续膀胱冲洗，以稀释浓稠血尿从而避免梗阻。冲洗液可用呋喃西林溶液，或生理盐水加抗病毒药物，或注射重组人粒细胞刺激因子以促进膀胱上皮细胞生长。

五、造血干细胞移植后排斥反应

移植物抗宿主病是异基因造血干细胞移植过程中最主要的并发症之一，接受异基因造血干细胞移植后 100 天内出现的皮炎、肝炎、肠炎等临床征象，定义为急性移植物抗宿主病，而移植 100 天后发生的称为慢性移植物抗宿主病。干细胞移植供、受者之间 HLA 配型情况对移植物抗宿主病的发生有重要影响。干细胞移植后供、受者之间即使主要组织相容性抗原一致，还存在免疫遗传学差异，也是造成移植物抗宿主病的原因。HLA 配型完全不相合，移植物抗宿主病发生率为 100%。由父母供应的 HLA 半相合的骨髓移植，移植物抗宿主病的发生率为 70%~90%。HLA 配型相合的骨髓移植，移植物抗宿主病的发生率为 50% 左右。移植物抗宿主病主要损害的器官是皮肤、肠和肝脏。急性移植物抗宿主病发生率为 35%~70%，发病越早往往病情越重。慢性移植物抗宿主病发生率为 25%~45%，大多由急性移植物抗宿主病经治疗转变而来，也可直接发生，病情进展较缓慢。在移植过程中发生轻度的移植物抗宿主病也有好处，许多研究发现，发生过移植物抗宿主病的受者，其白血病的复发率比从未发生过移植物抗宿主病的受者低。另外还发现，同基因骨髓移植受者其白血病的复发率较异基因骨髓移植受者高。因此，人们推测，供者的淋巴细胞对受者体内的白血病细胞可能具有一定程度的攻击作用，这一作用称为移植物抗白血病反应。

1. 急性移植物抗宿主病　急性移植物抗宿主病（acute graft versus host disease，aGVHD）主要临床表现如下。

(1)皮肤损害：皮肤损害是最早出现的症状，一般发生在移植成功、外周血血常规有所恢复后，表现为手掌或脚心发红、充血。皮疹多由耳后开始，为皮肤红斑和细小的斑丘疹，色泽暗红略高于皮肤。可以侵及前后胸及腹部皮肤，皮疹可扩散或融合成片，严重者皮肤显著充血，类似日光灼伤性皮炎样改变。某些严重的病例，皮肤红斑和斑丘疹可很快发展至全身大部分皮肤，有时出现水疱和皮肤剥脱。皮肤损害多发生在移植后半个月至2个月内。

(2)胃肠道损害：大剂量化疗和照射后，受者多发生食欲减退、恶心、呕吐、腹泻等胃肠道症状，此为化疗和照射的副作用，一般在1~2周内消失。此时造血功能尚未重建，与移植物抗宿主病无关。当移植的造血干细胞植活后，外周血细胞有所恢复时，再度出现恶心、呕吐、腹泻等症状，可能是移植物抗宿主病胃肠道损害的表现。如出现在皮肤红斑、丘疹之后，则基本确认为移植物抗宿主病胃肠道损害的表现。恶心、呕吐的轻重与移植物抗宿主病的程度有关。轻者仅数次呕吐，呕吐物为胃内容物或白色黏液；重者可反复呕吐，呕吐物含胆汁或血性物，每天呕吐量可达数百毫升。急性移植物抗宿主病的肠道表现主要为腹痛、腹泻，一般为褐绿色稀便、水样便，严重时为腹部绞痛及血水样便，可造成大量的体液丢失。急性移植物抗宿主病胃肠道损害的严重程度以每日大便量及有无血便来衡量。

(3)肝脏损害：急性移植物抗宿主病的肝脏损害常为胆汁淤积，表现为黄疸，并出现不同程度的肝功能损害。轻者可不出现症状，重者可有肝区不适或疼痛、肝脏肿大等。肝功能检测可见氨基转移酶、碱性磷酸酶、胆红素、乳酸脱氢酶等增高。

(4)其他表现：急性移植物抗宿主病是免疫反应的全身表现，可累及全身各个系统，包括心脏、心包以及血管。重度移植物抗宿主病早期多出现发热，影响血液系统可发生贫血、血小板减少及白细胞降低等。

造血干细胞移植后急性移植物抗宿主病器官损害分级及临床分度分别见表6-5、表6-6。

表6-5　造血干细胞移植后aGVHD器官损害分级

分级	皮肤斑丘疹体表面积	肝脏胆红素	肠道腹泻量
1	<25%	34~51μmol/L	>500~1 000ml/d
2	25%~50%	>51~102μmol/L	>1 000~1 500ml/d
3	>50%	>102~255μmol/L	>1 500~2 000ml/d
4	全身广泛红斑丘疹，伴水疱或皮肤剥脱	>255μmol/L	>2 000ml/d，或有腹痛、肠梗阻

表 6-6 造血干细胞移植后 aGVHD 临床分度

分度	皮肤损害	肠道损害	肝脏损害	生活能力
Ⅰ	1~2 级			正常
Ⅱ	1~3 级	1 级	1 级	轻度降低
Ⅲ		2~4 级	2~3 级	明显降低
Ⅳ	4 级		4 级	极度降低

注：1、2、3、4 级指 aGVHD 器官损害分级。

2. 慢性移植物抗宿主病 慢性移植物抗宿主病（chronic graft versus host disease，cGVHD）是异基因造血干细胞移植后常见的晚期并发症。慢性移植物抗宿主病是一种全身性、多器官综合征，其临床表现类似于胶原血管病。其主要致病原因为植入的供者正常免疫细胞对受者的免疫攻击。其根本原因为供、受者的主要或次要组织相容性系统的差异。其病理表现为上皮细胞损害，单个核细胞的炎性浸润、组织纤维化和淋巴系统增生减低或萎缩。主要侵犯的器官为皮肤、口腔、肝脏、眼部、小肠及肺。慢性移植物抗宿主病常见的死亡原因为感染。临床表现如下。

(1) 皮肤的表现：皮肤受累的特征性改变为皮肤色素沉着增多或减少。丘疹性红斑及苔藓样变。后期由于表皮和皮下组织纤维化，可造成皮肤变薄或变硬，最后可形成局限性硬斑或演变形成全身性硬皮病、关节活动障碍或难愈性溃疡。临床上偶见大疱性硬皮病和血管瘤。

(2) 口腔的表现：口腔黏膜下小的分泌腺均可受累。早期表现为颊黏膜、口唇和腭部的白条纹状改变，也可为口腔黏膜红斑、进行性溃疡且引起口腔疼痛，造成进食困难。有时仅表现为口干，对热或辣食物敏感，主要是因为口腔腺体被破坏，腺体分泌减少，临床上称之为口干燥症。晚期黏膜下纤维化可造成黏膜变薄、皮革样改变和张口困难。

(3) 眼的表现：最常见的临床表现为角膜结膜炎。受者主诉眼干、有异物摩擦感、怕光、羞明、角膜斑翳形成。少数情况下可出现虹膜炎、虹膜睫状体炎和脉络膜炎。

(4) 肝脏表现：肝脏的症状可以与皮肤症状同时出现，偶尔也可以单独出现。病理改变主要是肝动脉、肝静脉和胆管炎性改变，以及门脉区纤维化和坏死。肝脏受累的主要表现为梗阻性黄疸，胆红素和碱性磷酸酶升高。

(5) 肺部的表现：气管受累少见，表现为感冒样症状并有支气管炎，小气管病变以梗阻为主。主要临床表现为呼吸困难、哮喘、气胸及肺功能检查有限制性通气障碍。死亡多由呼吸衰竭和不能控制的气胸导致。肺部的损害常合并肺炎球菌的肺部感染。

(6)造血系统的表现：慢性移植物抗宿主病最常见的造血异常是嗜酸性细胞增多，其次是血小板减少。血小板低的慢性移植物抗宿主病受者预后差。发生慢性移植物抗宿主病时受者常常有自身抗血小板抗体形成。

3. 移植物抗宿主病的观察与护理

(1)一般护理：受者外周血中性粒细胞$<0.5\times10^9$/L时仍居住在洁净层流病房，实行全环境保护性隔离。当外周血中性粒细胞$\geqslant0.5\times10^9$/L时，可逐渐过渡至无污染、阳光充足、空气流通的普通单人病房，每日空气紫外线消毒30分钟，早晚各通风1次，每次至少30分钟。严格无菌技术操作。严密观察生命体征，注意皮肤、口腔、肝脏和胃肠道受累及变化情况。受者以卧床休息为主，根据体力适当活动。根据受者发生移植物抗宿主病的程度不同，给予清淡、易消化、营养丰富的相应饮食。

(2)皮肤的观察护理：皮肤表现一般发生在外周血血常规有所恢复时，通常是急性移植物抗宿主病最早出现的症状，轻度症状仅表现为皮肤出现红色皮疹或丘疹，色泽暗红略高出皮肤，伴有或不伴有瘙痒，如排斥反应得不到控制，皮疹发展成水疱，最后水疱水解，出现坏死。为此，移植异基因造血干细胞后，应每日查看受者手掌(特别是大小鱼际)、耳后、面部、颈部、脚心皮肤，这些部位往往最容易出现皮肤病变，一旦发现，应正确及时按医嘱用药，观察皮疹发生的部位，每班记录皮疹范围及颜色的变化。其次，此阶段因受者抵抗力低下易导致皮肤感染，护士应协助受者用温水清洗皮肤，保持全身皮肤清洁，嘱受者勿用手抓挠皮肤，禁忌冷、热敷，每日更换衣裤、床单、被套、枕套，选用柔软、宽松的衣裤，后期皮肤脱屑变薄，易出血，除每日用温水清洗外，还应涂无刺激性的护肤品，保持皮肤湿润。

急性移植物抗宿主病Ⅳ级皮肤病变表现为全身基底细胞和棘细胞变性坏死，使表皮与真皮分离，表皮剥脱，易形成溃疡，皮肤完整性受损，皮损达90%以上，水疱渗液较多。针对上述情况的护理措施包括：①采取暴露疗法，受者住单人病房，持续24小时红外线照射，保持创面的干燥，室温保持在32~35℃，湿度为40%~60%，全身皮肤水疱用无菌剪刀剪开引流，凡士林纱布覆盖，防止表皮与床单粘连。②阴囊皮损渗液较多，并且尿液污染易引起感染，故予2%呋喃西林擦洗后，覆盖油纱布，外层再用无菌纱布覆盖，或用利凡诺纱布湿敷起收敛作用。③经常观察皮损处有无渗出液，观察渗出液的性质及量，及时更换渗湿纱布，并做细菌培养，及时发现病原体。经过合理的处理后，原有表皮逐渐脱落，逐渐覆盖新鲜表皮。由于脱屑较多，新鲜皮肤在干燥环境中易干裂出血，故应使用经高压蒸汽消毒的液状石蜡棉球轻柔涂擦全身皮肤，每天 2 次。

皮肤破溃处护理：皮肤破溃处先用灭菌注射用水清洗，再将纳米银无菌敷料剪成相应大小敷在破溃处，有渗出及时更换。更换时不要强行将已黏附在破溃处的敷料撕脱，以免造成新的创面。换药前遵医嘱注射镇痛药、镇静药，以保证换药过程顺利。

(3)肠道症状的观察护理：肠道症状是急性移植物抗宿主病的主要症状，常在皮肤症状之后出现，一般在移植 10 天后发生。部分受者也可不出现皮肤症状而直接表现为腹泻，主要表现为反复多次的褐绿色水样便，重者呈血水样便，可伴腹痛。因此，护士在移植后的 10 天左右，应密切观察受者腹痛、腹泻情况，一旦发生，及时报告医生，同时正确记录腹泻的次数、量，大便的性质、颜色。另外大便气味也与病情变化有关，应注意观察。受者因长期禁食，解出的水样便应为肠液。病情不严重时仅有肠液气味，若有腥味，提示病情加重。若因排斥反应引起肠黏膜脱落，水样便中可出现絮状物。临床上医生可根据护士对腹痛、腹泻的观察记录情况，结合其他症状，正确评估肠道病变的程度，并以此为依据，不断调整抗排斥药物的剂量，评价药物的疗效。反复水样便刺激肛周，极易出现肛周感染，故应加强肛周护理。便后选用无菌柔软的面巾纸擦拭肛门后，用 1∶2 000 氯己定液清洗肛周并坐浴 15 分钟，再用无菌小毛巾擦干。肛周涂红霉素等抗菌软膏或涂湿润烧伤软膏，以保护皮肤，防止感染。饮食方面，进少渣、低纤维、无刺激性的流食，避免易产气的食物，如红薯、豆类、糖类、玉米等。腹泻量大于每日 20~30ml/kg 时应禁食、禁饮，行胃肠减压，静脉给予高营养液补充能量。

(4)肝脏病变的观察护理：肝脏症状一般最后出现，临床上主要表现为肝功能异常，巩膜、皮肤黄染，胆红素、丙氨酸转氨酶、碱性磷酸酶增高，其中胆红素为主要评价项目。巩膜黄染一般最早出现，护士应每日查看受者巩膜、皮肤有无黄染，注意肝功能报告，特别是胆红素指征变化。

(5)口腔黏膜病变的观察护理：受者有不同程度的口腔溃疡，口腔和腭部白条纹状改变，也有口腔黏膜红斑、进行性溃疡。溃疡可引起口腔疼痛造成进食困难，有时仅表现为口干，对热和辣食物敏感，主要是因为口腔腺体被破坏。有的出现黏膜变薄、皮革样改变和张口困难。护理时应首先叮嘱受者进食温热、无刺激的半流质饮食，以免刺激口腔黏膜引起疼痛。不吃过硬的食物，避免食物与黏膜摩擦加重溃疡。口腔溃疡严重影响进食时，在餐前先用凉开水漱口，然后用 2% 利多卡因 20ml 加入 250ml 生理盐水配成漱口液，每次含漱 20~30ml，可减轻进食疼痛。除此之外，每餐后先用生理盐水漱口，然后再用 0.05% 氯己定和 0.02% 呋喃西林含漱 2 分钟。由于口腔病变多为糜烂性溃疡，分泌物较多，若不保持口腔清洁，就无法达到良好治疗效果。严重者用表皮生长因子稀释液含漱，睡觉前用表皮生长因子软膏涂于溃疡表面，使其形成一层膜状物，既减少分泌物又能促进溃疡愈合。还可使用紫外线治疗仪照射口腔糜烂处，每天 1 次。

(6) 眼部护理：尽量避免强光刺激，外出时戴墨镜，经常用热毛巾热敷双眼，促进眼部血液循环，然后用氧氟沙星滴眼液滴眼，既能减轻眼干的症状，又可预防感染。避免用手或毛巾揉眼睛，减少对眼的刺激。

(7) 其他症状观察护理：移植后应注意受者的体温变化，若出现体温升高而血培养阴性，应警惕急性移植物抗宿主病的出现，做好高热护理。同时，密切观察有无其他症状出现。还有少数受者移植后出现胃部疼痛，食欲减退，恶心、呕吐，使用助消化药物疗效不佳，改用抗排斥药物后可减轻。

(8) 疼痛的护理：如果受者全身皮肤损伤达 90% 以上或口腔黏膜糜烂引起疼痛不适，应向受者解释疼痛的原因，缓解其紧张情绪，帮助受者采取有效的方法应对。如嘱受者看电视或听音乐、聊天，以分散受者的注意力，提高其对疼痛的耐受性。疼痛剧烈时，遵医嘱给予镇痛药镇痛，减轻受者痛苦。

(9) 心理护理：发生移植物抗宿主病，受者病情重，躯体及心理承受着巨大的痛苦，存在既焦虑又恐惧的心理。针对这种情况，心理护理应贯穿全过程。应耐心地向受者解释病情的发展过程及现在的医疗水平，多向受者介绍患有同种疾病且经过精心护理和积极治疗后康复的受者，增强受者战胜疾病的信心。多与受者交谈，鼓励受者表达自己内心感受，耐心倾听并表示理解，适时给予安慰、开导、关心，帮助受者正确面对疾病。

（王颖莉　毛 凌　张川莉）

第六节　健康教育与随访管理

一、健康教育

造血干细胞移植术本身并不能保证受者健康状况的完全恢复，还需要医护人员、受者家属继续提供全方位多层次的支持和照顾。当移植受者连续3天中性粒细胞计数$>0.5\times10^9$/L，即可通知受者及家属做好出院准备。护士通过图片、画册等途径对受者和家属做详细的出院指导，并通过问卷形式调查宣教效果。

（一）预防感染

即使造血干细胞成功植入，受者在移植后的半年内抵抗力仍低于正常人，感染的预防不可松懈。正常情况下，免疫功能的恢复需1年左右。在移植100天以后，受者可能发生巨细胞病毒、单纯疱疹病毒、带状疱疹病毒、肺炎球菌或链球菌感染。为预防感染，应教会受者自我防护。家庭康复护理期间，应定时监测体温、脉搏、血压，观察口腔、皮肤、肛周有无异常。及时消除感染灶，若有不适及时就诊。除对受者的房间进行清洁消毒外，还应注意以下方面。

1. 自我防护　出院3个月内避免到人群密集的公共场所，避免接触呼吸道感染人群，避免接触家畜和动物的粪便等分泌物。

2. 物品的清洁消毒　各种用具在清洁的基础上，再用消毒液处理。食具可用消毒柜或煮沸消毒。水果、蔬菜应清洗干净、去皮。

3. 口腔卫生　饭前、饭后用盐水或漱口液漱口。使用软毛牙刷刷牙，避免损伤口腔黏膜。

4. 皮肤清洁　勤洗手，勤洗澡，保持皮肤清洁，注意保暖，避免着凉。大便后可用聚维酮碘稀释液坐浴，勤换内衣内裤。应特别注意感染好发部位，如鼻腔、口腔、肛门、会阴等部位的清洁卫生。

（二）居住环境的清洁消毒

居住和生活环境是导致外源性感染的重要因素。受者居住的卧室应通风、干燥、阳光充足。最好每天用紫外线消毒房间1~2次。房间的温度、湿度应适宜，温度在18~20℃，湿度在50%~60%为宜。受者床单、被褥专用，勤换洗，避免交叉感染。

（三）保证饮食卫生

肠道是内源性感染的主要场所。为减少肠道内的微生物，避免肠道内机会致病菌感染，应保证饮食卫生。不随便外出就餐。应选择能够削皮的水果食用，避免进食不易清洁、难于去皮的水果，如葡萄等。忌食腐烂或不新鲜的水果。

（四）饮食调理

移植期间，由于大剂量的化疗和全身放疗，引起一系列胃肠道反应，如恶心、呕吐、口腔炎、食欲减退等，可致受者营养摄入不足。出院后，应指导受者进行合理的饮食。勿过分强调蛋白质的补充，营养补充应全面均衡。造血干细胞移植后受者身体虚弱，应进食一些高蛋白、低脂肪、高纤维素、易消化、新鲜的食物，如鱼类、鸡蛋、牛奶、瘦肉，以及维生素含量较高的新鲜蔬菜、水果。并给予一些升白细胞药膳，如党参、花生、红枣、赤豆等。忌暴饮暴食，饮食以少量多餐为宜。不食生、冷、硬、刺激性强的食物，忌烟酒，不饮浓茶、咖啡等。

（五）充分休息，适当运动

受者出院后，应在充分休息的基础上适当运动，保持健康积极向上的心态。保证足够的睡眠，在血常规尚未恢复正常水平之前，不宜多活动。血常规恢复正常后，可以适当进行体育锻炼，如打太极拳等以增强体质。体育锻炼强度应根据个人身体状况而定，逐渐增加活动量。造血干细胞移植后 1~2 年内不宜从事重体力劳动。

（六）按时服药，定期复查

向受者介绍治疗的效果、病情现状、用药及定期复查注意事项等，讲解药物的剂量、用法及用药后可能出现的不良反应等。合理用药有利于药物的吸收、分布、排泄，可达到增加药效并减少不良反应的目的。特别是异基因造血干细胞移植后，为预防排斥反应，受者须较长期服用环孢素等免疫抑制剂，一定要按时按量服用，不能擅自增减药物剂量，按医嘱定期检测环孢素血药浓度，以防药物中毒或剂量不足。出院后一旦出现发热、皮疹、腹泻等不适，应及时诊治，以免耽误病情，延长病程，危及生命。

（七）自我防护

慢性移植物抗宿主病主要侵犯皮肤、口腔、肝脏、眼部、小肠及肺。皮肤症状一般以手、脚、面颊部及额部出现皮疹或皮肤瘙痒为最早表现，逐渐可发展为皮肤色素沉着，皮肤干燥，表皮溃烂、剥脱等。胃肠道早期反应以恶心、呕吐和少量腹泻为主。若出现上述症状，应及时到医院治疗。

（八）夫妻生活指导

造血干细胞移植术本身并不会影响夫妻生活。当移植成功，顺利回家后，若受者血常规恢复较好，无其他并发症，3 个月后可进行正常的夫妻生活。不宜过频，每周 1 次，每次时间 30 分钟以内为宜。夫妻生活时，应采取避孕措施，可采取宫内节育器或输卵管结扎，做好个人卫生，防止盆腔及泌尿系统感染。

二、随访管理

造血干细胞移植后，须较长时间服用多种药物，如免疫抑制剂等，如果应用不当，可导致多种危及生命的并发症。有效的术后随访能及时了解受者的病情，发现异常问题，准确给予健康指导，避免出现并发症。移植受者的康复和调适常持续 1 年以上，出院后造血及免疫功能尚未完全恢复正常状态，感染、出血等并发症仍易发生，出院后的随访极其重要。

（一）随访人员

选择从事造血干细胞移植的临床工作者组成随访小组，随访前进行系统培训，包括随访方法、随访内容、生活质量量表的调查方法和项目，统一量表的主观指标评判标准等。严格按随访计划实施，并建立健康档案。

（二）随访内容

按照造血干细胞移植术后受者随访表进行随访，内容包括受者的体重、尿量、体温、脉搏、血压、排斥反应及并发症发生情况、有无药物毒性作用、免疫抑制剂的调整情况、饮食、睡眠、疼痛、活动和运动情况、有无水肿及贫血、心肺及腹部有无异常、对本病的态度及心理状况等。医学指导内容包括心理指导、服药指导、术后观察指导、预防感染指导、自我监测及生活指导。

（三）随访方法

1. 电话随访法　受者出院后随访小组人员通过电话对受者或家属进行电话询问，如当天未取得联系则第 2 天随访小组再次打电话联系。

2. 门诊随访法　受者定期返回医院门诊随访。受者出院后 1 个月内每周随访 1 次，第 2~3 个月每 2 周随访 1 次，第 4~12 个月每 1 个月随访 1 次，1 年后每 3 个月随访 1 次。每次随访时予以医学健康指导，如有不适立即返院复诊治疗。

（张川莉）

第七节　进展与展望

采用人类白细胞抗原 HLA-A、HLA-B、HLA-C、HLA-DR 高分辨配型相合的无关供者造血干细胞移植，其成功率接近配型相合的同胞供者移植。跨越 HLA 不合免疫屏障技术的成熟，高危受者接受配型不同的单倍体造血干细胞移植的疗效得到改善。脐带血移植与非血缘关系配型相合供者骨髓移植的比较结果，脐带血移植移植物抗宿主病的发生率低，中性粒细胞植入明显延迟，但二者术后移植相关死亡率、复发率、慢性移植物抗宿主病发生率、无白血病生存期无差异。成人脐带血移植所需细胞数最少为 $(2.5\sim3)\times10^{7}/kg$，双份脐带血移植前景值得关注。

1. 造血干细胞移植预处理方案的进展　纵观世界造血干细胞移植历史，

预处理方案经历了由弱到强，再由强到略弱的过程。非清髓性移植仍是研究热点，目前认为非清髓性移植的本质与常规移植无区别，仅在预处理强度、术后移植物抗宿主病发生率、原发疾病复发率、免疫重建及移植参数的动力学变化规律上有一定差异。虽然其低血液学毒性降低了移植后非复发死亡率，扩大了异基因干细胞移植的对象，使异基因造血干细胞移植受者的年龄上限扩大到 65 岁。但同时，因其减低预处理强度和术后使用免疫抑制剂，导致肿瘤复发和术后高感染死亡率，影响了其相对的优势。未来，非清髓性移植结合分子靶向或免疫细胞治疗可能会对一部分病例发挥独特疗效。

2. 移植物抗宿主病的诊断、预防和治疗进展　在诊断方面，目前认为急性和慢性移植物抗宿主病的划分不再单纯以移植后 100 天来界定，而是根据临床及病理表现来区分。探索用不同生物标志物预测和鉴别移植物抗宿主病，以及筛选其发生的低危供者。在治疗方面，新的免疫抑制剂如他克莫司、霉酚酸酯、雷帕霉素、巴利昔单抗、兔抗人胸腺细胞免疫球蛋白被用于移植物抗宿主病预防及治疗，并获得满意效果。近年发现单用大剂量环磷酰胺可有效预防急性及慢性移植物抗宿主病。鉴于白细胞介素 -2、IFN-γ 及 TNF-α 等促炎症细胞因子在移植物抗宿主病的发病中发挥重要作用，针对细胞因子的靶向治疗研究方兴未艾。通过使用抗人白细胞介素 -2 受体 a 链、抗人 TNF-α 的单克隆抗体，中和或抑制白细胞介素 -2 和 TNF-α，阻断促炎症细胞因子网络，治疗有效率显著提高。

3. 移植晚期并发症得到广泛重视　许多晚期并发症是由于预处理毒性、急性及慢性移植物抗宿主病及其相关治疗、感染等多种因素所致。常见如晚期肺部非感染性并发症（包括闭塞性细支气管炎、闭塞性细支气管炎伴机化性肺炎和特发性肺炎综合征）、与蒽环类药物累积使用及与全身照射密切相关的晚期心血管并发症、肾脏并发症（与环孢素、他克莫司等药物相关肾损害，表现为肾病综合征的急性移植物抗宿主病）、第二肿瘤。临床医生已意识到要兼顾和重视受者的长期生存率和生存质量。

（王颖莉）

第七章 心脏移植受者的护理

第一节 心脏的解剖与生理

一、心脏的解剖

(一) 心脏的概述

心脏(彩图 7-1,彩图 7-2)是一个中空的肌性器官,以十字分为四个空腔,上为房,即左心房(left atrium)与右心房(right atrium);下为室,即左心室(left ventricle)与右心室(right ventricle)。分隔左、右心房之间的中隔称为房间隔;位于左、右心室之间的中隔称为室间隔,室间隔比房间隔厚,越靠近心尖部越薄。二尖瓣位于左心房、左心室之间,三尖瓣(tricuspid valve)位于右心房、右心室之间,两侧瓣膜都有腱索和心室乳头肌相连接。

整个心脏位于纵隔偏内前下部,可分为一尖、一底、两面、三缘、四条沟等部分。心底朝向右后上方,大部分由左心房构成,小部分由右心房的后部构成。左、右两对肺静脉分别从两侧注入左心房。上、下腔静脉则从上、下方分别注入右心房。肺动脉与右心室相连,中间的瓣膜称为肺动脉瓣;主动脉与左心室相连,中间的瓣膜称为主动脉瓣。

心尖朝向左前下方,是左心室的一部分。胸肋面又称前面,为心脏前凸部分,大部分为右心室和右心房,小部分为左心室和一小部分左心耳。后面主要是左心房。下面平坦与膈肌相贴称为膈面。心脏左缘较钝,又称为钝缘,主要为左心室、斜向下至心尖,左缘上面很短的一段为左心耳。右缘较锐,又称为锐缘,右缘的上部为右心房,下部为右心室。近心底处有一条大约呈冠状位的沟称为冠状沟,是心脏表面分割心房和心室的标志,又称为房室沟。

心脏的肌壁由内皮细胞和薄结缔组织构成,分内、中、外三层,内层为心内膜层,中层为心肌层,外层为心外膜层。

(二) 心脏的各部和形态

1. 右心房 右心房位于心脏的右上部,壁薄而腔大,其前部呈锥形突出的部分为右心耳。右心房内腔分为前部的固有心房及后部的腔静脉窦，二者之间分界在心表面是右心缘的一条纵行的浅沟，称为界沟（sulcus terminalis）。心腔内与界沟相对的是界嵴。从界嵴的前缘发出许多大致平行排列的肌肉隆起，称为梳状肌。在下腔静脉瓣前方的心内膜下可触摸到一个细的腱性结构，称托达罗腱（Todaro tendon）。在冠状窦口前内缘、托达罗腱与三尖瓣隔侧尖附着缘之间的三角形区域称为 Koch 三角，其前部正是房室结的位置。

2. 右心室　右心室略呈三角形，位于右心房的左前下方。心腔以室上嵴为界可分为流入道和流出道两部分。流入道为右心室的体或窦部，流出道为右心室的漏斗部。流入道是右心室的主要部分，从右房室口延伸至心尖。流入道的入口为右房室口，呈卵圆形，三尖瓣环附有三尖瓣。三尖瓣分前尖、后尖和隔侧尖。

3. 左心房　左心房在右心房的左后方，左心房向左前方突出的部分为左心耳，呈三角形或"S"形，耳内的肌肉隆起为梳状肌，呈海绵状，血流缓慢时可在此形成血栓。左心房的两侧分别有左、右肺静脉的开口，左、右肺静脉的血流都从左心房通过，并从二尖瓣汇入左心室。当二尖瓣狭窄时，血液排出受阻，可导致左房增大，引起肺动脉高压。

4. 左心室　左心室位于右心室的左后下方，左室腔呈圆锥形，水平断面为圆形，肌壁为整个心脏肌壁的最厚部分，约为右心室肌壁厚度的 3 倍。二尖瓣前尖将左心室分为流入道和流出道两部分。左心室流出道是左心室腔的前内侧部分。流出道与流入道之间隔着二尖瓣前尖。前尖构成了流出道的后外侧壁，室间隔构成流出道的前内侧壁。流出道的出口主动脉口，位于左房室口的右前方。主动脉口周围的纤维环上有 3 个半月形的瓣膜附着，称为主动脉瓣，根据有无冠状动脉开口，分为左半月瓣、右半月瓣和后半月瓣。每个瓣膜相对的主动脉壁向外膨出，瓣膜与主动脉壁之间的腔隙称为主动脉窦（aortic sinus），也称为 Valsalva 窦，分为主动脉左窦、主动脉右窦和主动脉后窦。

（三）大血管

1. 主动脉　人体最粗的动脉血管就是主动脉，起始自左心室发出，主动脉根据位置细分为升主动脉、主动脉弓及降主动脉。升主动脉长约 5cm，右侧有上腔静脉，左侧有肺动脉主干。升主动脉根部有左、右冠状动脉分出。主动脉弓自胸骨右侧第 2 肋软骨处，转向左后上方，达第 4 胸椎体下缘的左侧转向下，沿脊柱前面下降。经膈的主动脉裂孔至腹腔，到第 4 腰椎体前面分为左、右髂总动脉。

2. 肺动脉　位于心包腔内，与升主动脉同为心包所包裹，位于主动脉左前方，根部左侧为左心耳，在主动脉弓下分叉为左、右肺动脉。肺动脉与其他动脉不同，肺动脉所运输的血液为含二氧化碳的血液而非携氧血液。

3. 上腔静脉　成人的上腔静脉长约 7cm，短且粗，靠头侧一般位于心包外，下半段位于心包腔内。下半段前面和两侧被心包浆膜层所覆盖；其右侧有心包上的膈神经，左侧为升主动脉。奇静脉在上腔静脉的后方汇入。上腔静脉入口处无瓣膜，上半身的静脉血液都经过上腔静脉流回右心房。

4. 下腔静脉　在胸腔内的长度很短，仅有 2cm。下端穿过膈肌，上端穿透心包，开口位于右心房后壁的下方。进入心房处有一半月形瓣膜，婴儿很大，但成人很小。下半身的血液从下腔静脉流回右心房，是人体最大的一条静脉干。

二、心脏的生理功能

1928 年，由哈维最初提出的现代循环概念认为：心脏是循环的发动机，心脏的主要功能是泵血。而心脏生物电活动是决定心脏泵功能的基础。心肌细胞的兴奋是触发心肌收缩的始动因素。因此，掌握心肌生物电活动规律，对于理解心肌的生理特性、心脏收缩活动规律及心律失常的发生机制都有重要意义。心肌细胞具有兴奋性（excitability）、自动节律性（auto-rhythmicity）和传导性（conductivity），三个特性构成了心脏的起搏传导功能，并受神经及体液因素的调节。

心脏传导系统包括窦房结、结间束、房室束、左右束支与其分支和浦肯野纤维。心脏的起搏点在窦房结，从窦房结发起电冲动，通过心脏的传导系统传播到心脏的各个部位。心房肌和心室肌通过节律性的收缩和舒张来完成一次心脏跳动，心脏 1 次收缩和舒张构成 1 个心动周期。

心脏的泵血过程包括舒张期与收缩期，在心室的舒张充盈过程中，心房也起到辅助充盈的作用，心房收缩可使心室充盈增加 10%~30%，有利于心室的射血。心房具有分泌利尿、利钠、扩血管作用的心房钠尿肽的功能，以调节心血管活动。每搏输出量指一次心搏中一侧心室射出的血液量，正常人约 70ml，简称搏出量（stroke volume）。搏出量与心室舒张末期容积的百分比称为射血分数（ejection fraction，EF），正常人为 55%~65%。一侧心室每分钟射出的血液量，简称心排血量（cardiac output），等于心率与搏出量的乘积。健康成年男性静息状态下心排血量约为 5L/min（4.5~6.0L/min）。而心指数（cardiac index）是评价心功能的重要参数之一，指以单位体表面积（m^2）计算的心排血量，正常人为 3.0~3.5L/（min·m^2）。

（刘雅惠　白阳静）

第二节　心脏移植技术

一、概述

（一）国际心脏移植的发展及现状

早在20世纪初期，研究人员即开始了对心脏移植的研究工作。从1902年创建现代血管缝合技术开始，至20世纪30年代已成功建立了一系列动物心脏移植模型。1960年，美国Lower和Shumway成功运用深低温保护供心技术，解决了长途运输问题，并采用受者心脏左心房和右心房中部切口与供心的左心房、右心房分别吻合，供者与受者的主动脉、肺动脉分别作端端吻合，奠定了原位心脏移植的外科基本技术，这种吻合方式一直沿用至今。1967年12月，南非的Barnard医师成功施行人类第1例同种异体原位心脏移植术，这是人类心脏移植史的里程碑，标志着心脏移植开始正式应用于临床。但由于感染以及排斥反应，受者术后存活不足20余天。受到Barnard医生的启发，在随后的几年内，全球多个中心相继开展心脏移植手术。但此后相当长的一段时间内，由于排斥反应和术后感染等问题认识有限，心脏移植同其他大器官移植一样，移植效果不佳，发展受到了很大限制。直到20世纪80年代，环孢素的诞生为器官移植开辟了一个新的时代。随着20世纪90年代后期他克莫司、吗替麦考酚酯等应用于临床，心脏移植的手术成功率和远期生存率得到了大幅度的提高，术后1年及5年生存率分别达到了85%和65%以上。同时，由于心肌保护技术的改进，外科技术的提高，使心脏移植术日趋完善。迄今为止，全世界已开展了超过10万例心脏移植手术，全球300多个心脏移植中心每年有4 000例心脏病受者接受心脏移植，并取得了较好的临床效果。

（二）国内心脏移植的发展及现状

我国最早有关心脏移植的文字记载于《列子·汤问》内，迄今已有2 000年左右，描述了扁鹊为两个受者开胸交换心脏使疾病消除的故事，这也是人类历史上有关心脏和器官移植的最早记录。1978年4月21日上海瑞金医院成功完成了我国第1例原位心脏移植，受者存活109天。进入21世纪以来，我国心脏移植技术取得了巨大的发展。目前，心脏移植技术在我国日趋规范化，且疗效稳定。国内心脏移植总量已超过千例，心脏移植手术量逐年增加，至2019年超500例/年，成规模的移植中心4~5个，主要分布在北京、湖北、福建、广东等省市。心脏移植手术的院内死亡率低于10%，3年生存率为80%~90%，10年生存率为65%~70%，手术后中位生存期约为13年，疗效已经与国际上报道的结果相近。心脏移植已经成为临床治疗终末期心脏病的常规手术，为终末期心脏疾病患者提供了一个改善生活质量、延长生命、确切有效的治疗方法。

二、适应证及禁忌证

（一）心脏移植的适应证

1. 绝对适应证

(1) 血流动力学恶化。

(2) 难以治疗的心源性休克。

(3) 须依赖静脉血管活性药支持以维持器官灌注。

(4) 峰值摄氧量（Peak oxygen uptake，Peak VO_2）<10mL/（kg·min），出现无氧代谢。

(5) 严重缺血症状导致持续发生的活动受限，且不能用冠状动脉旁路移植术（coronary artery bypass graft，CABG）或经皮冠脉介入术（percutaneous coronary intervention，PCI）解决。

(6) 反复发作恶性心律失常，所有治疗方法均难以奏效。

2. 相对适应证

(1) 活动严重受限，Peak VO_2 11~14mL/（kg·min）或≤55%预计值。

(2) 反复不稳定心肌缺血发作，不适合做其他干预治疗。

(3) 反复发生非服药顺从性不好所致的体液平衡紊乱或肾功能不全。

（二）心脏移植的禁忌证

1. 绝对禁忌证

(1) 存在心脏以外的疾病，预计生存期<2年，包括活动性的、近期实体器官的、血液系统的恶性肿瘤及累及全身多系统的活动性的红斑狼疮、结节病或淀粉样变性。

(2) 不可逆的肾功能不全或者肝功能不全，仅进行心脏单个器官移植。

(3) 临床症状严重且未能进行血管再通的脑血管疾病。

(4) 严重的阻塞性肺疾病［第一秒用力呼气量（FEV_1）<1L/min］。

(5) 固定的肺动脉高压。

(6) 肺动脉收缩压>60mmHg。

(7) 平均跨肺动脉压力梯度 > 15mmHg。

(8) 肺血管阻力 > 480dynes·sec/cm^5。

2. 相对禁忌证

(1) 年龄 > 72 岁。

(2) 任何活动性感染[心室辅助装置(ventricular assist device, VAD)导致的器械相关性感染除外]。

(3) 活动性消化性溃疡。

(4) 严重糖尿病并发神经病变、肾病和视网膜病变等器官受损。

(5) 严重外周血管和脑血管病。

(6) 不能外科手术或介入治疗的外周血管疾病。

(7) 有症状的颈动脉狭窄。

(8) 未矫正的 > 6cm 的腹主动脉瘤。

(9) 继发性肥胖(BMI > 35kg/m^2)或者恶病质(BMI < 18kg/m^2)。

(10) 不可逆的血清肌酐 > 221μmol/L, 或者内生肌酐清除率 < 25ml/min(除非心肾联合移植)。

(11) 胆红素 > 42μmol/L, 血清氨基转移酶增高 3 倍以上, 未使用华法林时国际标准化比值(international normalized ratio, INR) > 1.5。

(12) 严重肺功能不全, FEV_1 < 正常值的 40%。

(13) 6~8 周内发生的肺梗死。

(14) 难以控制的高血压。

(15) 严重不可逆的神经或者神经肌肉疾病。

(16) 活动性情感障碍或精神状态不稳定。

(17) 6 个月内滥用药物、烟草或者酒精滥用史。

(18) 100 天内有肝素诱导的血小板减少史。

(三) 心脏移植的常见病种

1. 冠心病　常规治疗无效的晚期弥散性缺血性心肌病, 失去心脏旁路移植手术机会。

2. 晚期原发性心肌病　原因不明的扩张型心肌病、肥厚型及限制型心肌病, 以及慢性克山病等。

3. 无法进行姑息性手术或根治性手术的先天性心脏病　先天性左心室发育不全综合征、严重的三尖瓣下移畸形、川崎病等, 可在婴儿期及儿童期进行心脏移植。

4. 终末期心脏瓣膜病　心脏瓣膜病变导致晚期严重的充血性心力衰竭,

经各种外科方法治疗无效可考虑进行心脏移植。

5. 特殊类型的心肌病　肌营养不良、药物中毒性心肌病或放射性心肌病。

6. 再次心脏移植　心脏移植后，发生急性排斥反应等病变可以考虑再次进行心脏移植。

(1) 严重的急性或超急性排斥反应使移植的供者心脏严重受损。

(2) 心脏移植后再发生原患有的心脏病(巨细胞性心肌炎)。

(3) 心脏移植后受者发生了严重的冠状动脉增殖性病变，无法再通。

7. 心脏恶性肿瘤　心脏恶性肿瘤较少见，几乎全部是肉瘤，包括血管肉瘤、横纹肌肉瘤、恶性间皮肉瘤、纤维肉瘤。

三、心脏移植手术方式

(一) 原位心脏移植

此型约占心脏移植术的 99%，可分为经典(双心房法)原位心脏移植、双腔原位心脏移植以及全心原位心脏移植。经典原位心脏移植手术时先将受者衰竭心脏的大血管(上腔静脉、下腔静脉、主动脉、肺动脉)离断，再切除左心室、右心室，及右心房、左心房的大部分，仅残留两个心房的后壁。随后将供者心脏相应切下，并按上腔静脉、下腔静脉、肺动脉和主动脉的顺序，用特殊的缝合线做大血管的端端吻合，残留的双心房后壁再与移植心脏做对应部位的吻合。优点在于手术操作相对简单，但缺点在于术后心房腔增大，心房内容易形成涡流；术后保留双窦房结，易发生房性心律失常。目前大部分心脏移植手术已不采用此种手术方式，仅在特殊病例(如婴幼儿心脏移植、再次手术导致致密粘连)应用。双腔原位心脏移植与经典原位心脏移植相比，切断上腔静脉、下腔静脉，并切除受者的右心房和窦房结组织，保留左心房后壁，减少了心律失常和三尖瓣关闭不全的概率。其较常用于复杂先天性心脏病患者、房室以及大血管异位者和供者与受者体重大小不一致者。吻合顺序可选择：①左心房—下腔静脉—上腔静脉—肺动脉—主动脉。②左心房—主动脉—左心排气—开放主动脉—心脏复跳—下腔静脉—肺动脉—上腔静脉。全心原位心脏移植术将受者心脏全部切除，能更好地恢复心脏的生理功能，但本方法有 6 个吻合口(左、右肺静脉及上腔静脉、下腔静脉、肺动脉和主动脉)，相对吻合时间延长，两个肺静脉开口与左心房吻合要求达到一次完成后不出血。全心脏移植涉及完全切除受者心脏，上、下腔静脉端端吻合以及双侧肺静脉端端吻合。吻合顺序选择：①左、右肺静脉—下腔静脉—上腔静脉—肺动脉—主动脉。②左、右肺静脉—主动脉—开放主动脉—心脏复跳—下腔静脉—肺动脉—上腔静脉。

（二）异位心脏移植

异位心脏移植又称并列或背驮式心脏移植，该型占心脏移植的1%，只在下列特殊情况时才考虑应用：①心力衰竭患者已有肺动脉高压（肺动脉平均压>60mmHg），做原位心脏移植后可能很快发生右心衰竭，故不适合做原位心脏移植者。②受者BMI过高。③在未来可能的异种心脏移植时作为异种移植桥接。

异位心脏移植与原位心脏移植术式的差别很大。手术时，受者的心脏并不切除，只将供者的心脏切下并与受者心脏做并列缝合，吻合顺序为左心房、右心房、主动脉、肺动脉，然后复跳。移植术后，受者的胸腔内将有两个心脏，各自按固有的心率、心律不同步地收缩和射血。异位心脏移植的术式复杂、并发症多、应用极少。

四、受者的评估

器官移植不仅仅是一个医学问题，也涉及社会学、法学和伦理学问题。由于可用的供者相对短缺，且存在一定的法律问题、家庭问题和经济问题，所以必须对心脏移植供者及受者进行严格选择。而评估心力衰竭患者是否适宜进行心脏移植是一个十分复杂的过程，须结合患者心力衰竭预后、一般情况、既往病史、多器官功能、社会心理因素等多个方面进行综合考虑。

（一）受者的筛选

1. 受者的选择标准

(1)没有精神障碍，能积极配合手术，且能得到家属全力支持手术治疗（从物质方面和心理层面）的患者。

(2)符合下列情况之一的患者。

1)冠心病心肌缺血症状持续，不能行CABG或PCI的患者。

2)反复恶性心律失常治疗无效的患者。

3)心肌病患者。

4)终末期心力衰竭或短期内多次心力衰竭，采取治疗手段后无法治愈，病情有所好转但预期生存期小于1年的患者。

5)其他无法经外科治疗的先天性心脏病，难以手术治疗的心脏外伤、心脏肿瘤，移植后心脏衰竭的患者。

2. 危险因素评估

(1)活动期、未经治疗的感染。

(2)有明确末端器官损害的糖尿病。

(3)有症状的脑血管疾病。

(4)有症状的外周血管疾病。

(5)活动性消化道出血。

(6)慢性活动性肝炎。

(7)恶性肿瘤。

(8)炎性心肌疾病。

(9)不可逆的严重肝病、肺病,肺梗死。

(10)精神障碍或精神分裂症。

(11)药物滥用。

(12)吸烟。

(13)依从性差。

(14)缺少社会支持。

(二)心脏移植受者的术前检查

1. 实验室检查

(1)血常规:红细胞、白细胞、血小板计数等。

(2)凝血功能检测:凝血因子测定、凝血时间、凝血酶原时间、纤维蛋白原定量检测。

(3)肝功能检查:血清天冬氨酸转氨酶、丙氨酸转氨酶、胆红素、血浆白蛋白和球蛋白测定。

(4)肾功能检查:血清尿素氮和肌酐测定,计算肌酐清除率,尿液蛋白测定、尿液细胞分类计数、肾脏超声检查。

(5)血脂分析:测定血清甘油三酯、胆固醇含量,载脂蛋白测定。

(6)糖代谢相关检查:空腹血糖测定及糖耐量试验,尿糖检测。

(7)大便常规检查及隐血试验:特殊患者可行消化道造影检查及纤维内镜检查。

(8)病毒学检查:乙型及丙型肝炎病毒测定、巨细胞病毒检测、EB 病毒检测、单纯疱疹病毒检测、血凝和血凝抑制抗体检测。

(9)细菌及寄生虫学检查:如荚膜组织胞浆菌、弓形虫、梅毒螺旋体、曲霉菌、肺孢子菌、皮炎芽生菌等。

(10)免疫学检查:检测 ABO 血型是否相容,再进行组织相容性匹配的测定。HLA 配型其中最重要的位点为 HLA-A、HLA-B 及 HLA-DR 位点。鉴于心脏移植供心缺血时间的限制,且 HLA 配型好坏并不影响心脏移植物早期存活，心脏移植不要求术前 HLA 配型。回顾供者 - 受者交叉配型试验结果，可以作为制订免疫抑制治疗方案的参考依据。高敏受者有条件时可以进行虚拟交叉配型，即将受者的特异性抗 HLA 抗体与供者的抗 HLA 抗原位点进行比较，以扩大供者来源。

(11) PRA 筛查：所有候选受者都须进行 PRA 筛查，当 PRA>10% 时，受者须进行 HLA Ⅰ类和Ⅱ类特异性抗体检测（即任何针对 HLA-A、HLA-B、HLA-Cw、HLA-DR 和 HLA-DQ 抗原的抗体）。若 PRA 水平过高，找到与之相配供者的可能性则很小，或是不匹配问题不可避免时，可以采取脱敏的治疗措施。

2. 心脏及心脏以外系统检查

(1) 12 导联心电图检查：了解心律、QRS 波宽度，协助判断心脏移植术前起搏器植入指征。

(2) 超声检查：包括心脏、肝、胆、胰、脾、肾、颈动脉、肾动脉及下肢动脉超声检查。

(3) 胸部 X 线检查及肺部 CT 平扫：了解肺部、心脏及血管情况。

(4) 肺功能测定：对于不可逆肺部疾病的判断。

(5) 正电子发射断层成像（positron emission tomography，PET）检查：适用于冠心病、恶性肿瘤患者。

(6) 发射型计算机断层成像（emission computerized tomography，ECT）检查：适用于终末期冠心病患者。

(7) 心脏磁共振成像：了解心脏心肌结构与灌注成像情况。

(8) 心肺运动试验：建议不存在心肺运动试验禁忌证的候选者，采用心肺运动试验进行入选评估。但不建议仅仅以最大氧耗量值制订心脏移植的入选标准。

(9) 6 分钟步行试验：无心肺运动设施的中心，要求患者在平直走廊里尽可能快地行走，测定 6 分钟的步行距离：≤300m，运动能力重度受限；>300~375m，运动能力中度受限；>375~450m，运动能力轻度受限；>450m，运动能力正常。

(10) 心脏专科检查：右心导管（或 Swan-Ganz 导管）全套检查，有禁忌证的可以参考超声心动图对肺动脉压的估测结果。

五、供者的评估

（一）供者的选择标准

供者必须符合脑死亡标准且需要捐献者家属对器官捐献的确认。供者须是持续的非可疑的脑死亡患者，一般是钝性或穿透性颅脑外伤或是上述原因引起的颅内出血患者。

（二）供者基本标准

1. 无明显冠心病史。

2. 心电图未见明显心肌梗死或新发的心肌缺血表现。

3. 严重脑损伤引起可逆的左心室功能不全，如果血流动力学和心脏彩超可以接受，不应排斥对其器官的使用。

4. 无明显右心室功能不全的表现。

5. 谨慎考虑心脏停搏或有心肺复苏病史的供者。

6. 若供者存在感染、败血症、白细胞增多或血培养阳性时，应高度警惕供者来源感染可能引发的心脏移植术后严重感染。感染性疾病应在移植后尽快使用适宜的广谱抗生素。

(1) 会被取消供者资格的感染供者：①人类免疫缺陷病毒 1 型（HIV-1）抗体、人类免疫缺陷病毒 2 型（HIV-2）抗体阳性。②人类嗜 T 细胞病毒（human T-cell lymphotropic virus，HTLV）1 型（HTLV-1）和 2 型（HTLV-2）感染。③无论是怀疑还是已经检测到的狂犬病毒、西尼罗病毒、淋巴细胞性脉络丛脑膜炎病毒感染。④不能解释的脑炎或脑膜脑炎患者。⑤美洲锥虫病患者。⑥活动性结核病患者。⑦曲霉菌、其他侵袭性真菌感染。⑧某些未治愈的细菌感染。

(2) 特殊条件下可采用的感染供者：① HTLV-1、HTLV-2 感染（受者病重时）。②乙型肝炎表面抗原阴性、乙型肝炎核心抗体阳性。③丙型肝炎病毒抗体阳性。④存在细菌感染的供者。

7. 病程较久的高血压并不是禁忌证。

8. 尽可能少地依赖有正性肌力效应的药物[如多巴胺的使用量<10μg/(kg·min)维持收缩压>90mmHg]。

9. 不须依赖氨力农、米力农或多巴酚丁胺去维持足够的血流动力学参数。

10. 如果可以获得心导管检查，无明显证据证明有冠状动脉阻塞。

(1) 如果有冠状动脉阻塞，但通过血管修复纠正的供者仍可为病情危急受者供心。

(2) 一般而言，冠状动脉左主干远端阻塞或左前降支近端阻塞者不能作为心脏移植的供者。

11. 排除有局限的活跃的脑部恶性肿瘤。

（三）其他因素

除免疫学差异外，诸如潜在（可能）受者的体型、体重和肺动脉高压等因素同样会影响对适宜供者的选择。

1. 潜在受者的体型和体重对匹配适宜供者的影响

(1)供者的理想体重应该在潜在受者体重 ± 25% 的范围内，但体重与心脏的大小及心功能之间也可能存在不一致性。

(2)虽然比受者体重轻 50% 的供者与受者之间也能成功进行心脏移植，但对于那些有肺动脉高压病史且经过硝酸甘油、米力农或其他药物治疗后肺动脉高压无改善或逆转的潜在受者，应尽可能避免进行移植。

(3)体重并不是心脏大小的独立决定因素。一般而言，女性供者或肥胖供者的心脏较小，因而其心脏在静息状态下心排血量较低，这些因素均会影响对适宜供者的选择。

2. 合并肺动脉高压潜在受者的特殊需要　有肺动脉高压病史的潜在受者因右心功能衰竭而引起死亡和移植后发生并发症的风险更大。为了降低此风险，这样的患者须接受体重更重的供者的心脏。

(四) 关于边缘供心

由于等待心脏移植的患者数量增加，等待时间延长造成的死亡率也越来越高，所以我们迫切需要探索并拓展供者纳入的范围以扩大供者的数量。以下是一些具有争议的供者高危因素。

1. 年龄　传统我们认为供者年龄大于 55 岁是影响移植后死亡率和并发症发生率的独立危险因素。当供者没有以下疾病的明确证据时，可考虑使用高龄供者的心脏：①冠心病病史或冠状动脉造影提示冠心病。②糖尿病病史。③心脏彩超和心电图异常，且有明显的左室肥厚。

2. 部分病毒感染　对于紧急状态下的受者，在其知情且自愿的情况下，可接受如丙型肝炎病毒阳性的供者心脏。

(1)若须使用丙型肝炎病毒阳性供者的心脏，必须确认其从感染病毒到出现症状应至少有 10~15 年。

(2)丙型肝炎病毒阳性的供者应接受抗病毒治疗。

(3)只能在受者自愿的情况下采用丙型肝炎病毒阳性供者的心脏进行移植。

3. 轻度左心功能不全　轻度左心收缩功能不全的供者可为某些适宜受者提供心脏，但要保证供者心脏满足以下条件：①冠状动脉正常。②无明显瓣膜病变。③无可引起心脏病的其他病史。④右心导管检查示供者心功能良好。⑤不须过多的缩血管药物支持。⑥心脏损伤不明显。

（王亚波）

第三节　心脏移植受者围手术期护理

心脏移植手术是治疗扩张型心肌病和终末期心脏病的有效方法。1967年人类首例同种异体原位心脏移植成功，此后随着移植技术的提高和相关学科的发展，心脏移植手术疗效有了很大改善。

目前，心脏移植手术已经由高风险、高病死率、短存活时间发展到1年生存率达91%，最长存活时间超过31年，许多中、晚期心脏病患者由此获得了新生。其中，围手术期的高质量护理对心脏移植成功起着至关重要的作用。

一、术前护理

（一）护理评估

1. 病史评估　了解包括详细的年龄、心功能状态、基础性疾病、营养状态、有无感染，评估受者发生猝死的风险。心脏移植的受者多为终末期心脏疾病患者，由于病理改变，长期反复心力衰竭常常会继发其他脏器功能受损，所以术前除了一般常规的检查外，还要对呼吸系统、血液系统、肾功能、肺动脉压力、肝功能、营养状态、感染性疾病病原体检测以及供、受者ABO血型相容性试验、受者自身免疫力、免疫相容性等进行全面评估，向受者讲解相关检查的意义和注意事项，并协助其完成。

2. 心脏功能测试　重度肺动脉高压是心脏移植的禁忌证，由肺小动脉痉挛或硬化所致肺动脉高压，使得植入供心的右心系统无法完成正常的心排血量，从而造成右心衰竭，术后死亡率也明显增高。所以移植前评估受者肺动脉压力是十分重要的。

3. 心理状况评估　评估受者是否存在焦虑、抑郁心理。了解受者家庭状况，经济条件。

（二）术前护理措施及观察要点

1. 心理护理　心脏移植手术风险大，治疗费用及后期费用高，受者常产生紧张、焦虑、恐惧，甚至悲观、绝望的心理。所以在护理过程中应如实客观地向受者及家属介绍心脏移植的知识，以缓解受者对异体器官移植存在的顾虑，多关心受者，鼓励受者和家属说出自己的担忧、紧张、恐惧。也可以让心脏移植手术成功的受者现身说法，消除受者的悲观情绪，增强治疗信心。指导家属给予受者心理支持，让受者充分感受家庭和亲情的温暖。合理运用心理评估工具，及时进行心理干预，必要时请心理卫生中心医师会诊，可根据受者情况给予助眠药物。

2. 积极治疗心力衰竭　根据受者心功能分级，严密观察病情，积极使用有正性肌力效应的药物、利尿剂、血管扩张药等纠正心力衰竭。

(1) 严密观察体温、呼吸、脉搏、末梢循环、尿量、心律、心率、主诉和意识状态的变化。

(2) 低流量吸氧。

(3) 注意保护用药的血管，采取预防性措施防止静脉炎的发生，尽量选用粗、直的大血管，避免药物对血管的刺激性，定时观察静脉穿刺部位皮肤，及时发现药物外渗并做出相应处理。使用微量泵泵入利尿剂、血管活性药时，应检查微量泵管路是否通畅，微量泵是否处于工作状态，注意观察和询问受者的感受，根据病情及时调整用药剂量。

(4) 初次使用血管活性药时，观察用药反应及用药效果，做好用药健康指导，告知受者注意事项，避免剧烈活动，不擅自搬动或者调整微量泵。

(5) 限制钠的摄入，中、重度心力衰竭受者每天摄入钠 0.5~1.0g。

(6) 维持电解质平衡，准确记录出入量，定期监测电解质，警惕电解质紊乱引起心律失常的发生。

(7) 观察并记录小便颜色及性状、四肢水肿情况、体重的变化。

(8) 使用抗心力衰竭药物无效，其他重要脏器无重度功能不全的受者，可采用机械方法维持循环，使部分受者能够延长等待接受心脏移植的时间。

3. 抗凝药物使用护理

(1) 遵医嘱给药，定期监测凝血时间，并根据检验结果及时调整抗凝药物的剂量。

(2) 观察抗凝治疗相关并发症以及药物不良反应。

4. 改善营养

(1) 戒除烟酒，少食多餐，鼓励受者进食高蛋白、低脂肪、低盐、高纤维素饮食，如鸡蛋、牛奶、鱼类、虾、蔬菜等，耐心向受者讲解饮食治疗的重要性，以取得受者配合。

(2) 为能正常进食的受者制订营养食谱。对不能进食或者进食不佳的受者给予肠外营养。必要时运用促进消化吸收的药物。

(3) 适当使用免疫球蛋白等以增强机体免疫功能，间断少量输入新鲜血浆及人血白蛋白。

5. 改善肺功能

(1)季节变化和气温骤降时注意保暖。

(2)治疗期间观察受者呼吸状态、频率、深度,观察痰液性质、颜色、量,正确使用雾化吸入药物,根据受者血气分析结果采取正确的治疗措施或呼吸功能训练。

(3)等待供心期间,尝试一些辅助治疗,以缓解病情,延长等待时间,可应用体外膜肺氧合(extracorporeal membrane oxygenation,ECMO)、主动脉内球囊反搏(intra-aortic balloon pump,IABP)及左心室辅助装置(left ventricular assist device,LVAD)、右心室辅助装置(right ventricular assist device,RVAD)、全心室辅助装置(biventicular assist device,BiVAD)、动力性心肌成形术(dynamic cardiomyoplasty,DCM)及干细胞移植(stem cell transplantation,SCT)等,注意各种有创管道的护理,防止术后肺部感染。

6. 预防感染

(1)糖尿病受者术前应该积极治疗糖尿病,采取多种措施将血糖控制在理想范围,包括饮食、药物等。对于术前有风湿热活动、乙型肝炎表面抗原阳性者,应及时评估是否存在活动性感染;对于上呼吸道感染、肺部感染、胃肠道炎症受者,应积极控制感染,避免心脏移植术后感染加重。

(2)做好 TORCH 筛查,观察受者有无口腔溃疡、白斑、疱疹,或本次发病有无皮肤、黏膜疱疹;有无明显精神行为异常、抽搐、意识障碍或中枢神经系统感染症状。观察受者是否有发热、咳嗽、咳痰、乏力、心率增快、呼吸困难等症状,肺部听诊有无干、湿啰音,必要时做痰培养及药物敏感试验,及时、合理、准确选用有效的抗生素。

(3)尽可能减少一切不必要的侵入性操作。检查动、静脉置管周围皮肤有无红肿、压痛、瘙痒及分泌物,必要时送检;尽早拔除不必要的动、静脉通路;早期发现感染征象,早期治疗。

7. 做好心导管检查的护理　严密观察生命体征,注意观察穿刺点有无活动性出血及血肿,观察穿刺点远端动脉搏动情况、皮肤温度及颜色,以早期发现肢体动脉栓塞。

8. 加强基础护理和生活护理

(1)评估受者心功能情况,协助受者进行有益的活动,注意避免剧烈运动。

(2)做好口腔护理,及时为受者修剪指甲、剃胡须,每日温水擦浴,注意腋窝、腹股沟、会阴等皱褶处皮肤的清洁。长期卧床受者应定时翻身,观察局部皮肤受压情况,保持皮肤清洁干燥,避免压力性损伤发生。

(3)餐具、日用品适当消毒,用 500mg/L 的含氯消毒液擦拭床单元。

(4)指导受者少食多餐，避免暴食，防止情绪激动，保持大便通畅，必要时使用通便药物，避免心力衰竭加重及心律失常发生。

9. 术前健康教育

(1)练习床上大小便，练习深呼吸、咳嗽、咳痰，教会家属正确拍背方法。

(2)术前晚使用皮肤清洁剂、温水擦浴，换灭菌衣裤。

(3)保证充足的睡眠，促进睡眠的方法有：消除干扰睡眠因素；创造良好的睡眠环境，保持病房安静、空气清新，温、湿度适宜；在病情允许的情况下，减少白天的睡眠次数和时间；向受者讲解自我调节及放松的方法，如深呼吸、听轻音乐等；必要时服用镇静催眠药或抗焦虑药。

(4)心脏移植术前，受者应禁饮禁食，具体禁饮禁食时间见表 7-1。

表 7-1 心脏移植术前禁饮禁食时间表

儿童及成人		婴幼儿	
食物	术前禁饮禁食时间	食物	术前禁饮禁食时间
清饮料	≥2h	清饮料	≥2h
淀粉类固体食物	≥6h	母乳	≥4h
脂肪及肉类固体食物	≥8h	配方奶或牛奶	≥6h

清饮料包括清水、碳水化合物饮料、清茶、黑咖啡(不加奶)及各种无渣果汁，摄入量≤5ml/kg(或总量≤400ml)。淀粉类固体食物包括面粉和谷类食物，如馒头、面包、面条、米饭等。脂肪类及肉类固体食物主要指动物脂肪、肉类和油炸类食物。术前须口服给药的受者，允许在术前 1~2 小时将药片研磨后服用并饮适量清水，但注意控释片制剂严禁研碎后服用。

(5)术前晚医生、护士进行核查，包括手术部位标记、手术知情同意书、安全核查表、风险评估、输血前相关检查、输血知情同意书、高值耗材使用同意书、术前讨论与手术计划核准书等。

二、术后护理

(一) 重症监护

1. 循环系统

(1)由于移植的供心无自主神经支配，术后心率变化以及对某些药物的反应等与普通心脏手术后不同；且供心移植前完全缺血性损害，受者术前不同程度肺血管阻力增加，加之低温、再灌注损伤等都会导致供心衰竭，因此监测心脏功能的各项指标非常重要。尤其应警惕低心排血量综合征。

(2)完整的心脏受交感神经及副交感神经支配，移植时须横断这些神经纤维，产生了生理学改变的去神经心脏，对应激(比如低容量、低氧、贫血)的反应迟钝；移植心脏的功能在手术后迅速下降，这与供者血流动力学不稳定和低温保存条件导致供者心脏受损、心肌收缩力下降等有关。所以维持供者血流动力学的稳定可促进移植心脏心功能的恢复。

(3)半数以上的心脏移植受者可发生窦性或结性心动过速，窦房结功能障碍的首要危险因素是持久的器官缺血。因此心电监护固定导联便于观察心率、心律、ST段的动态变化，术后遵医嘱行12导联心电图，检查肌钙蛋白、心肌酶，发现异常报告医生。预防心律失常，维持电解质及酸碱平衡。遵医嘱使用抗心律失常药如利多卡因、胺碘酮等，观察用药效果及副作用。

(4)控制血压，降低心脏后负荷，减少出血。受者术后理想的有创血压为100~120mmHg/60~75mmHg，无创血压超过140/90mmHg时，应控制血压，可遵医嘱早期给予硝普钠或硝酸甘油静脉注射。如果持续高血压，可加口服的抗高血压药。

(5)术前肺动脉高压的受者，术后应严密观察肺动脉压的变化，维持肺动脉平均压在20~30mmHg，及时调整用药。吸入NO气体可扩张肺血管，降低肺动脉压力。治疗从小剂量开始，最大不超过0.002%。吸入NO时，应严密观察受者的血压变化。停止吸入NO前，应逐渐减量至小于0.000 5%，以避免出现反跳现象，使肺动脉压急剧升高，诱发肺动脉高压危象。同时，NO与O_2结合后生成的NO_2为有害气体，应警惕受者有无中毒情况，必要时监测血中高铁血红蛋白的含量。

(6)中心静脉压应控制在正常低限，以减轻右心负荷。控制入量及液体输入速度，准确记录出入量，维持适当的负平衡。

(7)严密观察皮肤色泽、温度、湿度以及双侧桡动脉与足背动脉搏动情况。受者清醒后，还应观察受者四肢活动情况。

(8)由于移植术后体液回流及激素的应用导致水钠潴留和血容量增加，右心负荷加重，故术后应早期应用利尿剂加强利尿。同时，每小时监测尿量、尿比重，观察尿液的性状、颜色，关注水肿、腹水情况。

(9)术后早期使用有正性肌力效应的药物期间，应严密观察周围循环灌注情况(肢端温度、颜色及动脉搏动情况)，发现问题及时汇报并调整药物剂量。血管活性药的使用不能中断，应及时评估剩余药量及可使用时间，及时备药，更换药物时动作应迅速。对血管活性药高度依赖的受者，应采取同时递增递减更换药物的方法，即再连接一个通道，逐步递减即将使用完的药物，同时递增新配制的药物，直至完全替代。

(10)针对严重、急性发作、经常规治疗无效、预估2~4周内能恢复或改善的心肺功能衰竭的受者,应尽早使用体外膜肺氧合辅助治疗。

2. 呼吸系统

(1)受者麻醉清醒前,经气管插管行有创呼吸机辅助呼吸。期间应严密观察其气管插管深度、血氧饱和度、有无烦躁、胸廓起伏情况、呼吸机是否正常送气及有无漏气,并听诊呼吸音情况。术后早期每半小时行动脉血气分析1次,根据血液pH、动脉血二氧化碳分压、剩余碱,调节呼吸机各项参数,待达到最佳血气状态以后每4~6小时复查1次血气分析。一般呼吸频率设定为15~18次/min,PEEP设定为3~5cmH_2O;潮气量根据体重设定在8~10ml/kg。

(2)加强呼吸道管理,充分给氧,1~2小时听诊1次,及时彻底清除呼吸道分泌物,防止肺部并发症。有肺动脉高压的受者应充分镇静,延长使用呼吸机辅助呼吸的时间。

(3)病情稳定后应尽早拔除气管插管,早期鼓励受者床上活动,有利于预防肺部并发症。

(4)充分湿化呼吸道,以稀释痰液,便于痰液排出,加强化痰及雾化治疗,加强肺部理疗,鼓励受者自主咳嗽、咳痰。

(5)吸氧面罩、管道及流量表每日更换并消毒,术后2周内留取痰培养标本,受者出现发热、咳嗽、痰多等感染征象及时送检。

(6)胸部X线检查。

(7)病室做好空气消毒,可使用空气消毒机消毒,每天3次,每次1小时。

3. 神经系统及精神状态

(1)严密观察受者意识、面部表情,瞳孔的形态、大小及对光反射情况。

(2)准确记录受者麻醉清醒时间。

4. 肝功能

(1)严密监测血清丙氨酸转氨酶、总胆红素与结合胆红素、凝血时间。

(2)采用免疫诱导的抗排斥反应治疗方案以降低肝功能不全的发生率。

5. 肾功能

(1)术后严密监测每小时尿量,观察尿液颜色及性状,观察有无血尿、血红蛋白尿。

(2)每日监测尿素氮、血清肌酐、尿酸水平等,以防急性肾衰竭,必要时行床旁血液透析治疗。

6. 消化功能

(1)术后常规安置胃管,早期行胃肠减压术,密切观察胃液引流量、颜色、性状。适当应用胃黏膜保护剂及质子泵抑制剂以抑制胃酸分泌。

(2) 观察大便颜色、性状、量。

7. 伤口与管道

(1) 观察伤口有无渗血、渗液，若有，应及时更换敷料。密切观察引流管内引流液的性质、量以及有无异味，并及时记录。

(2) 各种管道妥善固定，保证引流通畅，严防脱落、扭曲、折叠。

(3) 更换引流袋(瓶)时，严格无菌操作。

8. 疼痛管理

(1) 使用合适的疼痛评估工具对受者进行动态评估，遵医嘱给予镇痛药物。

(2) 应在受者口服给药 1 小时、肌内注射给药 30 分钟、静脉给药 15 分钟后，对受者进行再评估，并做好记录。

9. 血糖管理

(1) 每 2 小时监测 1 次血糖，恢复正常饮食后可降低血糖监测频率，改为三餐后和睡前。

(2) 遵医嘱静脉或皮下使用胰岛素。

10. 免疫抑制剂血药浓度监测

(1) 定时服用免疫抑制剂。

(2) 应在早晨服药前半小时采集血标本查血药浓度。

(二) 一般护理

1. 关注电解质情况

(1) 关注血钾情况，以防低钾血症和高钾血症。

(2) 补钾同时也应注意补镁，预防因低镁血症诱发的心律失常。

2. 心理评估及护理

(1) 注意观察受者情绪变化，加强交流与沟通，介绍监护室环境及仪器设备可能发出的响声，向受者解释用药及操作的目的，取得受者理解和配合。

(2) 合理应用情绪评估工具对受者进行情绪评估，及时干预不良情绪，必要时请心理卫生中心医师会诊。

(3) 允许家属探视在监护室住院超过 1 周的受者，以帮助受者获得家庭支持。但应限制探视人数及时间，探视时家属应穿戴隔离衣、帽子、鞋套。

3. 感染的预防

(1) 严格无菌技术操作，预防感染，病情稳定后应尽早拔除各种管道，如中心静脉导管、肺动脉漂浮导管、导尿管、引流管等，对于必须留置的管道、起搏导线等周围每日消毒，更换敷料。

(2) 遵医嘱定时监测受者体温及血常规，注意白细胞变化。遵医嘱使用免疫抑制剂、抗生素等。

(3) 观察手术切口愈合情况，注意切口有无渗出、红、肿、热、痛及脓性分泌物等，伤口有渗出时及时更换敷料。

(4) 移植后早期，受者用物应严格消毒。指导受者加强自我保护意识，注意口腔卫生和手卫生，必要时行口腔护理。

(5) 每天用 1 000mg/L 含氯消毒液擦拭室内物体表面，医务人员戴帽子、口罩，穿隔离衣，移植后 1 周内不接受探视，每日消毒空气 3 次，每次 1 小时，定时行空气细菌培养。

4. 饮食护理

(1) 受者气管插管拔除前，临床营养师应每日进行营养评估，配制个体化营养液，每 6 小时经胃管管饲 1 次或静脉输入营养液。

(2) 受者气管插管拔除后 6 小时，可少量饮水。观察受者有无呛咳，饮水时应抬高床头，以防误吸。

(3) 若受者饮水顺利，吞咽无异常，可进食流质饮食，再逐渐过渡至半流质饮食、普食。

5. 体位与活动

(1) 术后未拔除气管插管者抬高上半身，床头抬起 20°~30°，预防呼吸机相关性肺炎。拔管后给予半坐卧位，上身抬高与水平成 40°~50°，避免误吸，改善通气，降低心脏负荷。

(2) 根据受者情况，适量增加床上肢体活动，协助翻身，情况较好者，可协助行床旁活动。

（蒋 禹　白阳静）

第四节　心脏移植免疫抑制治疗

排斥反应是心脏移植后，特别是移植后早期的常见问题，也是心脏移植受者术后主要死因之一。免疫抑制治疗是预防和控制移植后排斥反应的有效手段。心脏移植术后对受者进行免疫检测可尽早发现排斥反应，以便及时治疗从而减少心脏功能损伤。

一、免疫抑制方案

目前，心脏移植最常用的维持免疫抑制方案是三联疗法，包括以下 3 类免疫抑制剂的组合：①钙调磷酸酶抑制药，如环孢素或他克莫司。②抗细胞增殖类药物，如霉酚酸酯或硫唑嘌呤。③糖皮质激素，如泼尼松或泼尼松龙。

也有一些心脏移植研究中心为了减少钙调磷酸酶抑制药带来的肾毒性，将抗增殖类免疫抑制剂换成了增殖信号抑制剂（proliferation signal inhibitor，PSI），即哺乳动物雷帕霉素靶蛋白（mammalian target of rapamycin，mTOR）抑制剂，主要是雷帕霉素和依维莫司，使用哺乳动物雷帕霉素靶蛋白抑制剂 + 霉酚酸酯 + 糖皮质激素的治疗方案。

国际心肺移植协会（International Society for Heart and Lung Transplantation，ISHLT）年报显示，心脏移植术后 1 年，他克莫司是最常用的钙调磷酸酶抑制药，其应用比例远超环孢素；霉酚酸酯是最常用的抗细胞增殖类药物，应用比例远超硫唑嘌呤。

心脏移植术后第 1 年常用的免疫抑制方案（未统计糖皮质激素）为：他克莫司 + 霉酚酸酯、环孢素 + 霉酚酸酯。术后第 5 年，上述两种方案使用比例分别下降，包含哺乳动物雷帕霉素靶蛋白抑制剂（雷帕霉素或依维莫司）的免疫抑制方案使用比例上升。

以钙调磷酸酶抑制药为基础的维持免疫抑制方案中，他克莫司的应用越来越多，但须注意受者药物基因组学的特征，避免快代谢基因型受者盲目使用他克莫司。霉酚酸酯可降低受者死亡率和移植心脏功能障碍发生率，并减缓移植心脏血管病变（cardiac graft vasculopathy，CAV）的发生和进展，几乎已替代硫唑嘌呤成为首选的抗细胞增殖类药物。哺乳动物雷帕霉素靶蛋白抑制剂已被用于合并肾功能不全或 CAV 的受者，但其不良反应发生率较高。糖皮质激素仍然是维持免疫抑制方案的重要组成部分，其撤除及减量的时机目前仍存在争议。

二、免疫抑制剂浓度检测

与油基制剂相比，微乳制剂具有更佳的药物代谢动力学特性，因此使用环孢素时建议选择微乳制剂。既往研究认为，监测环孢素服药后 2 小时血药浓度（峰浓度）比服药后 12 小时血药浓度（谷浓度）更有优势；但有研究结果提示，对于长期使用环孢素维持免疫抑制治疗的受者，通过监测峰浓度和谷浓度来调整剂量，术后排斥反应、血压、肾功能并没有显著性差异。国际心肺移植协会指南认为，大多数心脏移植受者无须采用监测峰浓度替代谷浓度，但对于环孢素药物代谢动力学特征不典型的受者，监测峰浓度更理想。

目前，不建议将口服他克莫司由每天 2 次改为每天 1 次，如确实需要采用每天 1 次的给药方案，则须采取相应监测手段保证合理的药物浓度，维持移植心脏的良好功能状态。采用他克莫司每天 2 次给药方案并监测谷浓度的受者，当有证据提示药物不良反应或药效不足（出现排斥反应）时，测量服药后 3 小时血药浓度有助于调整剂量。

参照国际心肺移植协会发布的心脏移植受者的护理指南以及中国医学科学院阜外医院单中心经验，应用白细胞介素 -2 受体拮抗剂诱导治疗的心脏移植受者，应用心内膜心肌活检（endomyocardial biopsy，EMB）监测排斥反应。心脏移植术后不同时期他克莫司和环孢素谷浓度建议维持范围见表 7-2。

表 7-2　心脏移植受者术后不同时期 CNI 谷浓度维持范围建议

移植后时间	他克莫司 /（$ng \cdot ml^{-1}$）	环孢素 /（$ng \cdot ml^{-1}$）
<3 个月	10~15	200~300
3~6 个月	8~12	150~300
>6 个月	5~10	150~250

ISHLT 指南不建议常规监测心脏移植受者血清游离霉酚酸浓度来指导霉酚酸酯的剂量调整。然而，对于发生排斥反应、感染、肾功能不全、营养不良以及特定种族的心脏移植受者，考虑到明确霉酚酸酯暴露量可能有助于改善移植物功能不全时，可以根据监测霉酚酸血药浓度谷值调整霉酚酸酯剂量，小于 1.5mg/L 则认为没有达到治疗剂量。

当哺乳动物雷帕霉素靶蛋白抑制剂与钙调磷酸酶抑制药联合使用时，钙调磷酸酶抑制药目标血药浓度范围尚未明确，建议监测雷帕霉素或依维莫司谷浓度，剂量调整后至少连续监测 5 天，直至达到新的稳态浓度。与环孢素联合使用时，雷帕霉素和依维莫司目标谷浓度分别为 4~12ng/ml、3~8ng/ml。

（王亚波）

第五节　心脏移植主要并发症及护理

心脏移植术后可能出现的并发症有许多种，各个系统都可能发生，而且并非独立存在，有时可能造成恶性循环。所以，移植术后并发症的观察及护理对提高心脏移植成功率具有重要的临床意义。

一、早期并发症

（一）排斥反应

排斥反应是心脏移植后，特别是移植后早期的常见问题，也是心脏移植受者术后主要死因之一。排斥反应是移植器官携带的异体抗原引起受者体内发生的免疫反应，有体液免疫反应和细胞免疫反应两种，其机制、病理及临床表现均不同。多数排斥反应是由细胞免疫反应所致。

移植后早期排斥反应包括超急性排斥反应和急性排斥反应。超急性排斥反应发生于供者和受者ABO血型不合及受者血液内有抗供者淋巴细胞毒性抗体，此类排斥反应多发生在心脏移植术后24小时内，供心恢复血液循环后即可发生。急性排斥反应是受者T淋巴细胞介导的与供者抗原发生的免疫反应，即心肌的淋巴细胞和巨细胞浸润，心肌细胞水肿和坏死，多发生在术后1~20周，术后2~10周发生率最高，半年后急性排斥反应发生率减少，1年后发生概率则更小。

1. 临床表现

(1)超急性排斥反应表现为供心复跳困难，心脏收缩微弱，不能维持正常血压，无法脱离体外循环，供心表面呈现发绀和花斑。

(2)急性排斥反应临床常见症状为乏力，全身不适，食欲减退，活动后心悸、气短。体征为心脏扩大，心率增快，心音低弱，奔马律，心律失常，血压下降及心功能不全征象。

2. 预防及处理　排斥反应关系心脏移植术后受者康复及预后，因此应及时、有效地进行监测，为早诊断、早处理提供依据。监测内容如下。

(1)心内膜心肌活检：该方法是诊断心脏移植术后排斥反应的“金标准”。一般从心脏移植术后7~9天开始行此项检查，以后每1~2周1次，术后半年可延长至每3~4周1次，一年之后若结合其他免疫监测手段，则在保障安全前提下1年1次。

(2)超声心动图：主要可发现心室舒张和收缩功能异常、心室壁增厚以及心包积液增多。

(3)心电图：体表心电图的QRS波群的变化可能因电解质紊乱等外界原因导致，而心肌内心电图可作为无创、方便、相对安全的临床监测排斥反应的方法。

(4)免疫学监测：排斥反应是细胞免疫和体液免疫共同介导的一种复杂的

免疫病理损伤。应用免疫学指标、心肌标志物和其他血清标志物等指标预测和判断排斥反应的发生及其程度，有助于尽早发现和控制排斥反应，提高心脏移植的效果。

（5）血清心肌酶学检测：心肌酶在移植早期随着手术创伤的恢复而降低，而不明原因的再次升高对监测心脏移植术后是否发生排斥反应有一定的指导意义。

（6）免疫抑制剂药物浓度监测。

（7）血常规检查：白细胞计数改变，红细胞沉降率升高。

（二）术后出血

心脏移植术后早期死亡的原因很多，术后出血就是其中之一。心脏移植术后出血是很复杂的病理生理过程，影响因素很多，包括：①术前抗凝剂的应用。接受心脏移植的受者主要以原发性扩张型心肌病和晚期冠心病患者为主，为了防止冠状动脉栓塞或附壁血栓形成，术前须行抗凝治疗。②心脏吻合口多，术中止血不彻底。③体外循环导致的凝血异常。心脏移植时体外循环时间长，造成凝血因子及血小板破坏。④大量使用库存血。⑤肝素反跳。

1. 临床表现 心脏移植术后出血表现为术后引流量持续增多，心率增快，中心静脉压降低，尿量减少，血压下降，周围组织灌注不良甚至心脏压塞的症状。

2. 预防及处理

（1）术前定期监测受者凝血功能，如有异常，及时处理。

（2）术后复查激活全血凝固时间，及时补充鱼精蛋白，同时给予新鲜血浆、纤维蛋白原及止血药物。

（3）密切监测受者生命体征、中心静脉压、平均动脉压及尿量的变化。可使用精密引流袋，便于记录每小时引流量。如发现下列情况则应再次开胸探查及止血：①凝血机制正常，胸腔引流量>3ml/(kg·h)，连续3小时且无减少倾向。②术后原本引流量不多，但突然经引流管涌出大量的血性液体，引流管手感温暖，一般为有较大出血点，应立即开胸止血。③术后胸腔引流液突然停止流出，则要密切观察有无急性心脏压塞的征象，必要时须再次开胸探查。

（三）低心排血量综合征

低心排血量综合征（简称低心排）是一组以心排血量下降、外周脏器灌注不足为特点的临床综合征，心脏外科术后多见。心脏移植术后出现低心排血量综合征并不少见，其致死原因约占术后30天内死亡率的36%。心脏移植受者术后早期发生低心排血量综合征有两个主要原因，即供心保护不佳以及超急性排斥反应。

1. 临床表现 为确保外周脏器灌注，首要的就是维持满意的心排血量。

当心脏指数<2.0L/(min·m²)定义为低心排，常伴有以下表现：①低血压(平均动脉压<60mmHg)。②心动过速(心率>90 次 /min)。③少尿[尿量<1ml/(kg·h)]。④代谢性酸中毒(pH<7.4，乳酸>3.0mmol/L，碱剩余<-2)。⑤混合静脉血氧饱和度<65%。⑥肢体末梢湿冷、皮肤苍白及潮湿。⑦肺淤血，低氧血症。

2. 预防及处理 应积极明确导致低心排的原因。①超声心动图检查寻找原因。②重视体格检查，评估器官灌注情况。③持续床旁心电监护，监测有创动脉压力和中心静脉压。④当出现脏器灌注不足时可应用有正性肌力效应的药物如米力农、肾上腺素等。护士应使用微量泵泵入药物，保证剂量的准确性，密切观察用药效果。静脉通道应选择中心静脉，同时应防止管道扭曲、打折、脱出、渗漏等情况。⑤维持窦性心律，防止心律失常发生，密切关注起搏器的使用情况。⑥药物治疗效果不理想者使用机械循环辅助治疗。⑦必要时吸氧，合并呼吸功能不全的受者必要时给予机械通气。⑧低心排合并肾功能不全、利尿剂抵抗时行肾脏替代治疗。⑨给予适当镇静、镇痛、抗谵妄治疗。⑩必要时请营养师介入，给予营养支持治疗。⑪必要时还须配合应用体外膜肺氧合、主动脉内球囊反搏或左心室辅助装置等，以支持心功能。

(四) 急性右心衰竭

心脏移植术后出现的右心衰竭几乎占到心脏移植术后并发症的一半和术后早期死亡人数的 1/5。肺动脉高压、右心室收缩力减弱、手术本身因素(如术中供者的肺动脉与受者的肺动脉吻合不当，产生扭曲和转位)以及术中发生冠状动脉气体栓塞均可导致心脏移植术后右心衰竭。

1. 临床表现 心脏移植术后如出现肺动脉压明显升高应警惕右心衰竭，中心静脉压持续升高往往是右心衰竭的重要提示，右心室扩大、右心室收缩功能减退及明显三尖瓣反流、颈静脉怒张、肝脏增大、下肢水肿、伴低血压以及严重代谢性酸中毒时，应考虑右心衰竭的可能。右心室舒张压大于 1.33kPa，是右心衰竭的指征之一。

2. 预防及处理

(1) 术前根据医嘱，可使用西地那非、波生坦等药物降低受者的肺动脉压力。

(2) 纠正缺氧、酸中毒，防止肺血管收缩。

(3) 静脉给予增强心肌收缩力的药物，改善右心功能。

(4) 加强利尿措施及严格控制输液量。

(5) 必要时采用主动脉内球囊反搏、体外膜肺氧合等辅助装置。

(五) 心律失常

在心脏移植术后几周内，窦房结自律性及传导功能受损的发生率可高达

50%。目前对心脏移植术后窦房结功能紊乱发生的原因尚无定论，但最可能的因素有：①缺血时间长，缺血心肌释放肌酐，对移植术后窦房结功能有一定影响。②外科手术操作创伤。③急性排斥反应。

1. 临床表现　主要表现为心律缓慢，包括窦性或结性心动过缓和窦性停搏。

2. 预防及处理

（1）心脏移植后窦房结功能紊乱，早期可采用药物治疗，术后1周内静脉给予异丙肾上腺素、多巴胺、氨茶碱等增快心率的药物，或使用临时起搏器。如果这种状态持续3~4周以上，应尽早考虑安装永久性起搏器。

（2）反复出现的频发室性期前收缩、室性心动过速可能会导致血流动力学状态不稳定，遵医嘱及时应用胺碘酮等抗心律失常药。

（3）对于伴有心室率增快或对血流动力学有影响的房性心律失常，则必须处理。

（4）若发生持续性室性心动过速应同时行冠状动脉造影和心内膜心肌活检。

（六）神经系统并发症

神经系统并发症在心脏移植术后发病率很高，会降低受者生存率和生存质量。发生神经系统并发症的可能原因是：①术中排气不彻底导致空气栓塞，这也是最常见的原因。②脑缺血、缺氧。③原有脑血管疾病。④反跳性高血压导致的脑血管意外。⑤环孢素A产生的副作用。

1. 临床表现　脑血管并发症（缺血性、出血性）、癫痫、脑病、中枢神经系统感染和外周神经病变。

2. 预防及处理

（1）术中彻底排气。

（2）体外循环期间维持平均动脉压在8.00kPa（60mmHg）以上。

（3）对于过去有神经系统症状或疑有脑血管功能不全者，术前应进行检查和筛选，避免因原有脑血管病变而导致神经系统并发症。

（4）脑缺血、缺氧者应给予脱水降温疗法以及保护脑细胞药物等治疗。

（5）反跳性高血压受者可使用适当剂量的扩血管药物。

（七）急性肾衰竭

肾功能不全是心脏移植术后常见的并发症，通常移植术后1年内是肾功能损伤的急性恶化期，1年后肾功能缓慢恢复。高龄、高血压、吸烟史、肥胖、术中少尿都是目前明确的移植术后急性肾功能不全的危险因素。心脏移植受者术前有不同程度的肾功能损害，即使血清肌酐浓度正常，肌酐清除率也下降。

麻醉诱导、麻醉药物、手术操作及术后出血等因素造成的低血压、体外循环、移植心脏右心功能障碍导致的体循环高度淤血、钙调磷酸酶抑制药对肾脏毒性作用等均可能导致急性肾衰竭。

1. 临床表现 短时间内肾功能急剧下降，表现为肾小球滤过率下降，血清肌酐浓度升高或尿排出量减少，从而出现少尿甚至无尿，水、电解质、酸碱平衡紊乱等。肾功能异常（血清肌酐>176μmol/L，肌酐清除率<50ml/min）是心脏移植预后不良的重要因素。

2. 预防及处理

(1) 术前应评估受者肾功能，排除肾脏基础疾病，发现异常须进一步评估尿蛋白、肾动脉疾病，行肾超声检查。

(2) 2016 年 ISHLT 指南指出，肾小球滤过率低于 30ml/(min·1.73m^2) 考虑为不可逆肾功能不全，为心脏移植的禁忌证。

(3) 术前已有肾功能不全的受者，可选择使用巴利昔单抗进行免疫诱导治疗，延缓钙调磷酸酶抑制药的使用，并严密监测药物浓度，避免应用其他有肾毒性的药物，从而保护肾功能。

(4) 血液透析和肾移植：只有血液透析才能挽救严重肾衰竭的受者的生命，同时也须纠正酸中毒、严格限制入量、纠正高血钾、控制感染、避免使用有肾毒性的药物等。

(5) 尿量是反映术后肾功能状态的重要指标，术后须每小时记录尿量，早期每小时尿量>2ml/kg，同时观察尿液颜色和性状，观察有无血尿、蛋白尿。

(八) 术后感染

术后 6 个月内受者死亡的最主要原因是感染，同时也是心脏移植受者术后最常见的并发症。一般发生在急性排斥反应冲击治疗后或者术后 3 个月内。近 10 年来，感染严重程度及感染相关死亡率均较之前有所下降。感染导致的死亡占移植后死亡人数的 25%。有效控制术后感染可以提高心脏移植成功率。术后发生感染的主要原因有：受者体质虚弱、大量免疫抑制剂的应用、大量抗生素的应用、消毒及隔离无菌操作不严格等。

1. 细菌感染 细菌感染是最常见的感染，多发生在移植后第 1 个月，细菌感染 50% 为革兰氏阳性菌感染，75% 左右是葡萄球菌，大部分感染为医院内感染，如导管相关性、手术相关性及机械通气相关性感染。感染以肺部感染最常见，致病菌以肺炎球菌最为常见。气管插管受者感染病原菌常为铜绿假单胞菌、金黄色葡萄球菌、大肠埃希菌等，临床表现为咳嗽、气促、发热等。术后可以根据受者的情况定期检测血常规、合理应用抗生素、开展雾化吸入、震动排痰，必要时请康复治疗师指导受者进行术后肺部康复锻炼。

2. 病毒感染　病毒感染在心脏移植后任何时间都可能发生，以术后2周时、2个月时和抗急性排斥反应治疗后好发。

（1）巨细胞病毒感染：巨细胞病毒感染多发生在术后第2个月，是心脏移植术后严重的并发症，其发病率和死亡率均高。症状性巨细胞病毒感染总的死亡率为33%~40%。受者感染巨细胞病毒后，从轻微的发热症状到致命的多器官功能衰竭，临床表现差别较大，可出现白细胞减少、血小板减少、高热起病、关节酸痛和肌酐异常。还有一些其他器官、系统的表现，如：①间质性肺炎，受者伴有干咳，活动后呼吸困难，动脉血氧饱和度下降。②胃肠道症状。③肝炎等。巨细胞病毒感染可增加排斥反应的发生率，增加细菌和真菌的重复感染和机会性感染。更昔洛韦可能是目前唯一有效的治疗巨细胞病毒感染的药物，该药最常见的副作用是白细胞减少，肾功能不全者应减量使用。一些指南和综述推荐伐昔洛韦作为预防用药，可减少巨细胞病毒的发病率。高剂量的伐昔洛韦（8g/d）被证明有效，但有38%的受者因发生神经系统并发症而被迫中断用药。

（2）单纯疱疹病毒感染：单纯疱疹病毒感染以黏膜损伤为主，主要表现为皮肤疱疹、口腔溃疡等；严重感染者可侵犯肺、气管及食管，亦有较高的死亡率。

3. 预防及处理

（1）心脏移植前感染的预防：对于移植术后感染性并发症的发生，预防是关键。

1）糖尿病受者极易出现感染，术前应积极治疗原发病，采取多种措施将血糖控制在理想范围内（围手术期血糖一般控制在7.8~10mmol/L）。

2）积极治疗呼吸道感染、胃肠道感染性疾病。

3）教会受者正确深呼吸及咳嗽、咳痰的方法。

4）由于受者术前常存在心功能不全、胃肠道淤血、肝功能障碍，营养摄入不足。移植前，应请营养师进行营养风险评估，积极给予营养支持，提高受者手术耐受性。

5）摘取、保存供心及移植的过程中，应严格无菌技术操作，避免移植器官污染。移植前，供者还应进行血清学检测，排除巨细胞病毒、真菌、原虫及其他感染等。

6）对于HIV抗体阳性及全身有活动性感染灶如化脓性感染、败血症、活动性结核、寄生虫感染者，须待活动性感染控制后再行心脏移植术。

（2）心脏移植后感染的预防

1）隔离病房的准备：置受者于单独隔离病房，病房内所有抢救物资、设备配备齐全。用 1 000mg/L 的含氯消毒剂擦拭所有物体表面，每天 2 次；使用空气消毒机进行空气消毒，每天 3 次，每次 30 分钟至 1 小时；病室通风，每天至少 2 次，每次至少 30 分钟；室温控制在 24~26℃，相对湿度 40%~60%；移植受者有专用的被服、毛巾，每天高温消毒，及时更换床单、被套及病员服。

2）对入室人员及受者的要求：严格控制进入隔离病房的人员数量，避免交叉感染。进入隔离病房前，应洗手，戴口罩、帽子，穿隔离衣、鞋套。

3）严格无菌技术操作：尽早拔除各种不必要的有创管道，减少侵入性治疗；保持头发、口腔、皮肤、会阴等处清洁；若安置导尿管，应每日进行 2 次尿道口护理，注意尿道口周围不能残留分泌物及血渍，尽早拔除导尿管；应每隔 1~3 天采集血、尿、痰标本做细菌培养及霉菌检查，术后 1 周内行胸部 X 片检查及引流液细菌培养，以及时发现感染情况；医务人员使用专用的检查工具如听诊器等。

4）注意饮食卫生，避免食用生、冷、不洁的食物，预防肠道感染。

5）预防导管相关性感染：穿刺部位每天须更换敷料 1 次，保持局部干燥，密切观察穿刺部位周围有无红肿、触痛、导管滑脱及渗漏现象，受者发热时应考虑导管相关性感染，须及时拔出，同时导管末端取样行微生物培养。

6）心脏移植受者接受有关医学知识的再教育是预防自身感染的最好办法。护士应告知受者感染可以发生于移植术后全过程，教会受者自我保护的方法，如避免与感染人群接触、出门时佩戴口罩、进食洁净饮食、保持皮肤完整性、指导正确洗手的方法等。

7）受者外出检查时须戴好口罩、帽子，穿隔离衣，尽量减少外出检查等待时间。检查结束返回病房后，床单元及病房设施再次擦拭消毒及空气消毒。

二、远期并发症

（一）高血压

成人心脏移植 5 年后，高血压的发病率达 95%，儿童心脏移植 8 年后，高血压发病率也达到了 69%。心脏移植术后高血压的独立危险因素主要与使用环孢素有关。钙调磷酸酶抑制药引起高血压的机制较复杂。除此之外，肾功能不全也是心脏移植术后发生高血压的危险因素。

1. 临床表现 心脏移植后高血压并无临床特异性，当影响心、脑、肾等重要器官时，出现相应临床表现。

2. 预防及处理 心脏移植后高血压治疗与普通高血压相同，可使用钙通道阻滞剂，保持适当体重、适当活动、适当限制钠盐摄入等。如果药物不能控制血压，可根据医嘱加用利尿剂，但须注意肾损伤问题。少数受者为恶性高血压,须中止使用环孢素 A,改用其他免疫抑制方案。

（二）移植血管病变

移植心脏血管病变(CAV)是心脏移植术后最重要的心源性死亡原因,也是心脏移植术后最难处理的并发症之一,发病率依存活时间长短而定,1 年内为 8%,5 年内发病率为 32%,8 年内发病率约为 40%。

1. 临床表现　CAV 可能是慢性排斥反应的一种临床表现,尸检发现 CAV 综合了动脉粥样硬化的表现,中心性内膜增厚、纤维化,血栓形成以及炎症反应。可以导致冠状动脉管腔狭窄或闭塞致使心肌缺血。因为移植心脏无神经支配,因而受者无心绞痛的表现,病情的进展很隐匿。受者可突然死于急性心肌梗死而毫无症状,或逐渐进展到充血性心力衰竭。

2. 预防及处理　关于 CAV 的诊断,非侵入性方法如超声心动图等,敏感性和特异性均差,故有条件的地方宜定期进行冠状动脉造影检查,以便跟踪监测。还有部分移植中心认为术后 1 个月、1 年应常规进行血管内超声检查,血管内超声诊断了近 50%CAV 但冠状动脉造影正常的受者。还有研究发现光学相干断层成像术增加了对斑块形态学及血管壁结构的评估,优于传统的冠状动脉造影。由于 CAV 分布广泛,冠状动脉搭桥术或经皮冠状动脉介入治疗的效果均不理想。心脏再移植是唯一明确的治疗方法。一些移植中心采用以下措施以减少 CAV 的发生,如服用他汀类药物、控制高血压、戒烟、抗血小板及抗凝治疗,但效果不显著。服用血管紧张素转换酶抑制药可以改善微血管内皮功能,激活内皮素,促进斑块消退。

（三）骨质疏松症

骨质疏松症是移植术后常见并发症,绝经后的女性受者更容易出现,主要与长期使用免疫抑制剂如糖皮质激素有关。

1. 临床表现　主要表现为腰背疼痛,严重者出现脊柱变形、非外伤或轻微外伤导致的骨折等。

2. 预防及处理

(1)对于高危受者可以在术前半年至 1 年开始预防性治疗。

(2)绝经期后的女性受者可以加用雌激素,并在术后继续应用钙剂,每年定期复查骨密度,应特别注意术后因排斥反应大剂量应用激素的受者。

（四）恶性肿瘤

心脏移植受者因长期应用免疫抑制剂,发生恶性肿瘤的概率较正常人高。恶性肿瘤是移植受者远期死亡的第二位原因。此外,病毒感染也可致肿瘤发生。

1. 临床表现　心脏移植术后并不是各种类型肿瘤的发生率都高,最常见的恶性肿瘤是淋巴细胞增殖性淋巴瘤，其次为皮肤癌，另外3种常见肿瘤为卡波西肉瘤、宫颈癌和外阴肿瘤。

2. 预防及处理 免疫抑制剂剂量的多少与恶性肿瘤的发生有直接关系。所以免疫抑制剂使用剂量应以受者不发生排斥反应的最小剂量为目标。

（五）慢性排斥反应

慢性排斥反应发生于移植术后数周、数月，甚至数年。慢性排斥反应病理特征是血管平滑肌细胞增生，导致移植物血管破坏。目前对慢性排斥反应尚无理想治疗措施。

（六）精神障碍及心理问题

许多接受心脏移植的受者常有不同程度的精神障碍，与术中深低温和停循环导致中枢神经受损、术后脑灌注不足以及免疫抑制剂的使用有关。

1. 临床表现 受者术后大脑功能紊乱，出现不同程度的认知、情感、行为和意识障碍，以及焦虑、沮丧、恐惧等心理活动。

2. 预防及处理

(1)严密监测生命体征、意识的变化，特别关注受者的呼吸功能，防止二氧化碳潴留。

(2)改善环境：尽可能降低病室内各种仪器的噪声，调整光线，减少不良刺激。

(3)心理支持：在隔离期间病情允许的情况下，允许家属穿戴合适的防护用品陪伴受者，缓解受者焦虑、恐惧、烦躁等情绪。若科室有专职的心理咨询师，可以对受者进行一对一的心理辅导。如果受者出现精神异常，可结合心理评估量表结果，必要时请精神科会诊，给予相应的抗精神病药治疗。

（蒋 禹 白阳静）

第六节 健康教育与随访管理

一、健康教育

（一）药物指导

心脏移植与其他大器官移植一样，移植受者必须长期接受免疫抑制治疗，以预防排斥反应。术后对免疫抑制剂调节的目的，一方面在于最大限度地预防排斥反应对移植供心的伤害和攻击，另一方面尽量减轻免疫抑制剂的副作用。因此，关于术后定期复查、回归家庭后的自我管理以及免疫抑制剂治疗方案的调整就成为术后随访的极其重要的内容。出院前应严格落实受者对出院后服药方案知晓情况，同时对家属进行相关宣教并得到反馈。家属及受者应掌握所服药物的名称、剂量、作用及副作用，严格遵医嘱服药，切勿擅自停药、加量或减量服药。确保受者回归家庭社会后平稳度过危险期，提高受者的服药依从性。

1. 大多数移植中心均采用三联用药。

2. 不同移植受者对免疫抑制剂的反应性不同，药物副作用有较大的差异性，较为严重的有药物性肝炎、肾损伤等。

3. 值得注意的是，和环孢素 A 的血药浓度谷值相比较，环孢素 A 的有效治疗浓度与血药浓度峰值有更好的相关性。因此在随访中如果移植受者环孢素 A 血药浓度谷值较低，但仍出现较为严重的副作用，应该考虑受者可能出现较高的血药浓度峰值。

4. 不良反应

(1) 糖皮质激素：不良反应有体重增加、下肢水肿、食欲增强、失眠、情绪波动、易出血倾向、糖耐量减低或糖尿病病情加重、痤疮、多毛症、月经紊乱、胃溃疡、消化性溃疡或穿孔、骨质疏松、肌无力、肌萎缩、肱骨或股骨头缺血性坏死、儿童生长发育受到抑制、低钾血症、胃肠刺激征等。应餐后服用或与食物同服，以减少对胃黏膜的损伤，期间应注意血糖的监测。

(2) 钙调磷酸酶抑制药：钙调磷酸酶抑制药包括他克莫司和环孢素 A，常见恶心、呕吐等胃肠道反应，震颤，高血压，移植后血糖与血脂异常以及肾毒性，应监测肌酐、尿素氮、肾小球滤过率等指标。慢性、进行性肾中毒多于治疗后 12 个月发生。同时，神经系统并发症也是心脏移植术后常见的一类，包括免疫抑制剂(钙调磷酸酶抑制药)等相关神经毒性、卒中、脑病、中枢神经系统感染等。此外，钙调磷酸酶抑制药还可导致一种比较少见但影响生活质量的疼痛综合征，该不良反应发病机制目前尚不明确，临床表现为双下肢严重疼痛，常累及足、踝关节和膝关节，活动时疼痛可加重，休息及抬高双下肢可减轻疼痛。疼痛综合征一般发生在免疫抑制治疗进行 1~3 个月后。实验室检查可提示碱性磷酸酶的水平升高，影像学检查可提示骨显像剂摄取增加，磁共振成像还可发现骨髓水肿和周围关节软组织肿胀。

(3) 抗代谢药：可引起恶心、呕吐、周围神经病、全身过敏反应及骨髓抑制，常见白细胞减少症。长期使用可导致神经功能受损。

（二）自我监测

移植术后第1年是各种并发症的多发期，对家属和受者进行健康教育，使受者知晓如何保护新的心脏；了解排斥反应和感染的危险性以及如何早期发现和预防，及时发现并处理这些高风险并发症是受者得以长期存活的保障，急性排斥反应可发生于移植术后的不同阶段；认识按时服药和定期复查的重要性；告知药物的用途和不良反应，了解引起心脏病的各种危险因素，知道如何改变生活习惯来减少这些危险，提高生活质量。

1. 发热　发热通常不是单独疾病，而是发热性疾病重要的病理过程和临床表现。对心脏移植受者来说，其免疫系统是被药物抑制的，发热就可能是排斥反应的症状或特异性感染，或者是药物的副作用。受者应有警惕感，若发热及时监测体温，及时就医，早发现，早诊治。

2. 排斥反应的自我观察　据国外文献报道，高达一半的心脏移植受者可能发生不同程度的排斥反应，尤其在术后1年内。在有效的监测下，如血药浓度、排斥反应的症状，能及时发现、及时治疗，就可以避免心脏衰竭的发生。

心脏移植术后发生排斥反应表现为：疲惫感或者体质虚弱；有发热的症状，体温在38℃以上；在休息或轻度到中度活动时出现呼吸困难的症状；心律增快或心律不齐比如逸搏、血压下降；不明原因的体重增加（大于2kg/d）；手、脚、关节出现肿胀；身体不适感，食欲减退，类似流感的症状：鼻塞、流涕、头疼、寒战等。一旦出现急性排斥反应须第一时间前往急诊科就诊，寻求专业医生的帮助，调整免疫抑制剂用量，预防感染及加强监护隔离。为避免因体内免疫抑制剂不足而引起排斥反应，在心脏移植术3年后仍建议维持血药浓度在100~150ng/ml为宜。

3. 感染预防　心脏移植受者长期服用抗排斥药物，抵抗力差，尤其是术后6个月内，抗排斥药物剂量大，感染风险高。感染常见病原体有细菌、真菌、病毒。因此，监测感染必不可少，根据症状及体征进行复查，必要时进行实验室检查或痰液、尿液等微生物的培养。日常生活要注意，避免和感冒者或传染病患者接触。流感高发季节避免到人群拥挤的地方，外出时戴口罩。勿同他人共用餐具、杯子等生活用品。不建议饲养宠物。

（三）自我管理

1. 生命体征的监测　生命体征包括血压、体温、脉搏、呼吸。其次还要注意体重变化。

（1）血压：血压是衡量每个人的血管弹性以及心功能的一个指征。血压包括两个测量值，即收缩压和舒张压。受者可以自己选择适合的血压计类型。

受者在测量过程中一定要注意血压测量的“五定”，即定时间、定部位、定体位、定血压计、定人。特别值得注意的是，测量前一定要处于静息状态，必要时静坐 20~30 分钟再进行测量，测出来的值才会相对准确。

(2)体温：正常的腋温 36~37.1℃，一般情况下，体温升高者会自觉发冷或发热、疼痛、出汗、寒战等。发热对于移植受者来说是感染或者排斥反应的一个重要体征。所以监测体温应注意以下事项：①每天至少 1 次。②受者进冷、热饮食，蒸汽吸入，面颊冷热敷等须隔 30 分钟后方可口腔测温。婴幼儿、昏迷受者以及精神异常受者严禁采用口腔测温法。③沐浴、乙醇擦浴应隔 30 分钟方可腋下测温。④灌肠、坐浴后 30 分钟，方可直肠测温。⑤受者体温升高时服用药物一定要注意遵从医嘱，有些药物具有肝、肾毒性，如无医嘱不可服用。⑥测量前务必检查体温计是否完好，水银温度计的刻度应在 35 ℃以下进行测量。

(3)脉搏：正常情况下，脉搏的次数同心率一致。采取舒适的姿势，手臂轻松放于床上或者桌面；以示指、中指、环指的指端按压桡动脉，力度适中，以能感觉到脉搏搏动为宜；一般受者可以测量 30 秒，脉搏异常的受者，测量 1 分钟。若受者有紧张、剧烈运动、哭闹等情况，须保持情绪稳定后测量。一般选择桡动脉测量，如果桡动脉不便测量，也可以选择颈动脉、肱动脉或者股动脉。受者在采用电子血压计测量血压时可以同时测出脉搏。

对于服用影响心率的药物如地高辛等，服用药物前一定要测量脉搏。受者应学会自测脉搏。脉搏过慢，低于 60 次 /min 时，停服地高辛等。脉搏过快时，可能是体温升高、情绪波动等其他因素导致，受者应引起注意。若脉搏长时间持续过快，应及时至医院就诊。

(4)呼吸：正常人的呼吸节律均匀，深浅适宜。受者一般不宜自测呼吸，可请他人计数，一呼一吸为 1 次呼吸，计时 1 分钟。相对来说，受者更容易感觉呼吸费力或者缺氧症状，如有以上不适，请及时到院检查。

(5)体重及腹围：指导受者每周测量体重及腹围 2~3 次，以便及时发现体重及腹围的改变。每次测量时使用同一个秤，穿同样重量的衣服，测量时间一般以晨起排便后空腹测量为宜。体重或腹围的突然增加或者减少可能是病情改变的指征，突然增加可能是药物不良反应、心功能或肾功能损害引起的水钠潴留，突然减少可能是脱水过多的现象，同样对心脏或者肾不利，这两种情况都要及时到院复查。

2. 日常生活的护理

(1)运动：一般情况下，移植术后 6 个月，建议避免重物的搬运或耗费体力较多的运动；避免高风险运动，如滑冰、踢足球、摔跤等；运动应该在平和的心态下进行且不能过度，所有运动应建立在以受者自身不过度呼吸、不自觉劳累为标准。但应鼓励受者进行适当锻炼，避免肥胖等并发症。

（2）学习与工作：逐渐过渡，尽量文职工作。不建议太早回归人数过多的社会场景进行学习和工作，尽量避免感冒发热。

（3）自驾车：量力而行，不建议进行高风险活动。

（4）外出旅行：移植中心建议 6 个月至 1 年内最好不要远离大型医院进行长途旅行。

（5）吸烟：心脏移植术后严禁吸烟，由于尼古丁在经肝脏分解和代谢的过程中，影响抗排斥药物如环孢素和他克莫司在体内的代谢，可使药物浓度降低。

3. 定期复查　遵医嘱定期复查超声心动图、心电图、全套生化指标如肝功能、肾功能、血糖、血脂以及他克莫司血药浓度等。

（四）饮食指导

在饮食上应指导受者少食多餐，避免暴饮暴食，过饱饮食可加重心脏负担；避免食用对心脏大血管有刺激性的食物，例如浓茶、烟、酒、咖啡等；应低盐、低脂、低胆固醇、清淡饮食；推荐多摄入瓜果蔬菜等富含维生素、粗纤维的食物，保持大小便通畅。

（五）疫苗接种

美国移植协会、欧洲移植协会和美国感染性疾病协会就移植和免疫功能受抑制受者如何进行免疫接种分别发表了指南，指南推荐移植后 3~6 个月开始接种，对不适合早期免疫接种受者应延迟免疫接种（流感除外），至少至移植后 1 年。如果移植受者已有保护性抗体，仍需要免疫。自体或异体移植后抗体滴度会下降，除了水痘 - 带状疱疹病毒等病毒外，移植受者应当接受儿童免疫接种程序中的疫苗接种。接受免疫球蛋白治疗时，对于失活疫苗近期使用 IgG 产品并不抑制免疫反应，但当受者正在接受静脉注射免疫球蛋白替代治疗时不推荐早期免疫接种，因为静脉注射免疫球蛋白治疗是延迟免疫重建的标志之一。如果因为使用 IgG 而决定移植后 12 个月进行接种，这可能导致一些不经常复诊的受者错失免疫接种机会，这时则推荐免疫接种，不必延迟至 12 个月后。免疫接种咨询委员会推荐麻疹、腮腺炎和风疹联合病毒活疫苗和水痘 - 带状疱疹病毒活疫苗在 IgG 治疗后 3~11 个月再进行，以保证抗体充分降解，减少对病毒复制的干扰，后者是活病毒有效免疫的必要条件。

（六）生育指导

心脏移植后妊娠是高风险事件，需要仔细考虑对受者本身和胎儿的风险。女性移植受者术后有妊娠的想法，务必尽早和医生充分沟通妊娠可能产生的问题与风险以及采取哪种避孕措施。心脏移植成功的男性因服用药物,也应与医生充分沟通所用药物对胎儿可能产生的潜在风险。

二、随访管理

(一) 随访时间

1. 术后 3 个月内每月随访 2 次,4~6 个月每月随访 1 次,7~12 个月每 2 个月随访 1 次,1 年后每 3~6 个月 1 次。

2. 如有任何不适,请及时到医院就诊。

(二) 随访方式

随访方式主要为门诊随访和电话随访。必要时可由个案管理师(高级实践护士)进行上门随访。

(三) 随访内容

1. 血常规、肝功能、肾功能、电解质、免疫抑制剂的血药浓度等。检测血药浓度时,抽血时间应在服药前半小时。

2. 医生会依据病情变化进行心电图、心脏磁共振、冠脉造影等检查。必要时入院进行心肌活检,了解心脏排斥反应情况。

(四) 延续性护理

1. 积极协调移植受者的随访　移植受者因社会心理的因素,有可能不会及时到医院进行随访。应定期协调,包括电话通知等。

2. 及时了解移植受者的心理　移植受者可能会有一定程度心理障碍,及时与移植受者进行心理沟通,让其能够了解供心对于移植受者的影响,帮助受者克服此心理障碍。

3. 生活的指导　给予受者及时正确的生活帮助,主要从生活自理,适度的锻炼、健康的心态等方面。尽快让移植受者走出疾病阴影。指导受者家属在一定程度上帮助受者,照顾生活,观察受者的心理,同时及时给予其指导,协助其生活和工作。

4. 药物的指导　恢复心功能药物的药效观察和指导。最关键的是免疫抑制剂服用的依从性。首先讲清楚药物的疗效和有效血药浓度,同时注意观察药物的不良反应。将药物的疗效和不良反应同时告知移植受者,让其可以自我监测。保证用药方法、剂量准确无误,同时也有利于受者在随访复诊时提供准确的资料,为下一步的药物调整做好准备。

5. 适度锻炼　出院后继续锻炼对心脏移植术后恢复有重要作用。移植的心脏并不像正常的心脏那样有效,有规律的运动是很重要的。及时评估移植受者的心功能，提出合理化锻炼的建议。指导移植受者能够科学运动，增强其健康相关行为，同时也增强移植受者的自信心。

6. 家庭 - 社会支持系统　移植术后受者需要终身服药，长期反复检查、往返在家庭和医院之间、药物副作用、经济压力等常会使受者心理负担加重，焦虑情绪明显。心理咨询及疏导应贯穿始终，其中，来自家庭和社会的支持显得尤为重要，家属应给予受者更多关怀和理解，充足的家庭支持和宽裕的经济支持会使受者的长期生存质量满意度更高。

（刘雅惠　白阳静）

第七节　儿童心脏移植

我国首例儿童心脏移植于 1995 年完成，受者为一名出生后 52 天的左心发育不良患儿，心脏移植术后存活 10 小时。儿童心脏移植是治疗年龄<18 岁的终末期心力衰竭患儿的重要手段，包括晚期心肌病、无法常规矫治伴严重心力衰竭 / 缺氧的复杂先天性心脏病（congenital heart disease，CHD）及经姑息或常规矫治仍不能改善症状的不可逆心脏病。据国际心肺移植协会报道，截至 2021 年，已完成在线注册登记儿童心脏移植 14 000 余例，近 10 年来全世界每年完成约 500 余例儿童心脏移植术，约占心脏移植总人数的 10%~15%。儿童心脏移植主要基础病因是心肌病和先天性心脏病，<1 岁的婴儿主要基础病因目前仍然为先天性心脏病。据 2016 年国际心肺移植协会的数据报道，儿童心脏移植的术后 1 年、5 年和 10 年生存率分别为 87.2%、77.0% 和 65.8%。

一、适应证和禁忌证

（一）适应证

1. 心力衰竭　儿童心力衰竭管理指南根据疾病的演变和发展分为 4 个阶段：A 期（危险期）包括出生时有先天性心脏病、心肌病家族史或暴露于心脏毒性物质的患儿；B 期（临床前期）包括心室大小、形态和 / 或功能异常且过去或现在无心力衰竭症状的患儿，包括无症状左心室功能障碍心脏病或先天性心脏病修复后有残余心室扩张和 / 或射血减少的患儿；C 期（现在或过去有心力衰竭）为 B 期患儿进展至出现明显的心力衰竭症状；D 期（终末期）包括有持续症状的卧床患儿，需要持续静脉输注强心药、机械通气和 / 或机械循环支持。

(1)D 期心力衰竭患儿，伴有心肌病或曾实施根治 / 姑息性先天性心脏病手术，应考虑心脏移植。

(2)C 期心力衰竭患儿，满足以下情况时可考虑心脏移植：①运动耐量严重受限，心肺运动试验提示峰值耗氧量<50% 预测值(按年龄和性别预测)。②严重心室功能不全伴有心肌病或曾实施根治 / 姑息性先天性心脏病手术，并导致严重生长发育障碍。③不能用药物或植入型心律转复除颤器治疗、有猝死风险的严重心律失常。④肺血管阻力>480 dynes·sec/cm^5 或跨肺压>15mmHg，若使用具有正性肌力效应的药物或肺血管扩张剂，能使肺血管阻力下降至 480 dynes·sec/cm^5 以下或跨肺压降至 15mmHg 以下。⑤对于反应性肺动脉高压，如有可能发展为无法耐受心脏移植的不可逆性肺动脉高压，应考虑及时进行心脏移植。

2. 扩张型心肌病　扩张型心肌病是儿童最常见的心肌病，国际心肺移植协会资料显示，儿童扩张型心肌病心脏移植后 1 年、5 年、10 年生存率分别为 94.4%、87.5% 和 79.7%。患儿满足下列任一条件可考虑心脏移植。

(1)终末期扩张型心肌病患儿，经常规治疗后心力衰竭仍反复发作。

(2)对于不能耐受 β 受体阻滞剂的患儿，心肺运动试验提示峰值耗氧量<14ml/(kg·min)。

3. 肥厚型心肌病　梗阻性肥厚型心肌病是儿童第二位常见的心肌病类型，但需要移植的病例相对罕见。肥厚型心肌病伴有扩张型或限制型心肌病特征者，有较大的死亡风险，需要移植心脏。患儿满足下列任一条件可考虑心脏移植。

(1)非梗阻性肥厚型心肌病伴 C 期心力衰竭的患儿，无法采用其他治疗措施干预，左心室射血分数<50%(或射血分数保留的心力衰竭)。

(2)有严重症状的肥厚型心肌病患儿，合并明显限制型心脏病临床表现，无法采用其他治疗措施干预。

4. 先天性心脏病　心脏移植是其他手术治疗效果较差病种的首选治疗手段，包括室间隔完整的肺动脉闭锁合并右心室依赖性冠状动脉循环、复杂的心房异位综合征等疾病。国际心肺移植协会资料显示，儿童先天性心脏病心脏移植 1 年、5 年、10 年生存率分别为 87.2%、75.6% 和 72.0%。患儿满足下列任一条件可考虑心脏移植。

(1)功能性单心室伴 C、D 期心力衰竭，符合下述症状：①冠状动脉主干严重狭窄或闭锁。②房室瓣或半月瓣中、重度狭窄或反流。③严重心室功能障碍。

(2)实施根治或姑息性手术治疗先天性心脏病的患儿，病情进行性加重且伴 C 期心力衰竭，符合下述情况：①肺动脉高压可能进展为不可逆肺血管病变。②严重主动脉瓣或房室瓣关闭不全,预计常规手术效果不佳。③常规手术无法纠正的严重发绀。④持续存在的蛋白丢失性肠病和/或塑形性支气管炎,对内科药物及手术治疗无效者。

(3)实施根治或姑息性手术治疗的先天性心脏病患儿,反复发作伴有症状的室性心律失常,其他治疗措施无效。

(二) 禁忌证

1. 若终末期心脏病患儿合并以下情况,心脏移植效果有待商榷:①既往有乙型肝炎、丙型肝炎和 HIV 感染病史。②近期服用违禁药物、吸烟或酗酒者。③有明显精神、行为和认知异常。④家庭结构混乱,治疗依从性较差,可能导致移植术后护理方案难以实施者。

2. 心脏疾病患儿伴有其他脏器严重不可逆疾病,或当心脏疾病是多脏器严重不可逆疾病的一部分时,不应考虑单纯心脏移植,须考虑多器官联合移植。

3. 心脏疾病患儿伴有严重、不可逆的固定性肺血管阻力升高以及中央肺动脉或肺静脉严重发育不良,不应考虑心脏移植。

二、术前评估

(一) 一般项目评估

国际心肺移植协会指南建议,所有 CHD 受者都应对胸部异常解剖结构进行详细评估(通过心脏磁共振成像或胸部 CT 等技术)以指导手术策略、评估肺血管阻力、确定肺血流来源、评估主要静脉和动脉以及胸壁静脉侧支情况,确定是否存在慢性或术前感染,是否存在其他器官系统疾病影响移植术后治疗或无法被移植缓解,以及定量评估针对人类白细胞抗原的抗 HLA 抗体,评估可能影响移植后患儿及其家属依从性的社会心理环境。

(二) 肺动脉高压

美国心脏协会建议,对于存在心脏移植适应证且肺血管阻力指数(pulmonary vascular resistance index,PVRI)>480 dynes·sec/cm^5 或跨肺压(transpulmonary pressure gradient,TPG)>15mmHg 的患儿,若使用正性肌力药或肺血管扩张剂使 PVRI<480 dynes·sec/cm^5 或 TPG<15mmHg,可进行心脏移植。

(三) 机械循环支持

对于药物治疗不能稳定的心力衰竭患儿,可使用机械循环支持作为心脏移植前过渡治疗。在我国,体外膜肺氧合是儿童心脏移植的主要辅助措施,适用于心搏骤停或心源性休克合并肺功能损害的患儿,常用于术后。

三、术后管理

（一）原发性移植物功能障碍

原发性移植物功能障碍（primary graft dysfunction，PGD）是儿童心脏移植术后的严重并发症。发生的风险因素主要为以下 3 个方面：①供者年龄不适宜、供者器官保存不良、血型不符。②患儿肺血管阻力升高、胸骨切开术史、术前诊断为 CHD 或须 ECMO 支持。③术中缺血时间、供者与受者性别 / 体重不匹配。一旦发生 PGD，应首选有正性肌力效应的药物支持，若无效则应使用机械循环支持，如 ECMO。

（二）免疫抑制治疗

相比成人，儿童心脏移植受者须考虑生长障碍这一特殊问题。因此，停用糖皮质激素实现免疫抑制剂剂量最小化对于移植患儿而言是常见且安全的方法，若计划移植后避免使用类固醇，应常规使用多克隆抗体进行诱导治疗。对于心脏移植后的患儿应监测生长和青春期发育情况，注意有无类固醇所致骨科疾病的症状。

（三）排斥反应和血药浓度的监测

根据 ISHLT 指南，对于年龄较小的患儿（特别是婴儿受者），可以考虑使用超声心动图替代心内膜心肌活检监测移植后急性排斥反应；对于年龄较大的儿童，不推荐常规使用非侵入性手段（心电图、影像学或生物标志物）作为监测急性排斥反应的主要手段。心脏移植患儿每天 2 次服药后（他克莫司或环孢素），应监测服药后 12 小时血药浓度水平，若出现持续的排斥反应、对药物剂量存在怀疑或评估依从性时，应对血药浓度进行间歇性监测。

（四）感染、肾功能不全和胃肠道并发症

免疫抑制剂的长期使用使得儿童移植术后感染十分常见。细菌感染是严重感染的最常见原因，约占 42.5%。因此，应在术后尽快处理埋线和插管，给予短疗程抗菌药物预防伤口感染。

肾功能不全是移植患儿常见的长期术后疾病。术前慢性心力衰竭、术中体外循环的应用、术后低心排血量以及钙调磷酸酶抑制药的使用都可导致肾功能恶化。因此，对于术后出现急性肾损伤的患儿，使用多克隆抗体诱导免疫抑制或避免使用钙调磷酸酶抑制药有利于肾功能恢复。此外，使用钙通道阻滞剂或血管紧张素转换酶抑制药对术后高血压进行控制可避免慢性肾脏疾病。

胃肠道并发症在儿童心脏移植术后也很常见，包括胰腺炎、胆囊炎、胃 / 肠穿孔等，可使用 H_2 受体拮抗剂进行治疗。当患儿出现畏食、体重减轻或腹

痛等临床症状，应考虑胰腺炎。胰腺炎患儿可采取禁饮、禁食及胃肠减压等措施，直到生化检测恢复正常和临床症状消失。

目前我国儿童心脏移植存在的主要问题为：①手术总量偏少，各移植中心手术规模差异悬殊。②儿童移植及术前供、受者维护缺乏统一规范的常规。③我国器官捐献率低，供者与受者比例严重失衡，儿童供心极度匮乏，供者短缺仍为儿童心脏移植发展的最大限制。④心室辅助装置价格昂贵，桥接移植应用受限。⑤医疗信息化程度低，器官分配网络及快速异地转运机制尚不完善。⑥儿童心脏移植传统观念仍须更新，鉴于儿童心脏移植有其独特的年龄特点，具有排斥反应较轻及良好的临床疗效，不需要等到心功能Ⅳ级才考虑做心脏移植。随着器官移植管理理念与国际接轨、器官捐献的宣传力度增加、公民对器官捐献认知的提高等，我国移植器官完全来自公民自愿捐献，器官捐献数量不降反升，同时国家卫生健康委员会联合六部委建立“人体捐献器官转运绿色通道”，这将进一步促进移植器官快速异地转运。此外，随着医疗技术的发展，我国器官移植疗效显著且费用明显低于国际。所以，我国儿童心脏移植的发展是机遇与挑战并存。

（叶燕琳　白阳静）

第八节　进展与展望

近年来，我国心脏移植例数稳定增长，同时，心脏移植的质量也稳步提高。2015 年度和 2016 年度我国成人和儿童总体心脏移植受者院内生存率分别为 94.4% 和 94.6%。随着外科手术技术、器官保护技术、免疫抑制剂及围手术期管理的发展和进步，儿童心脏移植数量和术后生存率不断提高。截至 2016 年 6 月 30 日，全球共完成儿童心脏移植 13 943 例，主要集中在欧洲和北美地区。我国儿童心脏移植起步于 1994 年，截至 2020 年已有百余例。

虽然心脏移植是治疗终末期心力衰竭患者的重要手段，然而国内终末期心脏疾病患者较多，供者的短缺越来越严重地制约着这一有效的治疗手段。心脏辅助装置作为一种替代损伤心室肌、维持正常血流动力学、保证器官血流灌注的机械泵装置，可为终末期心脏病患者提供有效、可靠的血流动力学支持，明显改善生活质量，减缓或逆转疾病的发展进程，促进心脏功能的恢复，部分患者甚至能够避免心脏移植。心脏的辅助技术在保证患者的存活、促进心肌功能恢复等方面有着重要作用，为下一步治疗赢得了宝贵时间。对于准备做心脏移植的患者，心脏辅助装置可减轻因灌注不足导致的重要脏器功能损伤，直至顺利实施心脏移植，对于此类患者来说是一个福音，同时也成为近年来研究的热点。目前，接受心室辅助治疗维持生命或作为心脏移植的过渡阶段治疗已得到广泛的应用，随着技术的发展，制造体积更小、寿命更长、不良事件更少以及更符合人体生理学特点的辅助装置逐渐成为可能，为终末期心力衰竭受者提高生活质量、延长寿命提供了选择。心室辅助装置比心脏移植更容易获得，未来治疗中很可能将其作为终末期心力衰竭初始的治疗方式，而心脏移植作为特定患者或者心室辅助装置治疗失败后的最后救助。

随着医疗技术的不断研究和发展，心脏辅助技术日趋成熟和完善，使用 ECMO 及主动脉内球囊反搏等必要的辅助装置也是提高心脏移植受者围手术期治疗效果和延长生存期的重要手段之一。在 2005—2014 年间，ECMO 平均应用率为 9.4%，IABP 平均应用率为 5.8%；2015 年和 2016 年 ECMO 应用率分别为 10.4% 和 10.3%，IABP 应用率为 21.1% 和 18.5%。研究显示，在阜外医院同时接受 IABP 和 ECMO 支持治疗的受者数量从 2014 年起明显增加，联合使用的比率超过 50%，减少了辅助循环过程中血管活性药使用的剂量，同时也降低了肾功能不全和胃肠道并发症的发生率，体现了 IABP 恢复动脉搏动性血流，维护体循环血流动力学指标的优势。有研究发现在同时使用 IABP 合并 ECMO 辅助的心源性休克的受者中，平均肺动脉压力在辅助 24 小时和 48 小时后明显降低，而单纯应用 ECMO 辅助，平均肺动脉压力则没有明显变化，表明同时应用 IABP 和 ECMO 可以起到协同作用。

目前心脏移植仍是治疗终末期心脏病的最佳方法，总体上，国内心脏移植的手术存活率令人满意，但心脏移植数量仍有较大的发展空间。这需要国家未来在增加医疗投入及医学研究、加大医务人员培训之外，尽早建立完善相关法规，增加供心来源，以解决心脏移植的最大难题。同时，随着科学技术的发展，心脏移植团队也面临着医疗设备的创新、治疗理念的完善和医疗技术的提高等方面更加严峻的挑战。相信随着政策的引导、技术的革新，越来越多的终末期心脏病患者能够得到有效的治疗，延长生命，提高生存质量。

（叶燕琳　白阳静）

第八章　肺移植受者的护理

第一节　概　　述

肺移植是治疗终末期肺病的唯一有效手段。临床上肺移植包括4种方式:活体肺叶移植、单肺移植、双肺移植(包括整块双肺移植和序贯式双肺移植)和心肺联合移植。在人类大脏器的移植中,肺移植成功最晚,但近十年发展迅速。

1963年美国的Hardy进行了首例临床肺移植,受者生存18天。此后约20年中,全世界共报道40例临床肺移植,其中仅1例生存10个月。20世纪80年代初,新型、高效的免疫抑制剂环孢素A应用于临床,使肺移植与其他器官移植一样,进入了一个非常活跃、蓬勃发展的新时期。单肺、双肺及心肺联合移植均相继获得成功。进入20世纪90年代,由于肺移植的广泛开展,供者器官严重不足,心肺联合移植呈平稳下降趋势。而单肺及双肺移植则分别以450~600例次/年及300例次/年的速度稳步发展。据统计,目前全球肺移植手术完成量约70 000例,年手术量约4 600例。

我国的肺移植起步很早。1979年北京市结核病肺部肿瘤研究所先后为2例肺结核受者实施了单肺移植,因急性排斥反应及感染无法控制,分别于术后第7天及第12天切除移植肺。1995年2月北京安贞医院为1例特发性肺间质纤维化受者成功实施了右肺移植,受者术后获得长期存活。从1995年至2006年,至少有32家医院报道了大约50例肺移植。近年来我国肺移植发展迅速,移植数量逐年上升。截至2021年12月31日,全国具有肺移植资质的医疗机构已达49家,覆盖我国21个省(自治区、直辖市)。2021年开展肺移植手术775例。

(杨　梅)

第二节　肺的解剖

正常肺质地柔软，富有弹性并含有大量气体、呈海绵状且能浮于水面。表面覆盖湿亮的脏胸膜（构成肺的一部分，不能作为一层剥脱），透过脏胸膜可见到多边形肺小叶的轮廓。患胸膜炎后脏、壁胸膜间产生粘连。胸膜腔完整时，胸膜腔内的负压使肺处于膨胀状态；反之肺的体积会被压缩。肺的颜色随年龄和生活的环境而改变，由红色（胎儿肺）转为淡红色（幼儿肺），继之呈暗红色（成人），部分可转变为棕黑色或黑色（吸烟或粉尘环境生活者）。正常肺比重为0.35~0.75，病态的含有大量液体的肺比重增加，在水中可下沉。

一、肺的形态和位置

肺左右各一，位于胸腔内，纵隔两侧，膈肌上方。由于横膈的右侧较左侧高，以及心脏位置偏左，故右肺粗短，左肺狭长，每侧肺形如半圆锥体，具有一尖、一底、三面、三缘（图 8-1）。肺上端钝圆称肺尖，突入颈根部，高出锁骨内侧 1/3 部 2~3cm。底向下，与膈邻近，又称膈面，向上凹陷。肋面圆凸，与胸壁内面贴近。内侧面邻纵隔，又称纵隔面，此面中部凹陷即肺门，是主支气管、神经、血管和淋巴管出入肺的部位，这些结构被结缔组织包绕，称肺根。肺根内各主要结构的位置排列具有一定的规律性，从前向后依次为上肺静脉、肺动脉、主支气管和下肺静脉；从上向下，左肺根依次为肺动脉、主支气管、上肺静脉和下肺静脉，右肺根依次为上叶支气管、肺动脉、中下叶支气管、上肺静脉和下肺静脉。肺的前缘和下缘都较锐利，左肺前缘有一明显的弧形凹陷，称心切迹，切迹下方的舌状突起，称左肺小舌。肺的后缘圆钝，右肺门后方有食管压迹。

二、肺叶、肺段、肺小叶

1. 肺叶　左肺被从后上斜向前下的一条斜裂分为上、下二叶。右肺除斜裂外，还有一条近于水平方向的右肺水平裂，将右肺分为上、中、下三叶。右斜裂起自第 5 后肋端水平，向前下斜行止于膈面距离前缘 2~3cm 处；左斜裂起自第 4 后肋水平向前下止于肺前下角外；水平裂位于右肺上、中叶之间，始于右肺门中点水平，向外达侧胸壁（相当于第 4 肋间水平）。

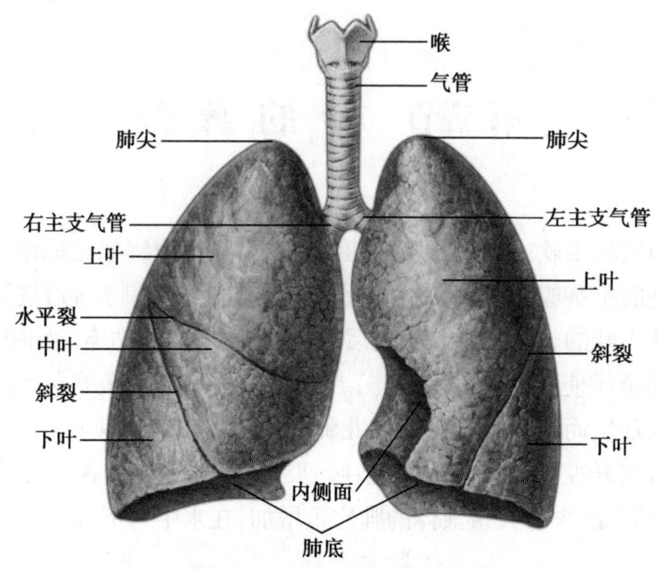

图 8-1　肺的外形及支气管肺段

2. 肺段　肺叶支气管在各肺叶内再分为肺段支气管，并在肺内反复分支，呈树枝状，称支气管树。每一肺段支气管及其分布区的全部肺组织，称支气管肺段，简称肺段。各肺段呈圆锥形，其尖朝向肺门，底朝向肺表面。右肺较恒定地分为 10 个肺段。左肺由于肺段支气管往往出现共干，常分为 8 个肺段。肺段之间并没有明显的边界，各肺段的名称与其相对应的支气管一致。

3. 肺小叶　经肺段支气管再逐级分支，管径越来越细，管径小于 1cm 者称细支气管，细支气管逐级分出终末细支气管、呼吸性细支气管、肺泡管、肺泡囊，最后分为肺泡。每条细支气管连同其各级分支和所相连的肺泡共同构成一个肺小叶。每一肺段由许多肺小叶组成，肺小叶直径约 1cm，呈锥形，尖端朝向肺门，底朝向肺表面。小叶周围有少量结缔组织包绕。

三、肺的血管、淋巴管和神经

肺有双重血液供应，即肺循环的肺动脉和肺静脉及体循环的支气管动脉和静脉。前者是肺的功能血管，完成气体交换；后者为肺的营养血管，滋养肺组织及支气管。两套血管通过吻合支相互交通。

1. 肺动脉　肺动脉干起自右心室，在主动脉弓下方分为左、右肺动脉。右肺动脉较长，斜向右下，经升主动脉和上腔静脉后方、奇静脉弓下方、右主支气管的前方、右上肺静脉的上后方进入右肺门，分为上、下两支，上支较小，进入右肺上叶；下支较大，进入中、下叶。左肺动脉较短，在胸主动脉前方，行向左上，于左主支气管前上方、肺静脉后方入左肺门，然后绕左主支气管上后方分出数支上叶支，再转向下后方分出舌段及下叶支。

2. 肺静脉　每侧两条，分别称为上、下肺静脉，上肺静脉在主支气管和肺动脉下方，行向内下，平第3肋软骨高度穿心包而汇入左心房；下肺静脉水平向前，平第4肋软骨汇入左心房。右上肺静脉收集右肺上、中叶的血液，左上肺静脉收集左肺上叶的血液，左、右下肺静脉分别收集两肺下叶的血液。

3. 支气管动脉　支气管动脉有1~3支，较细小，起自主动脉或右肋间后动脉，沿支气管后壁入肺门，构成网状，延伸于支气管表面，达呼吸性细支气管。支气管动脉的分支与肺动脉的分支存在吻合，从而使体循环和肺循环互相交通。

4. 支气管静脉　支气管静脉出肺门后沿支气管背侧走行。左侧支气管静脉汇入半奇静脉或上位肋间后静脉；右侧支气管静脉汇入奇静脉，也有的直接汇入上腔静脉。支气管静脉在肺内与肺静脉有广泛的吻合。

5. 淋巴管　肺的淋巴管丰富，分浅、深两组，浅组位于脏胸膜深面，深组位于肺内各级支气管周围。两组淋巴管最后汇入支气管肺门淋巴结。肺的淋巴结有位于肺内支气管周围的肺淋巴结，位于肺门的支气管肺门淋巴结，以及位于肺韧带内的肺韧带淋巴结。

6. 神经　迷走神经和胸交感干的分支在肺根前、后方组成肺丛，随肺根入肺。交感神经的传出纤维使支气管、血管平滑肌舒张，迷走神经的传出纤维使支气管平滑肌收缩和腺体分泌，迷走神经的传入纤维分布于支气管黏膜和脏胸膜，形成呼吸反射弧的传入部分。

（杨　梅）

第三节　肺移植的适应证及禁忌证

接受肺移植的常见疾病包括终末期的慢性阻塞性肺疾病、特发性肺纤维化、囊性肺纤维化、α1-抗胰蛋白酶缺乏症合并肺气肿、特发性肺动脉高压等。在我国，终末期硅沉着病患者也是肺移植治疗的人群。

一、肺移植的适应证

（一）肺移植受者选择至少应符合以下条件

1. 现有手段无法改善的终末期肺病。

2. 肺部疾病严重影响日常生活。

3. 预期寿命不超过 2 年。

4. 此外，理想的受者应该没有其他器官的功能不全。

（二）美国胸科医师协会（American College of Chest Physicians，ACCP）和国际心肺移植协会总结的肺移植受者选择标准

1. 适宜的年龄　通常认为年龄在 75 岁以上为肺移植的相对禁忌，但需要结合患者的全身状态及合并症等情况综合决定。

2. 疾病的临床表现和对生理功能的影响均很明显。

3. 现有药物治疗无效或没有其他治疗手段。

4. 肺部疾病使得患者的预期寿命有限。

5. 可接受的营养状态　通常受者体重为理想体重的 80%~120% 或 BMI 小于 $30kg/m^2$。

6. 良好的心理状态和足够的心理支持。

7. 足够支付围手术期治疗费用及术后维持治疗费用的经济能力。

二、肺移植的禁忌证

1. 未控制或无法控制的肺部或肺外感染。

2. 活动性肺结核。

3. 两年内有过恶性肿瘤病史。

4. 其他重要器官功能障碍。

5. 有症状的冠心病或心力衰竭。

6. 明显的胸廓或脊柱畸形。

7. 吸烟。

8. 药物或酒精依赖。

9. 未解决的社会心理问题或治疗依从性差的患者。

10. HIV 感染患者。

11. 活动性乙型肝炎或丙型肝炎患者。

12. 缺乏持续、可靠的社会支持。

13. 肥胖，$BMI \geq 35kg/m^2$。

（杨　梅）

第四节　供者的选择

肺移植供肺的来源主要有脑死亡供者（donor of brain death，DBD）、心脏死亡供者（donor of cardiac death，DCD）及活体供者（living donor）。

一、选择标准

供肺的选择尚无完美的统一标准，目前用于选择供者的标准主要来源于共识与经验总结。随着肺保护技术的进步，供肺选择范围也在扩大。供肺选择的主要标准如下。

1. 供者年龄小于 55 岁。
2. 无吸烟史和心、肺疾病史。
3. 心功能正常。
4. 胸部影像学检查正常，肺野清晰。
5. 良好的气体交换功能和正常的支气管。
6. 供者与受者 ABO 血型相同，一般不作 HLA 相容性检测。
7. 供肺与受者的胸腔大小基本匹配。
8. 没有胸部外伤。
9. 无心肺手术史。
10. 没有误吸或脓毒血症。

二、延伸供者

由于供者来源紧张，在临床上为增加供肺的利用率，各移植中心根据供肺的具体情况进行选择，有时会超出理想供肺标准，称为延伸供者（extended donor）。通过严格选择，延伸供者供肺的移植效果不亚于理想供肺。

1. 年龄　一些研究者认为供肺的年龄可以放宽到 65 岁。

2. 血型　供者与受者 ABO 血型不合是绝对禁忌证。

3. 胸片异常　对于胸片有异常的供者不应简单放弃。如果肺部阴影局限在一侧肺，对侧肺还是可以考虑用于移植。如果胸片发现肺部阴影，应及早进行纤维支气管镜检查，证实有无分泌物及其性质，同时可以进行清除。另外，改善通气可以避免将不张的肺认作肺部阴影。但是如果胸片提示肺部阴影同时纤维支气管镜检查有脓性分泌物的供肺会增加受者的早期死亡率。

4. 低氧血症　PaO_2/FiO_2 是选择供肺的最为重要的指标，一些研究显示，PaO_2/FiO_2 低于 300mmHg 的供肺在移植后并未增加受者风险。如果初期评估 PaO_2/FiO_2 低于 300mmHg，需要采取一些措施来改善供肺功能。

5. 吸烟　理想供者吸烟应少于 20 包 / 年，对于供者吸烟量的要求主要是担心吸烟相关的副作用，如增加围手术期并发症、供肺肺癌发生率、肺气肿，并对远期肺功能造成影响。但一些研究显示接受有吸烟史供肺的受者，3 年死亡率低于接受无吸烟史供肺的受者。但接受有吸烟史供肺受者术后住院时间和在 ICU 时间更长。而供肺肺癌发生率仅有个案报道。因此，目前在选择供肺时未严格将供者吸烟史作为排除标准。

6. 恶性肿瘤病史　供者的恶性肿瘤可能通过移植器官转移给受者。根据报道，供者转移的癌症最常见的肾母细胞瘤，其次是原发性肺癌、恶性黑色素瘤、绒毛膜癌、乳腺癌。而低度恶性的皮肤癌和子宫颈原位癌转移风险小，可作为器官移植的供者。

7. 供者感染　供肺感染可传染给受者，并增加围手术期风险。但供者的某些感染并不是肺移植的禁忌，仅须对供者进行相应的治疗。通常，供者感染革兰氏阳性菌比革兰氏阴性菌感染对移植影响小。多数移植中心均采取经验性抗感染治疗，待供者支气管分泌物培养结果报告后再进行调整，而真菌感染则是移植的禁忌。活动性肺结核和陈旧性肺结核不适合作为供者。巨细胞病毒阳性供者不应该移植给巨细胞病毒阴性的受者。丙型肝炎供者的供肺可以移植给丙型肝炎受者。

（杨　梅）

第五节　肺移植手术方式

肺移植的方式包括单肺移植、双肺移植和心肺联合移植。

一、单肺移植

单肺移植包括左肺移植和右肺移植。左肺移植由于左侧支气管较长，同时左肺静脉也有足够的长度，切断后可分别在供肺和左心房留下较宽大的心房袖，因此左肺移植在技术上更为方便。肺移植前须行受者的全肺切除，一般在供肺能应用时，才为受者切皮。将移植供肺植入胸腔，依次吻合支气管 - 支气管、肺动脉 - 肺动脉、左心房袖 - 左心房袖。如果供肺来源为右肺，或受者有左侧开胸史，或左侧肺通气、灌注明显减少，预计需要体外循环，或慢性阻塞性肺疾病受者，宜选择右肺移植。

二、双肺移植

双肺移植分为整块双肺移植和序贯式双肺移植，序贯式双肺移植手术方法与单肺移植相似，先移植完一侧，通气及恢复血流后再移植另一侧，大部分人不用体外循环。整块双肺移植必须在体外循环下，在正气管处吻合气道，肺动脉及左心房袖的吻合与单肺移植相似。整块双肺移植手术复杂，术后气管吻合口的并发症发生率高。自 1990 年 Pasque 报告序贯式双肺移植的方法后，序贯式双肺移植被广泛应用。

三、心肺联合移植

心肺联合移植采用标准的胸部正中切口，切开心包前的双侧胸膜，探查胸腔。纵向切开心包，肝素化后建立体外循环，依次切除病变心脏、左肺及右肺。后将供者右肺经受者右心房送入右侧胸腔，左肺经左侧附有膈神经的心包片后方送入左侧胸腔，依次吻合气管、右心房、主动脉。开放上、下腔静脉，排尽心内气体，开放升主动脉，彻底止血后停止体外循环。

（杨　梅）

第六节　肺移植受者围手术期护理

一、术前护理

（一）术前准备

肺移植受者在等待供者，或受者及家属考虑手术方面都需要一段时间。在这段时间内，要尽力进行必要的治疗及扶持工作，使受者能存活至手术，并使手术处于一个相对较好的条件。受者的常规准备包括如下几点。

1. 体重　体重过重或过轻移植效果均不佳。体重过重的病例相对较少，大多病例存在不同程度的体重过轻，我们要正确评估受者的营养状况，制订合理的饮食计划,必要时可行鼻饲或静脉营养,使受者的术前体重尽量达到理想体重的 75%。

2. 适当的运动增强体力　等待肺移植的受者大多因病情的限制,自主活动的能力极差。根据受者的具体情况制订合理的锻炼计划,包括体力和呼吸功能的锻炼。鼓励受者下床站立、行走。

3. 给氧　缺氧的受者适当吸氧会增加其舒适度,维持术前的组织需要,根据血气分析结果给予适当流量的氧气吸入,必要时可以使用无创呼吸机供氧。

4. 抗生素的使用　根据受者的感染情况和《抗菌药物临床应用指导原则(2015 年版)》适当使用抗生素。

5. 激素的应用　根据受者的情况遵医嘱适当使用激素治疗,并做好药物的相关指导。

6. 心理准备　肺移植的受者由于原发疾病常导致反复入院,生活质量较低,移植的愿望强烈。在术前要认真做好相应的健康教育,介绍手术的过程及移植组成员的情况,了解肺部疾病的症状、术后使用免疫抑制剂的情况。让受者对原发疾病有充分的认识,对肺移植有大致的了解,对术后可能发生的排斥反应及长期服用免疫抑制剂有充分的心理准备。受者常担心今后的工作问题、医疗费用问题、家庭关系问题等,护士应了解受者家庭经济状况、医疗费用来源及家庭社会支持系统情况,争取家庭和单位的配合、理解与支持。

7. 指导受者行呼吸功能的锻炼。

(二) 受者的体能训练

1. 原因　较大一部分受者术前因疾病影响致长期卧床、活动减少,造成体力下降,所以要求对受者进行体能方面的训练。

2. 目的　最大限度保持或提高现有的健康水平,防止长期卧床引起体力活动能力进一步减退及其他制动综合征的发生。根据受者的病情,制订不同的训练方法。常见训练方法有以下几种:①行走、下蹲训练。②六分钟步行试验。③登楼训练。

二、术前评估

肺移植是把患有严重疾病的肺切除,将一个健康的肺移植于受者胸腔内,是治疗终末期肺病的唯一有效的方法。肺移植受者术前评估包括以下内容。

(一) 全身营养状况的评估

由于疾病的长期消耗,受者大多存在不同程度的营养缺乏。然而营养不良的受者术后恢复慢，且更容易发生并发症，病死率明显增高，因此，术前必须进行充分的病史采集和相关检查，以了解肺移植受者的营养状况及预测术后并发症的可能危险性，给予对症治疗，以提高术后存活率。

（二）重要脏器功能的评估

在等待移植期间，医生应借助各种辅助检查详细了解受者心、肺、肾等重要脏器的功能状况。

1. 肺功能评估 胸部X线检查、胸部CT检查、动脉血气分析、肺功能检查，必要时行磁共振检查、肺部血管造影检查等。

2. 心功能评估 心电图、24小时动态心电图、超声心动图、运动平板试验，必要时还要进行心脏反射核素检查及冠状动脉造影。

3. 肾功能评估 常规的尿液检查、尿蛋白定量、血尿素氮检查、肌酐检查、肾小球滤过率评估、肌酐清除率测定、肾脏超声检查，必要时进行肾脏穿刺活检。

4. 肝功能评估 乙肝五项、丙型肝炎病毒、血生化等。

（三）感染性疾病评估

潜在的感染是移植的禁忌。同时，手术创伤和免疫抑制剂、激素类药物的应用，使受者免疫力下降，容易导致感染全身扩散，引起败血症、菌血症等，死亡率增高。根据评估的结果制订治疗和预防措施，在术前、术中预防性使用抗生素，可以提高移植手术的成功率。

1. 病毒感染状态的评估 主要检查有无以下几种病毒的感染：巨细胞病毒、EB病毒、乙型肝炎病毒、丙型肝炎病毒、人类免疫缺陷病毒。

2. 细菌感染状态评估 主要了解有无菌血症及结核感染史。

3. 真菌与寄生虫感染状态评估 根据受者生活习惯及病原体流行情况，了解受者有无皮肤、口腔、肺部等真菌感染。

4. 疫苗接种状态的评估 由于受者术后长期接受免疫抑制治疗，有可能造成受者容易患上某些传染病。因此对受者以往的疫苗接种情况进行了解，并同时对受者身体的相应免疫力进行评估。

（四）社会心理、经济状况等方面的综合评估

对受者的社会心理状况和经济状况等进行评估，了解受者能否接受手术，能否很好地配合治疗，能否长期坚持免疫抑制治疗，对医护人员的信任度，经济情况是否能承担移植术及术后的长期治疗等情况是非常必要的。导致移植后期发生排斥反应和感染的最主要原因是受者不能坚持合理的免疫抑制治疗、家属不重视受者的日常生活保健等。因此移植前对受者做心理综合评估

是十分重要的。

三、术中配合

(一) 巡回护士配合要点

1. 供肺切取的配合要点

(1) 由于供肺切取大多在异地进行,为尽力缩短供肺的热缺血时间并减少现场环境影响,在整个过程中,医护人员应始终有紧张感;术前周密仔细准备,熟悉整个流程;临近现场时除按常规准备外还须按使用顺序备好:胸骨锯、闭合器,灌注液与灌注管加压袋连接排气,无菌冰盒内倒入常温的生理盐水为制作冰泥做好准备,肝素注射液抽好备用。

(2) 确定供者死亡后,尽快将其置于胸部抬高 10cm 的体位,碘伏消毒皮肤。无菌密封罐及无菌塑料袋置于手术台上,保温箱内冰块表面放置 1 块大号的无菌包布。插好灌注管后立即加压灌注 4℃肺保护液 4 000ml,供肺置于双层的无菌袋内并用 4℃肺保护液 500~1 000ml 保护供肺,分层结扎无菌袋后再放入无菌密封罐,用双层无菌袋包装后,置于保温箱内,清点器械用物,协助关闭切口。

2. 肺移植的配合要点

(1) 手术间环境:手术最好在百级层流净化手术间进行,检查所需仪器设备性能是否良好,术前 1 天用含氯消毒液彻底清洁物体表面及地面,手术台表面铺变温毯,调节室温 20~22℃,湿度 50%~60%,控制手术间人员,谢绝参观手术,避免人员流动。

(2) 术前访视受者,术晨受者入室后再次对受者问候、交谈,以缓解其紧张情绪,核对无误后首选 14G 留置针于右肘正中建立静脉通路以保证术中输入液体的及时输入。协助麻醉医师气管插管,左侧桡动脉穿刺,锁骨下静脉置管,留置适当的导尿管。妥善固定受者,遵医嘱及时输入抗生素,调节电凝器输出功率大小,粘贴负极板,备好血液回收仪,与器械护士清点台上用物以及随受者带入的药物,并认真填写护理记录单及术中临时医嘱单。遵医嘱配制好术中所需药物并根据手术进程准确无误地使用。

(3) 在确认供肺无误后,肺移植手术开始,在切皮同时,修肺手术盆内加入 4℃冰生理盐水 1 000ml,抗生素 1g 以及利多卡因,将 3 000ml 冰生理盐水分次加入盆内,以保证修肺时盆内的液面高度和 4℃水温。

(4) 保证供肺安全无菌:小心打开便携式保温箱内的无菌包布,戴双层无菌手套,打开两层塑料包装后,脱下一层无菌手套再打开无菌密封罐,由器械护士小心取出供肺无菌袋放入修肺盆内。

(5) 受者肺脏切除后，遵医嘱送病理检查，术中密切观察手术进程，及时提供各种缝线及器械，及时调整室温，每 3 小时或术中出血超过 1 500ml 追加使用抗生素 1 次。

(6) 手术结束后，保护受者隐私，妥善固定引流管，完善术中各种记录单，送受者回 ICU，并与 ICU 护士行床旁交接。

（二）器械护士配合要点

1. 供肺切取时配合　物品放置有序，强化无菌原则，防止一切无菌物品污染，准确传递器械，无菌密封罐内备好 4℃的冰生理盐水，待供肺切除后，小心放入 4℃肺保护液内，灌注液排气备用，供肺经初步修剪，灌注 4℃肺保护液彻底排空血管内的气体及小血块，双层无菌袋内装 4℃肺保护液后置入供肺，各层结扎后放于不锈钢无菌密封罐内；无菌密封罐外再用双层无菌袋各层结扎；与巡回护士清点用物，重点为金属器械，协助关胸。

2. 肺移植手术配合

(1) 器械护士提前 30 分钟洗手上台，按手术方案准备器械、缝线，与巡回护士共同清点台上各种用物，常规消毒铺巾。

(2) 确认供肺可用后，经双侧前胸沿第 4 肋间弧形切口，横断胸骨，先切除移植肺功能较差的一侧，行肺移植时主刀医生站在术侧，术侧手术台升高。游离肺动脉，单肺实验性通气，阻断肺动脉 5 分钟，判断是否需要体外循环，需要体外循环时按常规建立体外循环，如能耐受则行常规单侧全肺切除。

(3) 修剪供肺：供肺到达后，在切除病肺的同时，将供肺放入 4℃的冰生理盐水中加压灌注 4℃肺保护液 1 000ml。进一步修剪供肺。

(4) 受者肺脏切除：分别用阻断钳阻断肺动脉、肺静脉、支气管后，切除受者肺脏并止血。

(5) 供者肺脏植入：①支气管吻合。用 3/0 缝线缝合两端支气管，方向为从前下膜开始向后上方延伸，在上后方向软骨部缝合，在前下方向软骨部缝合，缝合后收拢，最后在前部软骨处打结，并检查是否漏气。②吻合肺动脉。用 5/0 缝线连续缝合，顺序同支气管，缝完后暂不打结。③吻合左房袖。分别修剪供肺左房袖、受者的左心房；用 4/0 缝线从受者、供者的心房袖左后缘开始连续吻合。④再灌注及排气。受者头部放低半开放肺静脉，缓慢排气及再灌注；半开放肺动脉缓慢排气及再灌注；放开肺静脉逐渐通气；肺动脉吻合线打结。⑤固定肺与胸壁。2/0 缝线缝合下肺韧带。⑥关胸、止血、清点用物。每侧置上、下胸引流管各 1 根，胸骨用钢丝固定，丝线间断缝合逐层关胸。

四、术后护理

（一）重症监护

1. 意识状态的观察 严密观察受者的意识、表情、瞳孔大小、对光反射及肢体活动情况；记录麻醉后清醒时间。神经系统的评估术后早期每小时监测1次，平稳后每4小时1次。

2. 血流动力学 监测心率、血压、脉搏、氧饱和度以及中心静脉压30分钟1次，血流动力学稳定后每小时监测1次。根据所测相关数据，调整输液的成分、量和速度。

3. 呼吸功能 应用呼吸支持技术3~5天。根据病情变化及时调整呼吸机各项参数，一般呼吸频率设定为12~16次/min，PEEP设定为4~6cmH_2O；成人潮气量设定在10~12ml/kg。密切监测血气分析。保持呼吸道通畅，维持气道湿化，及时吸痰；痰不易吸出时，须用纤维支气管镜吸痰，同时观察吻合口情况。待神志清醒、咳嗽有力、神经肌肉反射正常、血流动力学稳定、血气分析结果正常，方可考虑脱机拔管。拔管后鼓励受者深呼吸、咳嗽，协助拍背、排痰、早期活动，防止肺炎、肺不张等呼吸系统并发症发生。

4. 肾功能 术后24小时内监测每小时尿量，每日监测尿素氮、肌酐等。慎用肾毒性药物。

5. 消化系统状态 观察大便颜色、量。若腹泻，应及时送大便常规及大便真菌、细菌培养，以排除感染因素。同时，管饲受者应减量或停止管饲。观察腹部体征，有无腹痛、腹胀、腹膜炎体征等。

（二）一般护理

1. 伤口观察及护理 观察伤口有无渗血、渗液，若有，应及时通知医生并更换敷料。

2. 疼痛护理 评估受者疼痛情况，遵医嘱安置镇痛泵或使用镇痛药物，加强心理护理。

3. 管道的护理

⑴胸腔引流管：肺移植后有1~2根胸腔闭式引流管，须妥善固定，避免过度牵拉，防止意外脱管；引流瓶位置应低于胸腔出口平面60cm以上，保持引流通畅。记录引流液量、颜色、性状，每2小时记录1次，并连续6小时，以后每4小时1次。每周更换水封引流瓶。

⑵胃管：安置胃管的目的主要是管饲药物及营养液，保证机体营养的需要。同时密切观察腹部体征、胃液性状，观察有无消化道应激性溃疡、出血、穿

孔等并发症。留置胃管的受者每日做口腔护理2次,防止口腔感染。

(3)尿管:每日做尿道口护理2次,防止尿路感染,宜尽早拔除。原则上不做膀胱冲洗。

4. 饮食护理　手术后当日禁食;拔除胃管当日予流质饮食,以后逐步过渡到正常饮食,保证食物营养丰富、易消化、无刺激性,并注意饮食卫生。

5. 体位与活动　全麻清醒前应去枕平卧位,头偏向一侧;全麻清醒后,手术当日以低半卧位或斜坡卧位(床头抬高30°)为宜;术后第1~3日以半卧位为主(床头抬高45°),逐步增加床上主动运动;术后第4~7日半卧位为主,可逐渐坐起并做床旁活动。

6. 应用免疫抑制剂的护理　见第二章第三节免疫抑制剂。

(杨　梅)

第七节　肺移植术后主要并发症及护理

一、早期并发症

(一) 急性排斥反应

1. 临床表现　第1次急性排斥反应多发生在术后1周。主要表现为发热、胸痛、全身不适、疲乏、食欲减退、咳嗽、咳痰、呼吸困难等;胸部X线检查提示肺周围有蜂窝样改变,胸腔积液;广泛的网状间质纹理,下肺野浸润。血气检查:氧分压(PO_2)下降大于1.33kPa。

2. 治疗及护理　急性排斥反应确诊后须立即调整免疫抑制剂方案,并做冲击治疗。定期行纤维支气管镜监测肺排斥反应和感染。

(二) 肺再灌注损伤

1. 临床表现　肺功能减退,可从气管内吸出大量的水样分泌物。

2. 治疗及护理　以脱水为主,术后第1天尽量少输入晶体液而给予血浆、白蛋白等。对严重的肺再灌注损伤,移植肺功能暂时丧失,受者可用人造体外心肺等待肺功能的恢复。

(三) 胸腔内出血

1. 临床表现　多发生于术后48小时内。术后胸腔引流管持续引流大量血性液体,伴有血细胞比容降低、脉搏增快、中心静脉压降低、尿量减少,重者血压下降乃至失血性休克。

2. 治疗及护理　积极补液、输血，同时积极寻找原因，必要时进行剖胸探查，手术止血。

（四）肺部感染

1. 临床表现　移植肺的感染中，细菌感染约占 50%，另有病毒感染、真菌感染和其他感染如原虫感染、支原体感染等。主要表现为发热、胸痛、全身不适、疲乏、食欲减退、咳嗽、咳痰、呼吸困难等，早期感染须与原发性移植物丧失功能、急性排斥反应鉴别。胸部 X 线检查提示肺内阴影，气管分泌物及支气管灌洗中细菌学涂片及培养阳性。

2. 治疗及护理　通过纤维支气管镜采集肺泡灌洗液进行培养，获取病原微生物并进行药敏检测，对诊断及治疗具有重要指导价值。

⑴ 细菌感染者：移植术后立即开始大剂量广谱抗生素的治疗，一旦分离出病原体，应使用敏感的抗生素。肺孢子菌肺炎受者，可服用复方磺胺甲噁唑治疗。

⑵ 病毒感染者：诊断明确者可依据病情给予静脉输注或口服更昔洛韦治疗。

⑶ 真菌感染：确诊后通常选用伏立康唑抗真菌治疗。

（五）气道吻合口并发症

1. 临床表现　气道吻合口并发症表现呈多样性，如局部的黏膜出血、坏死、肉芽的增生，以及气道吻合口狭窄、吻合口瘘或气管断裂等，受者出现不同程度的咳嗽、咯血、呼吸困难及肺内感染，重症可发生急性呼吸衰竭。国际心肺移植协会根据累及气管支气管树的部位和严重程度对气道吻合口并发症进行分级，见表 8-1。

表 8-1　肺移植术后气道吻合口并发症分级

缺血和坏死
部位
a. 吻合口区（距吻合口 ≤ 1cm）
b. 吻合口至主支气管（包括右中间段和左主支气管远端，距吻合口 > 1cm）
c. 吻合口至叶、段支气管开口以下（距吻合口 > 1cm）
程度
a. <50% 支气管环长度的缺血

续表

b. 50%~100% 支气管环长度的缺血
c. <50% 支气管环长度的坏死
d. 50%~100% 支气管环长度的坏死
裂开
部位
a. 软骨环部
b. 膜部
c. 软骨环部和膜部
程度
a. 0%~25% 支气管环长度的裂开
b. >25%~50% 支气管环长度的裂开
c. >50%~75% 支气管环长度的裂开
d. >75%~100% 支气管环长度的裂开
狭窄
部位
a. 吻合口区
b. 吻合口及远端支气管
c. 仅远端叶、段支气管
程度
a. 支气管直径减少 0%~25%
b. 支气管直径减少>25%~50%
c. 支气管直径减少>50%~<100%
d. 支气管完全闭塞
软化
部位
a. 吻合口区(距吻合口<1cm)
b. 弥漫性(包括吻合口且距吻合口 ≥ 1cm)

2. 治疗及护理

(1)全身:改善一般状况,控制气道吻合口局部及肺内炎症。

(2)局部:加强雾化吸入疗法及纤维支气管镜吸痰,保持呼吸道通畅;部分狭窄和吻合口瘘受者可手术修补或行局部切除再吻合术。

（六）原发性移植物功能不全

1. 临床表现　PGD 通常发生于移植后 24~72 小时，大部分受者在术后 1 周开始明显缓解。主要表现为无其他明确诱因的严重低氧血症、肺水肿，以及影像学上的弥漫性磨玻璃样改变。2016 年国际心肺移植协会按照胸部 X 线检查表现及 PaO_2/FiO_2 将 PGD 分为 4 级（表 8-2）。

表 8-2　2016 年国际心肺移植协会原发性移植肺功能不全分级

分级	影像学改变	（PaO_2/FiO_2）/mmHg
0	无	>300
1	有	>300
2	有	200~300
3	有	<200

2. 治疗及护理　PGD 的处理以支持治疗为主，包括限制液体入量、通气支持、给予小剂量血管收缩药物、肺血管扩张剂等。对于严重 PGD 治疗无效者，在支持治疗及 ECMO 辅助下过渡至再移植。

二、中长期并发症

（一）心律失常

1. 临床表现　心律失常是肺移植术后最常见的心血管并发症，多发生于术后 30 天内，常表现为心悸、胸闷，心电监护可见室上性心律失常、心房扑动、心房颤动。床旁心电监护可作快速诊断。

2. 治疗及护理　纠正酸碱平衡紊乱、电解质紊乱，维持 pH 值，控制血钾，口服或静脉应用 β 受体阻滞剂，控制心室率。

（二）静脉血栓栓塞

1. 临床表现　静脉血栓栓塞常发生于肺移植术后 4 个月内，包括深静脉血栓和肺栓塞。深静脉血栓可表现为一侧肢体肿胀，多普勒超声可诊断。肺栓塞表现为突发的胸痛、胸闷、呼吸困难和咯血等，可借助 CT 肺动脉成像、核素肺通气 / 灌注现象和肺动脉造影诊断。

2. 治疗及护理　肺栓塞急性期维持生命体征平稳；吸氧，镇静，镇痛；积极抗凝，应用抗凝药物如低分子肝素钠。急性期后可改为华法林或新型口服抗凝药（如利伐沙班）序贯治疗。

（三）药物相关并发症

1. 新发糖尿病

(1)临床表现：肺移植受者术前、术中应用大量糖皮质激素，手术创伤和应激，以及术后长期应用糖皮质激素进行免疫抑制治疗引起受者新发糖尿病。术前无糖尿病受者肺移植术后空腹血糖 ≥ 7.0mmol/L 和 / 或餐后 2 小时血糖 ≥ 11.1mmol/L，可诊断新发糖尿病。

(2)治疗及护理：密切监测受者术后血糖，每日测量空腹及三餐后 2 小时血糖。围手术期糖尿病受者首选皮下注射胰岛素治疗。术后随访期可选择口服降血糖药或皮下注射胰岛素控制血糖。

2. 骨质疏松

(1)临床表现：围手术期长期应用糖皮质激素治疗者易诱发骨质疏松，或术前原发病（如慢性阻塞性肺疾病）合并骨质疏松。受者以腰酸背痛为首发症状，远期会发生骨折、股骨头坏死，骨密度检查可确诊。

(2)治疗及护理：每日补充足量钙、阿法骨化醇和阿仑膦酸钠，可作为术后常规预防和治疗方法。

3. 继发性高血压

(1)临床表现：术后长期应用以他克莫司为基础的免疫抑制方案。术前无高血压病史的受者，术后监测血压持续达到 140/90mmHg，可诊断为继发性高血压。

(2)治疗及护理：每日监测血压，加强随访，定期监测他克莫司药物浓度。若血压持续升高，则可使用硝酸甘油或乌拉地尔控制血压。

（四）移植后淋巴增殖性疾病

1. 临床表现　移植后淋巴增殖性疾病（post transplant lymphoproliferative disorder，PTLD）常见于移植术后 1 年，是器官移植后威胁生命的严重并发症。临床表现变化多样，可以是局限性病灶，也可以是播散性疾病。检测 EB 病毒抗体和核酸可辅助诊断，确诊依靠病灶活检的组织病理学。

2. 治疗及护理　加强受者免疫抑制剂的血药浓度和 EB 病毒的监测。降低免疫抑制强度；抗病毒治疗，首选更昔洛韦；化学治疗和放射治疗；静脉输注免疫球蛋白；抗 B 细胞抗体，如抗 CD20 单克隆抗体（利妥昔单抗）。

（五）慢性排斥反应

1. 临床表现　表现为闭塞性细支气管炎（bronchiolitis obliterans，BO），多发生在移植术后 3~6 个月，是肺移植术后主要的并发症及死亡原因，可以考虑经纤维支气管镜或经胸壁活检确诊。以咳嗽、咳痰、活动后呼吸困难为初发症状，病情呈进行性发展，呈持续下降低氧血症，肺功能进行性减退。

2. 治疗及处理　对慢性排斥反应的预防包括适度的免疫抑制剂及预防感染，治疗缺乏有效方法，更换免疫抑制剂可能会延缓 BO 的发展。加大类固醇药物剂量可暂时稳定病情，减缓或推迟移植肺丧失功能，但不能逆转及阻止病情的进展。部分受者可考虑再次肺移植手术。

（杨　梅）

第八节　健康教育与随访管理

一、健康教育

（一）饮食

进食营养丰富、适量、均衡的食物，多吃新鲜蔬菜、水果等富含维生素的食品，根茎类蔬菜须削皮并熟食，水果一定要洗、削皮；每天饮水 1 000~1 500ml 有利于代谢废物排泄；饮食须加热消毒，避免吃变质过期的食物。

（二）生活环境

日常生活环境应注意保持空气清新，避免吸入油烟、粉尘、刺激性的气体；房间定时通风换气，保证空气质量良好。避免人群拥挤、避免与其他受者接触，加强自我保健，预防呼吸道感染。同时受者戒烟，避免被动吸烟等。

（三）呼吸训练

呼吸训练分为静态的呼吸运动和配合有躯体动作的呼吸运动。也可配合呼吸训练器进行呼吸锻炼，提高肺活量。教会受者做呼吸操，如深呼吸、腹式呼吸、缩唇式呼吸，其目的是增加肺泡通气量，提高呼吸效能，防止支气管过早萎陷，有利于气体交换，提高动脉血氧分压。

（四）疫苗接种

移植后受者都必须接受灭活疫苗接种，受者避免与接受脊髓灰质炎疫苗注射的小孩接触，这些小孩可通过胃肠道分泌病毒。灭活疫苗包括流感、白喉、破伤风、结核、肺炎球菌、乙型肝炎等疫苗。

（五）生育

女性受者最好不要妊娠，移植术后受者虽未能恢复正常月经周期，但多数妇女仍有排卵，因而要注意避孕。

（六）遵医嘱服药

遵医嘱服用药物，不能自行改变剂量或遗漏服药，须记住不遵医嘱服药会导致排斥反应，如果有漏服药物或者呕吐以至于吃不下药物及服药后呕吐掉了，应立即告知医生。

（七）药物相互作用

许多药物会跟预防排斥反应的药物相互影响，某些药会增加其他药物的副作用或降低预防排斥反应的效果，所以在吃任何与移植手术无关的药前先和移植科医生联系，包括非处方药物。

（八）药物的副作用

任何药物都有副作用，如果出现双手细微颤动、脱发、血糖升高、高血压、恶心、腹泻、高血钾、肾功能改变等须及时就医。

（九）感染和排斥

移植术后受者出现体温升高、头痛、胸痛、干咳或咳痰、气促、乏力、进行性呼吸困难、血氧饱和度下降等须及时就医。

（十）活动与工作

适当运动有助于机体的康复，参与一定的工作或社会活动，有助于受者维持良好的心理，增强对生活的信心。但应注意避免较大量的体力活动，避免与有毒物质接触，每天工作时间不要超过 8 小时，保证充足的睡眠。

二、随访管理

（一）随访时间

1. 移植术后第 1 个月每周复查 2 次。
2. 移植术后第 2 个月每周复查 1 次。
3. 移植术后第 3 个月每两周复查 1 次。
4. 移植术后第 4~12 个月每月复查 1 次。
5. 移植术后 1 年后每 3 个月复查 1 次。

（二）随访内容

随访内容包括血常规、尿常规、肝功能、肾功能、免疫抑制剂血药浓度、电解质、血脂、凝血功能等检查。必要时须行胸部 X 线、CT 检查。

（杨　梅）

第九章　皮肤移植受者的护理

第一节　概　　述

一、皮肤的解剖与生理功能

（一）皮肤的解剖结构

皮肤由表皮、真皮、皮下组织及皮肤附件（皮脂腺、汗腺、毛发、指甲和趾甲等）（图 9-1）组成，是人体面积最大的器官。成人皮肤平均面积约 1.5m^2，占体重的 16%。正常皮肤厚度为 0.33~3.8mm，平均厚约 1mm，但随年龄、性别和部位的不同而有所不同。女性皮肤比男性薄，眼睑皮肤最薄约 0.3mm，足底皮肤最厚，其表皮层厚度可达 1.5mm。皮肤的厚度通常随表皮的厚度而变化，但在大腿、背部，真皮较表皮厚许多倍。皮肤的颜色取决于皮肤内黑色素和胡萝卜素含量，也与真皮内血液供应情况及表皮厚度等相关；同一人种个体肤色深浅的变化，与遗传、生活环境、营养、职业等因素有关。

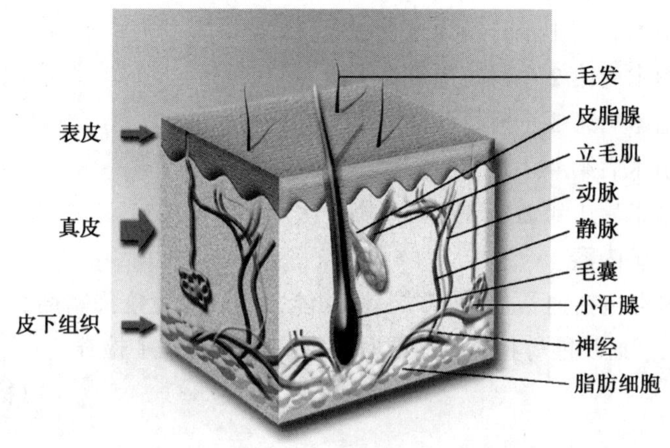

图 9-1　皮肤的结构

1. 表皮 表皮分为基底层、棘层、颗粒层、透明层和角质层。基底层是表皮的最内层,分裂和再生能力极强,是表皮损伤后再生修复的基础。基底细胞从分裂到死亡,也即基底细胞角化的演变过程。

2. 真皮 位于表皮和皮下组织之间,含有胶原纤维、网状纤维、弹力纤维3种纤维和皮肤附属器。从组织结构上分为上部的乳头层和下部的网状层。

(1)乳头层:紧贴表皮,突向表皮的真皮乳头结缔组织纤维较细,含有丰富的毛细血管网、淋巴网和神经末梢感受器。取皮至该层时,出血点似针尖样细小,愈合后不留或仅留浅表瘢痕。

(2)网状层:该层组织致密,胶原纤维粗而密,交织成网。该层组织结构坚韧,增强了皮肤的屏障作用。血管较少,但口径较乳头层粗,出血点呈斑点状。有学者认为,该层损伤愈合后瘢痕明显。

3. 皮下组织 皮下组织即浅筋膜,位于真皮之下,主要由疏松结缔组织和脂肪组织构成。胶原纤维形成纤维隔,把脂肪组织分隔成小叶,其间含有血管、神经和淋巴管等。皮下脂肪的厚度因性别、年龄、部位及营养状况而不同,不仅具有保温和缓冲外力的作用,还能经氧化供应机体能量,是人体的营养储藏所。

4. 皮肤附件 由毛发、皮脂腺、汗腺和指(趾)甲构成。

(1)毛发:由毛囊长出。人体95%的体表有毛发分布,但各部位的毛发粗细、长短、疏密不同。所有毛发都有生长、脱落并被新毛发替代的周期性。头发平均生长期约为2 000天,休息期为100天,健康人每天脱落头发一般不超过100根。

(2)皮脂腺:几乎毛囊处均有皮脂腺,两者构成毛囊皮脂腺单位,皮脂腺位于毛囊与立毛肌之间。头皮、面颊、鼻翼部皮脂腺分布较密集,分泌皮脂也较旺盛,是痤疮和皮脂腺囊肿的好发部位。

(3)汗腺:汗腺分为顶泌汗腺和局泌汗腺,局泌汗腺分布于全身皮肤,分泌低渗汗液;顶泌汗腺分布于腋窝、外阴及乳晕等处,分泌物除汗液外,还含有蛋白质、脂肪酸和糖等,若被皮肤表面的细菌分解后,可形成特殊的臭味。

(4)指(趾)甲:位于指(趾)末端,具有保护指(趾)端的作用和精细触觉,指(趾)甲终身生长不停,平均每周增长0.5~1.2mm。甲床的血供丰富,有能调节微细血管舒缩的球体分布,是观察人体微循环的窗口之一。

5. 血管、淋巴管和神经

(1)血管和淋巴管:皮肤的血管来自深层血管分支,在真皮与皮下组织间形成真皮下血管网。之后分支进入真皮内,在真皮网状层构成真皮血管网。

基底膜以上的表皮内无血管分布。静脉回流自真皮乳头层开始，乳突下毛细血管网的血液，可通过动静脉短路进行控制，对体温调节起着重要的作用。毛细淋巴管网在真皮乳头层以下出现，在皮下汇成淋巴管网，以后形成与静脉伴行的淋巴管，收集皮内的组织间淋巴液。

(2)神经分布：皮肤含有神经末梢和感受器，在表皮层有司触觉的梅克尔触盘，真皮内有触觉小体、冷觉小体、热觉小体和环层小体等。每一皮肤小区都存在几种不同的神经纤维供应，使皮肤对某些感觉具有敏锐的判断力。

(二) 皮肤的生理功能

皮肤是人体面积最大的器官，参与机体活动，维持机体与外环境的平衡。它的主要功能有以下几个方面。

1. 屏障功能　皮肤对机械性、物理性、化学性及生物性刺激都有保护作用。表皮角质层柔软而致密，真皮层中的胶原纤维和弹力纤维的抗拉性及皮下脂肪的软垫作用，可减轻外界的冲击。角质层表面有一层脂质膜，能防止皮肤水分过度蒸发，阻止外界水分进入皮肤，并能防止化学物质的渗透。角质层、棘细胞、基底细胞和黑色素细胞可吸收紫外线，从而减少紫外线对人体的损伤。皮肤表面呈弱酸性，不利于细菌的生长繁殖。

2. 感觉功能　皮肤具有丰富的感觉神经末梢，能将外界对皮肤的不同刺激沿相应的神经纤维传至大脑而产生不同的感觉，如触觉、压觉、痛觉、热觉、冷觉等单一感觉以及干、湿、光滑、粗糙、坚硬、柔软等复合感觉，使机体能够感受外界的多种变化。

3. 体温调节功能　当外界温度或某些疾病使体温发生变化时，皮肤和内脏的温度感受器产生的神经冲动以及血液温度的变化作用于下丘脑温度调节中枢，然后通过血管的收缩和扩张进行体温调节。体表热量的散发，受皮肤表面热的对流、辐射和传导，及汗液蒸发的影响。汗液的蒸发带走较多热量，故对体温调节具有重要作用。

4. 吸收功能　皮肤主要通过表皮和皮肤附件发挥吸收作用。正常皮肤可吸收少量水及单纯水溶性物质如维生素 B、维生素 C 等。不吸收葡萄糖，电解质吸收不显著。皮肤的吸收作用受全身皮肤情况、透入物质的理化性状、外界环境因素等影响。

5. 分泌和排泄功能　正常皮肤有一定的分泌和排泄作用，主要通过汗腺和皮脂腺来进行。前者排泄汗液，后者分泌皮脂，形成表皮脂质膜，可润滑毛发和皮肤。

二、皮片移植

当外伤或手术因素导致皮肤被连续性严重破坏，导致较大面积的缺损时，可导致水、电解质、蛋白质的大量丢失；如有重要血管、神经、肌腱失去皮肤软组织的保护，则可导致创伤加深、加重。如不及时修复，则极易造成伤口的感染甚至危及受者生命。对皮肤大面积缺损的受者如大面积深度烧伤，可通过皮肤移植的方法，促进创面愈合并最终消灭创面，以减少创面渗出与体液的丢失、预防创面感染、缩短疗程、减少换药痛苦、减少局部纤维组织增生与挛缩，以及最大限度防止畸形的发生等。

皮片移植(skin graft)是指通过切取部分厚度皮肤或全厚皮片，离开机体(供皮区)，移植至需要皮片移植修复的部位(受皮区)，重新建立血液循环，并继续存活的一种组织移植手术。皮片移植始于19世纪后期，刃厚皮片及全厚皮片是最早采用的形式。自1939年Padgett Hood发明鼓式取皮机后，外科医师可精确切取各种厚度的皮片，使该技术在临床得到更广泛的应用，是烧伤和整形外科中一种常见的治疗方法。

(一) 皮片移植的分类

1. **按皮片的形状分类** 可分为整片状、邮票状、筛状、网状和微粒植皮等。

2. **按皮片的厚度分类** 可分为刃厚、中厚、全厚皮片及含真皮下血管网皮片，其厚度依次增加，各种皮片的特点见表9-1。

表9-1 各种移植皮片的特点

种类	切取层次	皮片厚度/mm	存活难易	皮片挛缩	弹性及耐磨性	色泽改变	质地改变	皮源量
刃厚皮片	表皮+真皮乳头层	0.2~0.25	易	40%	差	明显	较硬	丰富
中厚皮片	表皮+部分真皮	0.3~0.8	较易	10%~20%	较好	较明显	较软	丰富
全厚皮片	表皮+真皮全层	不同部位厚度不一，平均1mm	较难	几乎无挛缩	好	不明显	软	受限
含真皮下血管网皮片	表皮+真皮全层+真皮下血管网	不同部位厚度不一	难	无挛缩	好	不明显	柔软	受限

(1) 刃厚皮片：刃厚皮片(图 9-2)最薄，活力强，易生长，抗感染能力较强，在条件较差或轻度感染的肉芽创面上也能生长。供皮区损伤小，恢复快，7~10 天完全愈合，无明显瘢痕形成，可多次取皮。头皮切取刃厚皮片后 5~7 天内愈合，可重复取皮 10 多次。但后期皮片挛缩、色泽改变(变深)最显著，导致周围组织移位变形，达不到恢复功能的目的。

适用于感染肉芽创面，大面积烧伤及撕脱伤皮肤缺损而非重要功能部位，以及鼻腔、口腔、外耳道、阴道内衬的修复等。

(2) 中厚皮片：中厚皮片(图 9-3)较易存活，其弹性、收缩性、耐磨性与全厚皮片接近，在整形外科应用广泛，缺点是在供皮区会留下明显瘢痕。

适用于面颈部、四肢关节、手足背等功能和外观要求较高的清洁肉芽创面；体表肿瘤切除后及创伤后皮肤缺损的修复；Ⅲ度烧伤早期切痂创面的修复。

(3) 全厚皮片(图 9-4)及含真皮下血管网皮片：存活后质地、色泽等改变小，是理想的皮肤移植材料。但因皮片厚，营养要求高，移植后较难存活。特别是在有感染、瘢痕较多、血液循环差的部位不易生长。且供皮区皮源有限，大片切取皮片后，若不能直接缝合，须植薄皮片修复。因此这类皮片的使用受到限制。

适用于：修复面部和功能部位(如手掌、足底、关节、眼睑等)的皮肤缺损；保留毛囊的全厚头皮再造眉毛等。

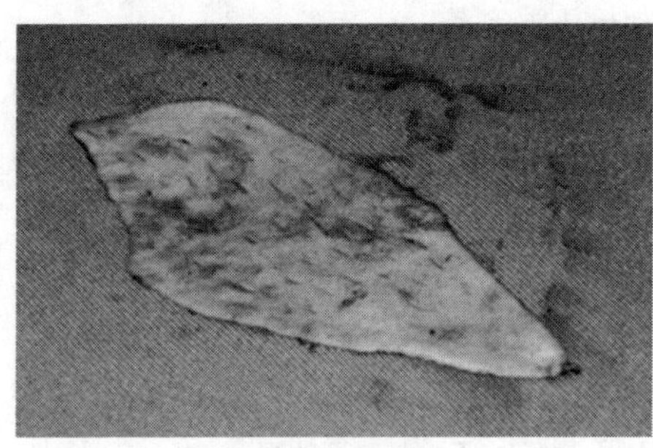

图 9-2　刃厚皮片

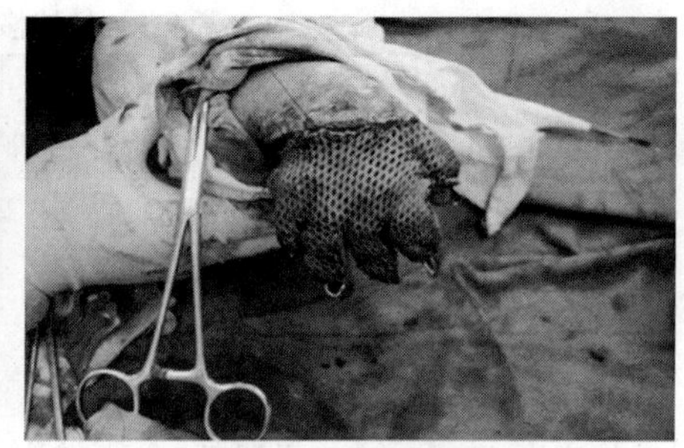

图 9-3　中厚皮片

3. 按皮片的来源分类

(1) 自体皮片：皮片来源于受者本人，从身体某一部位切取移植到另一部位；移植后永久存活；临床应用最广泛。

(2) 同种异体皮片：皮片来自其他人，如受者亲属或公民逝世后器官捐献。一般异体皮片移植存活 2~3 周后即出现排斥反应，使用免疫抑制剂可适当延长排斥反应出现时间，但都只能起到暂时覆盖创面的作用。

(3)异种皮片：皮片来自动物，如猪、牛、羊等，其中猪皮因其来源广、组织结构与人类接近而最常用。一般存活9~12天出现排斥反应。

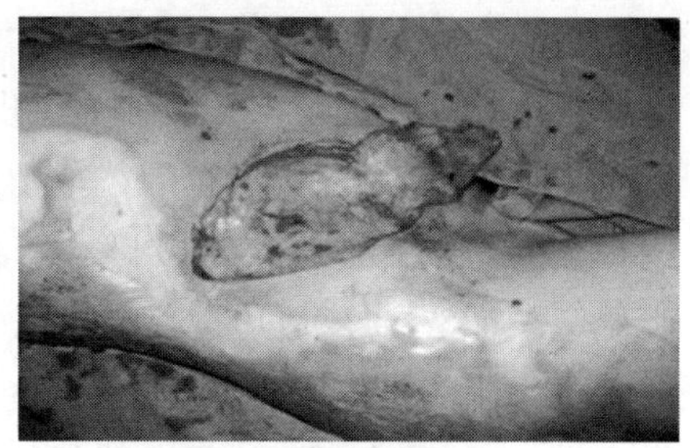

图9-4　全厚皮片

无论异种皮片或同种皮片的大多数，目前尚不能长期存活。就皮肤而言，只能暂时覆盖创面或作为游离自体皮片移植时的桥梁，为自体皮的生长、扩大与愈合创造条件。

（二）自体皮片移植术

1. 皮肤移植时机

(1)创伤后创面植皮时机：新鲜无菌创面一般无须特殊准备即可手术植皮。伤后6~8小时的污染创面经彻底清创后亦可早期植皮。感染创面和肉芽创面须待感染控制、肉芽新鲜才能植皮，但在创面感染可能危及受者生命时，应用手术的方法去除如烧伤皮肤坏死组织后进行皮片移植，挽救受者生命。

(2)整形受者植皮时机：因受者须植皮的部位、年龄、疾病不同而采取不同的皮片移植时机。

1)体表瘢痕：一般创伤后瘢痕，须度过瘢痕增生期，待瘢痕稳定后手术，一般为伤口愈合6个月以上；小儿创伤后瘢痕，因瘢痕挛缩影响其生长发育，应尽早行瘢痕松解植皮术；特殊部位创伤后瘢痕，如眼睑瘢痕挛缩致眼闭合不全，长时间易导致暴露性角膜炎、角膜溃疡等，口周瘢痕挛缩致小口畸形影响进食等，均应早期行瘢痕松解植皮术。

2)体表较大的肿瘤或囊肿：影响外观的较大肿瘤或囊肿，择期切除后植皮；已癌变或有癌变趋向的体表肿瘤，宜及早手术切除后植皮；较大的血管瘤，应争取时机尽早手术。

2. 术前准备

(1)全身情况：皮肤移植手术要求全身健康状况良好，无手术禁忌证。大面积植皮受者术前应纠正水、电解质代谢紊乱，贫血，低蛋白血症及重要脏器功能障碍等。应注意的是，较大的肉芽创面及坏死组织感染、发热等不是手术禁忌证，而应当在加强全身支持治疗的同时，积极处理创面，清除坏死组织，创造条件尽早植皮覆盖创面，减少感染风险。

(2)供皮区选择：人体各部位皮肤的颜色、质地、厚度、毛发生长情况、血管分布结构等都存在着差异，所以皮片移植要求合理选择供皮区。

1）选择相对隐蔽的部位作为供皮区：供皮区与受皮区相邻越近则色泽、质地越相近，但因供皮区愈合后往往留下不同程度的瘢痕或色素沉着，因此通常选择较隐蔽的部位作为供皮区。若在污染和/或感染的肉芽创面上植皮，为避免交叉感染，供皮区应远离受皮区。

2）常用的供皮区：临床通常选择腹部、胸侧壁、大腿、臂内侧、头皮、耳后等作为供皮区，乳头、乳晕、骨突等部位应尽量避免作为供皮区，以免影响感觉和功能。一般切取面积较大的刃厚皮片和中厚皮片时，常选择腹部、侧胸壁、大腿、臂内侧及臀区等，但这些部位的皮片移植成活后，常有颜色变深现象，皮片越薄色素越深。

3）头皮取皮的优点：由于头皮较厚，血液循环丰富且愈合快，因此大面积烧伤受者常选用头皮作为供皮区，5~7 天后可重复取皮，一般可重复取皮 6~8 次，个别可达 10 次以上。反复取皮对头发的生长无明显影响，且未发现有明显的瘢痕增生及皮肤过分痒痛等后遗症。

4）有计划选用供皮区：在大面积烧伤治疗中，往往需要多次手术植皮覆盖创面，但因皮源有限，须有计划地选用供皮区，在保证创面覆盖的前提下，尽可能为烧伤后期瘢痕整形时留下较好的供皮部位。在烧伤植皮治疗中，常用的供皮区和受皮区的比例为 1∶6 或 1∶7，最大可达 1∶10 以上，即取下一小块皮片可处理其面积 10 倍左右的创面。胸、腹部皮肤尽可能留作后期整形时用，特别是需要带蒂植皮时，胸、腹部皮瓣较为方便。在纠正睑外翻、上唇外翻时，常需要色泽接近、厚度适宜的全厚皮片，多选用上臂内侧、锁骨上或上胸部皮肤。在严重大面积Ⅲ度烧伤时，如果自体皮源不够，脚底心的皮亦可应用，并可重复切取。

（3）受皮区的准备：不同类型的皮片所要求的受皮区条件各不相同。

1）新鲜创面：多为新鲜创伤或手术后形成的创面，各种厚度的皮片均易成活，但创伤基底面必须有血运较好的软组织（皮下组织、肌腱、骨膜），裸露的肌腱、骨或软骨必须选择皮瓣覆盖修复缺损。

2）肉芽创面：肉芽创面植皮要求肉芽组织健康。创面细菌数量和种类并非判断肉芽组织健康与否的标准。实践证明，肉芽创面植皮后，细菌数量迅速减少，甚至完全消灭。

一般肉芽创面：须清除其表面的坏死组织，然后行湿敷换药。每 1~2 天更换敷料 1 次，直至肉芽组织健康即可植皮。

特殊细菌感染肉芽创面：细菌的数量虽不是植皮的禁忌，但菌量过多，其代谢产物可影响植皮成活率，可加强湿敷、清洗或浸泡。感染创面常规作分泌物细菌培养和药敏试验，根据结果选用敏感抗生素湿敷。

健康肉芽组织创面：健康的肉芽创面应颜色鲜红、表面平整而细致，没有水肿，分泌物少，无坏死组织，在揭开敷料时，可见有散在出血点，创缘有上皮生长迹象等。在这种创面上植皮，一般可获良好生长。

此外，也有学者尝试将自体富血小板血浆用于拟植皮的创面，能加速创面基底床的准备，提高后期皮片移植的存活率。

3. 手术操作

(1) 取皮术：可采用徒手取皮、滚轴取皮刀取皮、鼓式取皮机取皮和电动取皮机取皮(图 9-5)。

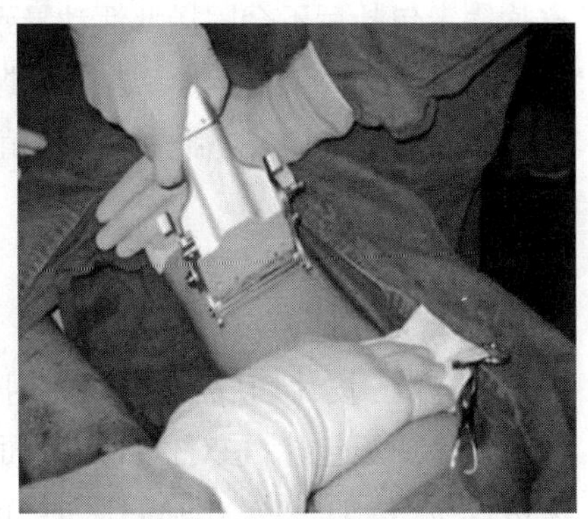

图 9-5　电动取皮机取皮

(2) 植皮术：无论是中厚皮片移植还是全厚皮片，移植操作技术基本相同。包括清洁创面、固定皮片、包扎制动 3 个步骤。

1) 清洁创面：新鲜创面，在皮片移植前应彻底止血，清除创面血凝块。若是肉芽创面皮片移植，术前通过湿敷、浸泡等方法确保肉芽创面健康新鲜。术中采取刮、切等方法尽量清除不健康的肉芽及坏死组织，反复冲洗，得到新鲜的创面。四肢上止血带的手术应放松止血带后进行止血。有时创面出血或渗血广泛、止血困难时，可延迟植皮(如颈部瘢痕一期术后创面)，可将创面用凡士林油纱布覆盖，外加敷料加压包扎 24~72 小时，再拆除敷料取自体皮片移植覆盖创面。

2) 固定皮片：良好的固定和适当的压迫包扎是皮片愈合的必要条件，否则皮片可能移位或皱褶，新生的毛细血管可能被撕断，同时可能产生皮片下积液或积血，影响皮片生长。最常用的固定方法是缝合法，即将皮片缘与创面缘间断或连续缝合，适用于全厚皮片和中厚皮片。刃厚皮片常常直接粘贴于创面，外加纱布和绷带固定即可。

3) 包扎制动：目的是使皮片与受皮区创面紧密接触、保持稳定的固定及新生毛细血管再生。实践证明，除创面本身情况及术后感染外，制动固定不良是影响植皮成活的重要因素。

包扎：皮片缝合固定后，包扎前常用注射器抽取生理盐水或含抗生素的生理盐水注入皮片下冲洗残留积血或血凝块。常用的包扎法有 3 种：①直接包扎法，即在固定好的皮片上覆盖单层凡士林纱布或抗生素纱布，外加敷料包扎，该法适用于四肢植皮术后包扎。②打包包扎，即在固定皮片简短缝合后留长线尾，皮片上覆盖一层纱布，其上加质软碎纱布或棉花达适当厚度，然后将底层纱布反包压紧皮片，留长的线尾分组后交叉打结包扎，该方法适用于头、面、颈以及局部形态不规则不适宜直接包扎的部位。③模具包扎，常用于阴道、鼻腔、耳道和其他腔穴部位的皮片移植。模具材料常选用硅胶、打样膏等。

制动：四肢、颈等活动部位皮片移植后常用石膏或夹板外固定制动，以使皮片固定包扎后不会因局部活动导致移位而影响其生长。

此外，近年来也有学者尝试将封闭式负压引流技术用于皮片移植术后的受者，发现封闭式负压引流可使移植物与受区紧密贴合，能显著提高皮片的存活率。

4. 供皮区处理

(1)薄或中厚游离皮片

1)包扎：皮片切取后，于取皮创面上覆盖一层凡士林纱布，外加多层纱布以及棉垫加压包扎，忌对供皮区创面作不必要的擦拭、止血或其他接触。在特殊情况下，例如头皮，出血过多时，可用一层浸有 0.005% 肾上腺素溶液的纱布覆盖以止血。如有条件，可选用人造皮覆盖，可减少渗出、防止感染、促进愈合。

2)制动：取皮区如无感染迹象，一般于术后 2 周左右一期愈合。下肢的供皮区在未完全愈合前，应指导受者避免下地活动，防止局部肿胀、出血或损伤，致愈合时间延长。

3)半暴露疗法：供皮区也可采取半暴露疗法，以减少感染的机会，常用于头部及其他不便于包扎的部位。即在术后 48~72 小时渗出基本停止后除去外层敷料，只留下内层凡士林纱布，使用红外线仪或电热吹风让其干燥形成干痂，待其自然愈合。

(2)中厚皮片：若中厚皮片较厚时，为防止日后破溃与瘢痕增生，可在术中用自体薄皮片覆盖切取中厚皮片后遗留的创面。

(3)全厚皮片：供皮区如为一梭形缺损，可将两侧边缘皮下组织游离后分层用细丝线间断缝合。如果供皮区过大不能直接缝合时，可在其他部位切取薄皮片移植，以消除创面。

5. 皮片的存活与生长以及生长后的特征

(1)皮片的存活与生长：皮片移植后血管的建立有两个过程，即血浆营养期和血管再生与血液循环的建立。

1）血浆营养期：皮片移植于受皮区创面后的36~48小时内，创面渗出的纤维蛋白将皮片与受皮区粘连，缺氧的皮片吸收血清渗出液，血管内充满血清样液体和来自受皮区的红细胞，这种所谓的“血浆循环”短时间地供给皮片营养以维持皮片的成活。

2）血管再生与血液循环的建立：皮片移植第3天即可见血流，但流速很慢，方向不定，无动、静脉及毛细血管之分，管壁薄；4~5天后血流开始活跃；6~8天后血管成熟，血流方向明确，动、静脉和毛细血管分化；10天左右皮片与受皮区之间的纤维细胞形成一层结缔组织，使皮片与受皮区基底及周围紧密愈合，此时皮片基本愈合。

⑵皮片生长后的特征

1）收缩期：皮片的收缩可分为早期收缩和晚期收缩。①早期收缩是指皮片从供皮区切下后的收缩，是由皮片内含的弹力纤维所致。表现为皮片越厚收缩性越大。一般薄中厚皮片约收缩2%，厚中厚皮片收缩11%~24%，全厚皮片约收缩43%。②晚期收缩是指皮片成活后成熟过程中的收缩，多发生于植皮后10天~6个月，呈渐进过程，晚期收缩程度往往受到受皮区组织柔软度、活动度以及植皮面积的大小等因素的影响。皮片晚期收缩可造成继发畸形，用夹板或模具固定以及加强康复训练等可适当减轻。

2）附件的变化：除全厚皮片外，皮片移植后，中厚皮片和刃厚皮片因毛囊和汗腺、皮脂腺等破坏，成活后的皮片无毛发生长和汗液、皮脂腺分泌。全厚皮片成活后亦需要等待神经长入腺体才能恢复功能。毛发生长一般在术后8~10周恢复。

3）颜色的改变：皮片移植后常有不同程度的色素沉着，颜色较周围皮肤深。其原因在于皮片暂时失去神经支配后，色素合成平衡被扰乱，待受皮区神经支配恢复后可有一定程度的消退。

4）神经再生：皮片移植成活后神经的恢复是从受皮区周围和深部长入皮片内完成的，一般历时约1.5~2年。厚皮片比薄皮片恢复快，痛觉、触觉恢复早，冷觉恢复迟。全厚皮片的交感神经功能可恢复，但不完善。因此，皮肤移植不可能达到如同正常皮肤的质量。

⑶皮片生长发育及对受皮区的影响：成活后皮片的增长率较正常皮肤低，受皮区组织条件、年龄等因素对皮片增长率都有影响，如青年人较老年人增长率高。反之皮片对受皮区也有影响，若在骨膜表面植皮，不仅皮片本身发育受限，亦会影响骨的发育。

⑷皮片的成熟：移植皮片成活后有一个逐渐成熟的过程，一般2~3个月

开始有皮下脂肪的沉积，1~1.5 年后真皮内弹力纤维增多，但不如正常皮肤排列规则。痛觉、触觉、冷觉和汗腺功能（全厚皮片）随着神经的长入而相继恢复。除颜色没有很多改善外，皮片已基本与周围皮肤相似。

（三）异体（种）皮片移植

1. 异体皮片移植　异体皮片移植到创面后，最初与自体皮片一样，与创面建立血液循环，皮片表皮细胞也有暂时增生现象。但异体皮片移植不能长期存活，经过 2 周后，皮片出现肿胀，渐变为暗紫色，最后完全脱落或消失。利用异体皮片移植后暂时生长于创面的特点，作为封闭创面，则意义重大。

严重大面积深度烧伤，自体皮源不足，常采用自体皮片和异体皮片混植的方法，达到一次性覆盖和消灭创面的目的。

脱痂后创面尚有坏死组织或感染，不宜自体植皮时，可先进行扩创手术清除坏死组织，用异体皮片覆盖，以减少渗出、控制感染，改善全身情况，为自体皮片移植创造条件或作为过渡到自体植皮的桥梁，对挽救严重广泛深度烧伤伤员的生命起到重要作用。异体皮片移植后可 3~5 天更换敷料 1 次，待创面清洁后，嵌植或改植自体皮片。

2. 异种皮片移植　当异体皮片来源有困难时，可改用异种皮片如猪皮、鸡皮、羊皮等。临床实践结果证实，猪皮效果较好。它们共同的缺点是溶解早，效果不及异体皮片，故自体皮片的间距不宜超过 0.5cm，保证自体皮片的表皮生长融合前，不致因异种皮片被排斥后露出过多的创面。猪皮的组织结构与人的皮肤接近，尤其是小猪（体重 5~10kg），皮肤质地柔软，制备成大张中厚皮与异体皮片的弹性接近。与异体皮片相比较，异种皮片被排斥时间较短，一般为 10~14 天左右。

（四）皮片的保存

严重创伤、烧伤、感染等所致的大面积皮肤缺损可危及受者生命，特别是大面积Ⅲ度烧伤早期，切痂植皮是目前治疗深度烧伤的基本方法，但因自体皮源有限，临床上在早期切痂后，往往采用异体（种）皮片或嵌入自体皮片来覆盖创面。所以在平时须储存皮片，建立皮库，以应急需。

1. 一般低温保存法　皮片取下后，将皮片的创面对创面折叠，用等渗盐水纱布包裹（可加入适量抗生素，如青霉素），外加凡士林纱布，置消毒容器中，于一般冰箱（0~4℃）中保存。这是皮片保存方法中较简便的一种，一般可保存 14~21 天。

为了延长皮片保存的时间，可加入保存液。保存液的种类较多，但无理想者。一般可用 10% 血清等渗盐水保存，皮片的保存时间最长可延至 60 天。

皮片可用纱布包裹，浸入保存液中，或用保存液润湿的纱布包裹亦可。并加入一滴苯酚红作为指示剂。皮片中如有酸性代谢产物积存时，溶液的 pH 即降低，苯酚红变为黄色。有这种现象时，应立即更换保存液。一般情况下可在 6~8 周更换 1 次。

2. 深低温保存法　深低温对皮片的保存更具有优越性，据报道，用深低温保存 1~3 个月的皮片，移植后仍能生长，其质量与新鲜的皮片无明显的区别。在这一方面的探索与报道较多。如低温的程度从 −20℃、−25℃、−40℃、−70℃，以至 −196℃都有人研究过。此外，如何防止冷冻过程中组织出现结晶水尤为重要，因为出现结晶水的皮片在复温后不能再存活。目前的研究认为甘油具有保护皮肤的作用，可防止在降温或复温过程中对细胞损伤。

3. 液氮超深低温储存法　液氮无色、无味、透明，不燃烧，在 1 个大气压下沸点是 −195℃，即为液氮的温度，其比重为 0.786，蒸发时吸收的热量仅为水的 1/11。液氮超深低温储存法的优点是储存时间长，可用作皮库，给平时临床工作以方便；缺点是储存方法较烦琐，设备要求较多，不便于运送。

4. 冷冻干燥法　冷冻干燥的皮肤虽然已经没有存活的细胞，但在移植到创面后，具有保护创面的作用，并因已无活力，不需任何营养物质或耗氧。但由于其不能存活生长，目前已较少应用。

5. 戊二醛液贮存法　在无菌条件下制备好的皮片浸入 0.25%~0.125% 戊二醛溶液（加入磷酸缓冲液），pH 值调至 7.2~7.4，皮片厚度以 0.3mm 为宜，皮片过厚会使皮片硬度增加，不利于贴附于创面，经浸泡后的皮片再使其干燥存入塑料袋备用。使用前将干燥的戊二醛皮片浸入热水中软化后再用于创面，可用于切痂后的创面。

三、皮瓣移植

（一）皮瓣定义

皮瓣是指有血液供应的皮肤和皮下组织构成的移植物。其有一部分组织与本身相连，此相连部分称为蒂部。蒂部为皮瓣转移后的血供来源，蒂可以是单一的血管（包括吻合的血管），也可是含血供的皮肤和皮下组织或肌肉等，故皮瓣又称带蒂（有蒂）皮瓣。皮瓣的血液供应与营养在早期完全依赖蒂部，皮瓣转移到受区，与受区创面重新建立血液循环后，才完成皮瓣转移的全过程。

（二）皮瓣移植适应证

在临床上游离皮片移植与皮瓣移植是两种最常用的修复皮肤软组织缺损的方法。由于皮瓣自身有血供，含有皮肤及皮下组织，因此在很多方面具有更大的使用价值。

1. 覆盖有骨、关节、肌腱、大血管、神经干等重要组织的裸露创面。

2. 器官再造 如鼻、唇、眼睑、眉、阴茎、指等再造。

3. 洞穿性组织缺损的修复 如面颊洞穿伤伴组织缺损，胸壁、腹壁缺损等。

4. 修复伴有慢性溃疡或营养贫乏的难愈伤口(如骶尾部巨大压疮)。

5. 为获得良好的外形或功能修复效果。

(三) 皮瓣的分类

皮瓣分类方法很多，按皮瓣血液循环的类型可分为随意型皮瓣(任意皮瓣)和轴型皮瓣。

1. 随意型皮瓣 皮瓣内不含轴型血管，但含有真皮血管网、真皮下血管网和/或皮下层血管网。根据皮瓣供区与受区的距离，可分为局部皮瓣、邻位皮瓣和远位皮瓣。

2. 轴型皮瓣 皮瓣内含有知名的动脉及其伴行静脉血管系统，该血管为皮瓣的轴心并平行于皮瓣的长轴，皮瓣的名称常用所含动脉的名称命名，包括一般轴型皮瓣、岛状皮瓣、游离皮瓣、肌皮瓣及复合组织瓣等。

(四) 皮瓣的设计原则

1. 缺损的判断 皮瓣的应用主要是修复缺损、恢复功能与外形。因此，皮瓣的设计原则首先是要弄清楚缺损处的伤情，包括部位、形状、大小、有无严重挛缩、周围皮肤条件及血液供应情况以及创伤基底面条件；是单纯皮肤软组织缺损还是多种组织(肌肉、肌腱、神经、骨骼等)的缺损；是新鲜创面还是肉芽创面；是清洁创面还是感染创面等。

2. 皮瓣的转移方式与皮瓣类型的选择

(1) 皮瓣的血液供应是皮瓣形成与转移后存活的基础。因此，应尽量选用血供丰富的轴型血管供血的皮瓣。

(2) 皮瓣的转移方式可分为局部转移和远位转移。局部皮瓣可分为推进、旋转和插入皮瓣；远位皮瓣可分为直接皮瓣、直接携带皮瓣、皮管及吻合血管游离皮瓣。此外，除皮肤皮下血管蒂外，皮下筋膜蒂、肌肉蒂、血管神经蒂以及单纯的动静脉血管蒂皮瓣也均能存活，因此其转移方式也更为灵活。

(3) 皮瓣类型的选择：皮瓣类型有较薄的真皮下血管网皮瓣、含浅筋膜深层的皮瓣、含深筋膜层的筋膜皮瓣，到含肌肉的肌皮瓣，进而到含肌肉、骨等多种组织的复合皮瓣。皮瓣选择的原则大致有以下几点。

1) 选择皮肤质地、颜色近似的部位为供皮瓣区。如颜面颈部的修复选用胸三角皮瓣；足跟缺损首选跖内侧皮瓣等。

2）以局部、邻近皮瓣就近取材、简便安全的方案为先。

3）尽可能避免不必要的延迟及间接转移。

4）皮瓣的大小，在设计时宜比创面大20%左右，在构成上应是受区缺什么补什么，争取一次修复。

5）尽量选用血管丰富的轴型皮瓣或岛状皮瓣转移，并尽可能与血供方向一致。

6）尽量选用躯干部较隐蔽的供区，尽量减少供皮瓣区的畸形与功能障碍。

3. 逆行设计　逆行设计也叫“试样”，是皮瓣设计的预初步骤，其大致程序如下。

（1）先在供皮瓣区绘出缺损区所需皮瓣大小、形状及蒂的长度。

（2）用纸（或布）按上述图形剪成模拟的皮瓣。

（3）再将蒂部固定于供皮瓣区，将纸型（或布型）掀起，试行转移一次，观察其是否能比较松弛地将缺损区覆盖。通过逆行设计，可防止设计脱离实际情况，可检验设计皮瓣的大小、位置、形状能否与缺损区准确吻合，受者对这种体位能否耐受等。

（五）皮瓣移植

1. 皮瓣移植方式

（1）带蒂移植：广义上，所有皮瓣的移植均为带蒂移植，均可称为带蒂皮瓣。带蒂皮瓣狭义上是指除吻合血管游离移植外的移植。

（2）游离移植：是指利用显微外科技术完成吻合血管的游离移植的皮瓣。皮瓣供区的选择较为隐蔽，皮瓣切取后对局部的形态和功能影响较小；皮瓣供给血管位置较恒定，血管蒂较粗较长和／或有感觉神经伴行；皮瓣的解剖层次清楚，易操作。

2. 带蒂皮瓣的转移　将皮瓣从供区转移至拟修复部位的过程称为皮瓣转移，按转移的时间分为及时转移和延迟转移，按转移的方法分为直接转移和间接转移。

（1）及时转移：皮瓣的转移在一次手术中完成称为及时转移，皮瓣供区选择在缺损区邻近部位。最常用的有下腹部皮瓣或髂腰部皮瓣覆盖手外伤的创面、隐动脉皮瓣交腿转移覆盖对侧膝部关节外露的创伤或胫前缺损等。

（2）延迟转移：皮瓣的切取、成形、转移需要经过2次或2次以上手术才能完成，如交腿皮瓣。

（3）直接转移：皮瓣能直接由供区转移至受区，不经过中间辗转移植的方法称为直接转移。是一种不必经过中间站的转移方式，不仅可以减少手术次数，缩短治疗时间，而且可以省去皮瓣在辗转过程中组织的损耗，因此临床上应首先考虑选择这种方法。

(4) 间接转移：凡皮瓣或皮管形成后需要经过中间站才能转移至受区，以达到修复目的，称为间接转移。在治疗选择上，间接转移只用于缺损或畸形的晚期修复或器官再造。

(5) 皮瓣移植手术的要求

1) 无菌与无创操作技术：在皮瓣转移过程中，血供骤然减少，故对损伤、感染的耐受力降低，因而操作中应避免粗暴操作，避免增加不必要的损伤，以免影响皮瓣的活力。注意无菌操作，必要时使用抗生素。

2) 遵循操作程序：皮瓣转移手术有一定的顺序，一般都应先设计及剥离掀起皮瓣，经观察判断无血液循环障碍后，再进行受区的手术操作，如瘢痕切除、深部组织的修复等。如术中发现皮瓣血供不足及发绀，必要时可缝回原处，相当于做了一次延迟手术，延期再转移。

3) 严密缝合，严防张力，不留创面及无效腔：皮瓣形成与转移至缺损的面积应稍大于创面，使之在严密缝合后不产生张力，深部与皮下均不留无效腔，必要时放置负压引流。若皮瓣不够大而遗留有创面时，宜用游离皮瓣覆盖。

4) 适当的压力敷料包扎及良好的制动：皮瓣转移后，适当的压力包扎有利于静脉回流，也可防止皮瓣下积血、积液；良好的制动是防止皮瓣蒂部牵拉、扭曲、折叠、撕脱的重要措施。肢体间、肢体与躯干间的固定仍以石膏绷带法较为可靠。

5) 深部组织的同时修复问题：必须视具体情况慎重决定。若选用血液循环丰富的轴型皮瓣及肌皮瓣，可考虑一次修复。若皮瓣血供不足或把握不大，仍以分次修复较稳妥，待皮瓣成活 3~6 个月后再做深部组织（如肌腱、骨、关节）的修复。

6) 去脂修整的时机：如皮瓣太厚，同时受区创基的血供良好，可在皮瓣移植时适当剪去部分脂肪，但一定要保护好真皮下血管网。如创基血供欠佳，去脂可能会造成血液循环障碍时，则须等待皮瓣成活 2~3 个月后再做晚期去脂修整术。

3. 带蒂皮瓣的断蒂　皮瓣在转移至受区 3 周左右，就与受区重新建立了血液循环，这时将皮瓣蒂部切断，并切除剩余组织或缝回原供区，这一手术操作过程称为皮瓣断蒂术，也是完成皮瓣移植手术的最后一道程序（图 9-6）。除局部皮瓣、部分轴型皮瓣或岛状皮瓣以及吻合血管游离皮瓣不必断蒂外，较多皮瓣在带蒂转移后须行皮瓣断蒂术。如直接皮瓣、直接携带皮瓣、邻位皮瓣、邻指皮瓣、交臂或交腿皮瓣、间接转移皮瓣及皮管等，均须在转移后一定时间施行断蒂术。

(1)断蒂时机：皮瓣转移后，若无继发出血、血肿形成，无感染、无血供障碍等并发症时，一般可在3周左右断蒂。目前临床上常以血液循环阻断试验时间作为断蒂标准，即在血液循环阻断1小时以上无血液循环障碍表现，断蒂才比较安全。

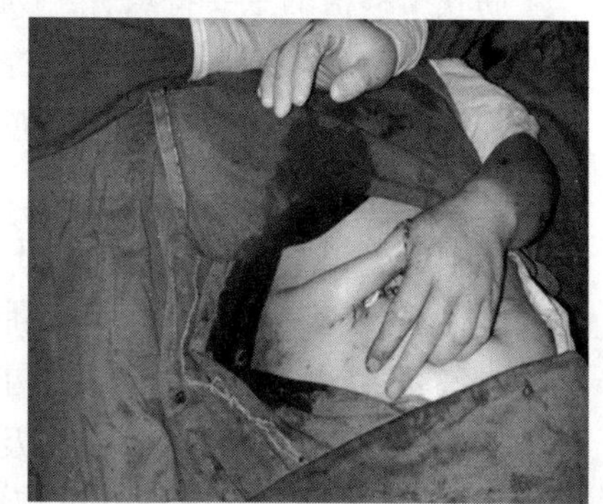

图9-6　拇指皮肤缺损交腹

(2)断蒂方法

1)麻醉的选择：在带蒂皮瓣转移期间，因肢体长时间制动，关节均有不同程度的僵硬。在断蒂时采用臂丛阻滞麻醉或硬膜外麻醉，有利于在麻醉条件下给肢体以适当的活动，以利于功能的康复。

2)断蒂切口选择：一般按预先设计施行，设计切口线时可偏向供皮区侧，以免皮瓣面积不够应用。断蒂时宜先切断一半，观察一段时间，若皮瓣无缺血或淤血等血供不足表现，即可完全断蒂。如有可疑，宜暂时中止，待1周后再完全断蒂。

3)注意事项：操作时尽量不要做过多的剥离和修整，因为新建立的血液循环比较脆弱，特别是皮瓣与受区已愈合的部分应尽可能不要剥离。

4. 皮瓣的修整　皮瓣转移覆盖缺损创面后往往存在皮瓣臃肿、皮瓣感觉不能恢复、部分病例深部组织尚待进一步修复等问题。因此，皮瓣的晚期修复比较复杂，须视具体情况区别处理。

四、筋膜瓣移植

筋膜是指皮肤与肌肉之间以及肌肉与肌肉之间的结缔组织，包括浅筋膜、深筋膜和筋膜隔3部分。筋膜瓣移植是在筋膜皮瓣移植的基础上发展起来的一种新型组织瓣移植。皮下筋膜层，特别是深筋膜层，有丰富的血管网，是皮瓣移植血液供应的重要来源。在皮瓣游离移植中，因其轴型血管分布在深筋膜层，因此须连同深筋膜一并移植；在皮瓣带蒂移植中，如果移植皮瓣蒂部包括深筋膜，则可改善血供，使皮瓣长宽比例从1∶1~3∶1到3∶1~5∶1。

按照其移植方式及血供形式可分为带筋膜蒂移植、带血管蒂移植和游离移植；按移植组织成分可将其分为单纯筋膜瓣移植和复合筋膜瓣移植；按解剖部位可将其分为颞部筋膜瓣、耳后筋膜瓣、前臂筋膜瓣、胸部筋膜瓣和腹部筋膜瓣移植等。

筋膜瓣移植的主要特点有：①筋膜瓣较薄，移植后外形不臃肿，且弹性好、柔软，有一定韧性，能耐受一定的摩擦力。筋膜瓣两面均可覆盖创面，可作为无效腔及凹陷部位的填充物。②筋膜瓣血液循环好，抗感染能力强，能控制感染，促进创面愈合。③供区范围广，即使供区有瘢痕存在，只要筋膜存在，仍可进行筋膜瓣移植手术。特别适用于大面积烧伤后皮源缺乏的病例。④临床应用较广，适用于头、面、颈、躯干、四肢创伤早期或瘢痕溃疡，以及肿瘤切除后血管、神经、肌腱、骨、关节等深部结构裸露的组织缺损创面的修复。⑤筋膜瓣可携带皮肤、肌肉、肌腱、神经、骨膜及骨块等组织，以修复相应组织的缺损或行器官再造。⑥转移方式灵活，可顺行、逆行、交叉、双叶、桥形、翻转和旋转等，可做带蒂移植或游离移植。⑦手术操作简单、方便、安全，易于普及推广。

五、肌皮瓣移植

肌皮瓣是一种复合组织瓣，即利用身体某块肌肉（或一部分肌肉）连同其浅层的皮下组织和皮肤一并切取，用于较大创面缺损的修复及肌肉功能的重建。由于可免除肌瓣转移后再在其上植皮，因此应用更广。临床上主要应用的有带蒂肌皮瓣、岛状肌皮瓣和吻合血管游离移植的肌皮瓣。

（一）肌皮瓣的特点

1. 优点

(1) 只要血管分布范围无变异，且没有搞错血管，则血液供应良好。

(2) 生物学的清除作用较皮瓣高，抗感染能力强，又可改善局部血液循环。

(3) 部分肌皮瓣面积大、体积厚，用于覆盖创面、填充缺陷作用明显。

(4) 带血管和神经移植可用于肌肉功能的重建。

(5) 应用显微外科技术，可进行远位转移。

(6) 几乎在身体的任何部位均可形成肌皮瓣。

2. 缺点

(1) 因牺牲肌肉而导致供区肌力减弱。

(2) 供区常有凹陷畸形，影响美观，应严格掌握适应证。

（二）肌皮瓣移植的适应证与选择原则

1. 本着手术成功率高、功能与外形好、操作简单易行，受者痛苦小、代价少的原则，肌皮瓣临床应用的适应证有：

(1) 修复软组织缺损，特别是较深的缺损，以及局部血液循环差而较难愈合的创面，如慢性溃疡、伴有慢性骨髓炎等感染的创面等。

(2)用于组织器官的再造，如乳房、阴道等。

(3)用于肌肉功能的重建，如屈肘、屈腕功能等。

2. 肌皮瓣的选择原则

(1)由肌肉表面或肌肉内走行的肌皮动脉供血给皮肤。

(2)有协同肌可代偿其功能，不会因该肌肉转移后引起明显的功能障碍。

(3)以血管蒂为轴，有相当大的移动或旋转范围。

(4)就近取材、就近转移，尽可能不损伤肌肉运动及神经支配。

(黄建琼　王艳琼　高佳丽)

第二节　皮肤移植围手术期护理

一、皮片移植围手术期护理

(一) 术前护理

1. 一般准备

(1)了解受者创伤或畸形发生原因、部位、性质以及病变部位大小，周围有无感染病灶。

(2)观察受者生命体征，完善术前相关检查如血常规、出凝血时间、肝功能、肾功能、血型、X 线检查、心电图等检查。

(3)了解有无手术禁忌证的原发疾病。

(4)饮食指导：术前进食易消化、不易引起肠胀气的食物。于术前 8 小时开始禁食，术前 4 小时禁饮水；婴儿在术前 4 小时停止哺乳，术前 2 小时停止喂水，以防止麻醉后呕吐物污染术区或误吸甚至窒息。肛门及会阴手术者，术前 1~2 天流质饮食，个别特殊手术(如阴道再造等)还须在术前 1~2 天禁食，术晨灌肠清洁肠道。

(5)询问受者既往史和过敏史，术前 1 天行抗生素皮试，术晨遵医嘱带入术中用药。

(6)术晨护理

1)术晨询问女性受者是否有月经来潮。

2)术晨更换清洁病员服。

3）建立有效的静脉通道。

4）术晨与手术室人员进行受者、病历、药物核对后，送入手术室。

（7）心理护理：先天畸形或后天的创伤，往往会让受者感到强烈的自卑感。医护人员应充分了解受者的心理特点，注意保护受者的隐私。向受者及其家属介绍手术的必要性、重要性，麻醉和手术的方法以及术后的姿势固定，皮片移植的优缺点以及供皮区的处理及预后。告知受者及家属供皮区一般不会留下瘢痕，7~10 天即可愈合；受皮区皮肤的颜色、外形与周围健康皮肤有一定的差异。消除受者及家属顾虑，树立对手术的信心。

充分了解受者对手术的期望值，科学解释手术效果，让受者在术前对手术效果心中有数，避免受者因术后实际效果与心理预期有差异而产生不满情绪，甚至与医护人员发生纠纷。

对于异体（种）皮片移植的受者，术前 1 天向受者和家属解释进行异体（种）皮片移植的重要性和必要性，介绍异体（种）皮片的特点，告知受者异体（种）皮片移植只是暂时用来封闭创面，减轻感染，不会长在皮肤上，2 周左右会因排斥反应自然脱落，消除受者顾虑。

2. 创面及全身情况的准备

（1）创面准备：对局部创面分泌物较多或肉芽创面水肿较重的，可用 3%~5% 的浓氯化钠湿敷，隔日 1 次换药，充分清除分泌物。在术前，护士应取创面分泌物做细菌培养和药敏试验，为创面用药和全身用药提供依据。

（2）全身情况的准备：择期手术应选择受者一般情况良好，无贫血，无低蛋白血症，无水、电解质、酸碱平衡紊乱及重要脏器功能障碍时进行手术。有严重毒血症或脓毒血症症状，同时伴有脓毒性休克的烧伤受者，在保证全身情况良好的前提下，切除主要侵袭性感染的病灶后植皮覆盖创面。对伴有贫血或血浆蛋白过低受者，术前应予以纠正，一般保持血红蛋白在 80g/L 以上，方可手术。对于早期切痂的大面积烧伤受者，应术前建立中心静脉通路，术中进行血流动力学监测，维持良好的循环情况下手术。

3. 供皮区准备

（1）供皮区选择的原则：尽量选择无破损和瘢痕的皮肤作为供皮区，整形手术供皮常选用下腹部和大腿（相对隐蔽）。中小面积烧伤常选择大腿、小腿、胸、背等部位作为供皮区。大面积烧伤受者，凡可供皮的区域都可选用。因头皮取皮后愈合快，可反复使用，为首选的供皮区。选择供皮区时，应考虑受者后期整形修复的需要，腹部皮肤一般保留给后期整复时应用。大面积Ⅲ度烧伤受者供皮区有限，应先保证早期创面永久覆盖的需要，后期整复放在第二位。避免选择创面附近及关节部位等区域供皮，前者易发生感染，后者可影响关节活动。

(2)备皮：术前告知受者选择供皮区的原则和方法，确定供皮区的区域，取得信任和理解。术前2~3天用沐浴液清洁供皮区及附近皮肤，除头部作为供皮区须术前30分钟剃净毛发外，其余供皮区不须剃毛，以免损伤毛囊导致术区感染风险。

(二) 术后护理

1. 术后护理常规　了解麻醉方式、手术方式和术中情况等，局部麻醉术后受者无须特殊准备。全麻术后受者予以短时(4~6小时)低流量吸氧，监测生命体征，去枕平卧4~6小时并用床挡保护防坠床。

2. 饮食指导　局部麻醉术后即可进普食；全身麻醉受者清醒后无恶心和呕吐者，可进普食；必要时静脉补充维生素及营养物质，促进移植皮片的成活。

3. 病情观察　异体(种)皮片移植术后受者出现体温升高、心率增快、谵语、躁动等中毒症状时应考虑为异体(种)皮片排斥反应，及时报告医生，并遵医嘱调整抗生素。

4. 体位护理　术后抬高患肢15°~30°，以促进血液回流，减轻肿胀。为保证皮片成活，皮片与创面须紧贴不移位。不同部位植皮可采取不同的体位。胸部植皮者仰卧；背部植皮者俯卧，胸部和双肩垫软枕，以利受者呼吸；躯干多处植皮的烧伤受者睡翻身床，定时翻身平卧或俯卧，避免同一部位受压时间过长；乳房切除术植皮者，应固定受者双上肢于躯干旁，以免胸大肌活动；下肢植皮者，术后应卧床休息2周左右，保持包扎敷料清洁，特别是会阴附近的植皮区，更应防止污染。

5. 疼痛护理　检查敷料包扎的松紧度是否适宜，是否因包扎过紧导致疼痛；术后3~4天如有局部发热、跳痛、胀痛，提示感染；如敷料内感到针刺或蚁行感，轻轻叩击敷料受者不会感到疼痛，提示植皮区内层敷料干燥。针对不同的疼痛原因，予以对症治疗，如应用镇痛药物、及时调整抗生素及创面处理等。术后使用镇痛泵的受者，应保持镇痛装置通畅，并动态评价镇痛效果是否满意。

6. 受皮区术后护理

(1)受皮区创面护理：观察创面有无渗血、渗液及异味。若发现外层敷料被污染或被渗液渗透时，及时通知医师，并协助更换外层或全层敷料；如果渗血并逐渐加重时，可通知医师先行包扎，效果不明显时配合医师再行缝扎或手术止血。为便于观察，可在血性渗出敷料上用蓝笔圈画出血范围并记录时间，根据血迹扩大的快慢和颜色深浅，判断是出血还是渗血。

(2)检查敷料有无松脱或过紧，夹板固定是否牢固。如太松，影响皮片的贴附，应重新包扎；如过紧，受者的指(趾)端出现颜色、温度的改变，毛细血管充血反应延迟以及肢端出现肿胀、疼痛、麻木的感觉。发现异常情况，及时报告医师处理。

(3)了解创面换药和拆线的时间，皮片移植成活的指征，积液、积血、血肿的处理原则，指导受者做好创面的护理。无菌创面于术后6~8天首次拆开敷料换药；污染的肉芽创面于术后2~3天更换敷料。植皮创面首次更换敷料时，要耐心细致地操作，逐层将外层敷料打开，直至内层植皮区。如植皮区皮片干燥、色泽红润、紧贴创面，无皮下积血、积液，则认为植皮成活。对皮下积液、血肿，甚至积脓感染的创面应及时引流，剪除坏死组织，再以抗生素纱布包扎，并加强局部换药。对单纯皮下血肿创面，在术后4天内应清除皮下血肿，加压包扎，才能达到皮片移植较好的效果。一般植皮区创面术后10~14天拆线。异体(种)皮片移植术后3~5天更换敷料。在换药时观察异体(种)皮片下有无积脓、积液，如有则用剪刀将异体(种)皮片剪一小口进行引流，以防感染扩散。

(4)禁止在植皮肢体输血、输液、测血压，以免产生皮下血肿。

(5)采用暴露或半暴露疗法者，应适当约束受者肢体，防止意外抓摸植皮区而影响皮片成活。暴露皮片下有积血、积脓现象，应及时剪开引流，切忌向移植皮片的边缘挤压。

(6)胸部焦痂切除术后，不要包扎过紧，以免影响受者呼吸；腹部焦痂切除术后鼓励受者及时排尿，避免因疼痛妨碍排尿而导致尿潴留。

7. 供皮区术后护理

(1)了解供皮区创面处理原则：取皮后用干纱布或热盐水纱布压迫止血，再在供皮区创面上放置单层薄质凡士林纱布，内层敷料超过边缘3cm，并覆盖15~20层干纱布，绷带加压包扎。

(2)保持供皮区敷料清洁干燥，观察有无渗血、渗液，如有渗血，应观察被浸湿敷料的颜色有无加深以及范围有无扩大，如渗血量大应通知医生及时处理。

(3)供皮区一般10~14天自行愈合。如局部有疼痛、发热、渗液、异味等感染迹象须及时换药，取半暴露疗法，用红外线照射创面使其干燥，夏天可让其自然晾干。供皮区在下肢应告知受者患肢制动，以防下床受力造成供皮区出血而影响愈合。头皮、躯干供皮区通常不包扎，待渗血停止后，去除干纱布实施半暴露疗法，创面干燥后让凡士林纱布自然脱落。

8. 常见并发症的预防及护理

(1) 出血：最常见的是皮片下血肿，是由于植皮创面的渗血所致，局部表现为术区皮肤饱满或隆起。用弹性绷带包扎受皮区 5~7 天，可起到压迫和限制活动的效果，减少血肿的形成，防止皮片移位及有助于皮片血管的重建。

(2) 感染：是皮片移植术最常见的并发症，也是造成植皮失败的常见原因。术中严格遵守无菌操作原则，每个环节把关，如创面湿敷、清洁、引流及术中彻底止血等。术后合理使用抗菌药物，加强全身营养也是防治感染的有效措施。术后 3 天，如有异常的体温升高（ >38℃ ），敷料内潮湿或敷料外可见渗液，闻之有臭味，受者感觉疼痛加剧，表明已有感染。受者出现白细胞升高，淋巴结肿胀、疼痛，说明局限于受皮区的感染灶已经扩散，需要立即处理创面。打开敷料清洗创面，分次清除坏死皮肤，涂以抗生素软膏（如莫匹罗星软膏），用油纱布覆盖，无菌敷料包扎。术后加强观察受皮区伤口敷料的渗湿情况及体温的变化，及时更换污染敷料。避免受皮区受压及抗生素的及时使用是防治感染的有效措施。

(3) 皮片坏死：最常见的原因为皮片下血肿导致，此外，移植方法选择不当、皮片固定制动欠佳、感染、营养不良等都可能影响皮片的存活。皮下血肿主要与术中止血不完善、包扎不稳妥、压力不均匀或受者本身的凝血功能异常等因素有关。术后 24~48 小时发现有皮下血肿时，若及时通知医生清除血肿，则仍有可能存活。因此，完善术前凝血等相关检查，加强术后受者的体位与活动的健康宣教并密切关注皮片的动态，对预防皮片坏死具有重要意义。

二、皮瓣移植围手术期护理

（一）术前护理

1. 一般准备　同第九章第二节皮片移植围手术期护理。

2. 心理护理　皮瓣移植术虽然临床治疗效果佳，但手术风险较大，一旦失败将造成新的皮肤及软组织（供区）的缺损和畸形。且部分皮瓣移植术如管状皮瓣移植术，由于手术次数较多、疗程长，术后又常须特殊体位固定，往往给受者带来痛苦和生活不便，术后受者紧张、疼痛等易引起血管痉挛，因此术前做好心理护理尤为重要。术前加强与受者的沟通，向其解释手术目的、手术方法、手术效果以及术后可能出现的并发症等，消除顾虑，增强信心。

3. 皮肤护理　检查皮瓣供区皮肤有无创伤、瘢痕等，禁止在供区肢体侧做静脉穿刺、给药，以避免穿刺及药物对供区血管造成损伤，进而影响移植术后皮瓣的成活。术前清洁术区皮肤，备皮时注意勿损伤皮肤。

4. 适应性训练　术前充分了解受者的手术部位、手术方法、麻醉方法等，评估术后受者的体位，如需卧床休息或特殊体位休息者，在术前指导受者进行术后固定体位的模拟训练，同时指导受者练习床上大小便，指导术后有效咳嗽的方法，以提高术后适应能力，减少术后并发症。

（二）术后护理

1. 一般护理　皮瓣小血管易受低温、疼痛、不良情绪、吸烟等的影响而发生痉挛和收缩，从而影响皮瓣的成活。应提供温暖、安静、舒适的环境，维持室温在23~26℃，必要时在局部使用红外线仪照射，同时告知受者吸烟的危害性，让其积极配合治疗。

2. 体位护理　皮瓣移植术后正确的体位安置是保证皮瓣有效血供和静脉回流的重要措施，同时体位舒适，受者也能较好休息。在防止皮瓣受压或牵拉的情况下，尽量让受者取舒适的体位。术后保持受皮区部位略高于心脏10°~15°，经常巡视受者，解释特殊体位的重要性，及时纠正不正确姿势，特别是夜间熟睡后。带蒂皮瓣移植术后，伤肢须固定3~4周，肢体长时间处于强迫体位，易造成受者肢体关节酸痛等不适，可听音乐转移其注意力或口服镇静药、镇痛药帮助睡眠，断蒂术后可采用按摩、热敷、理疗等方法逐渐恢复肢体功能。

3. 饮食指导　术后应指导受者进食高蛋白、高热量、高维生素饮食，以增加营养，促进组织修复和增强机体抵抗力，加速受者快速康复。

4. 疼痛护理　带蒂皮瓣移植术后3~4周，由于特殊的体位和姿势固定，受者被固定的关节常酸痛难忍，护士应主动关心受者，采用数字评分法、面部表情等疼痛评估法动态评估受者的疼痛情况，保持病房安静舒适，给予热敷、按摩，缓解其疼痛，必要时按医嘱给予镇静药、镇痛药，安装有镇痛泵的受者，随时注意检查静脉管道是否通畅并评价镇痛效果是否满意。

5. 引流护理　皮瓣移植术后常安置有引流管，以引流皮瓣下积液或积血，因此术后应加强观察，保持负压引流的通畅，持续低负压吸引，妥善固定，防扭曲、脱落、折叠，观察引流液颜色、性状和引流量，一般术后2~3天拔除，如短期内引流量较多或鲜红色提示有活动性出血，立即通知医生处理。引流量过少，提示引流管打折、贴壁，应分析原因及时处理。

（三）常见并发症

1. 皮瓣血液循环障碍

（1）原因

1）皮瓣供区选择不当，如有血管变异或血管疾患。

2）皮瓣设计的长宽比例不当。

3）轴型皮瓣切取面积超出血供范围。

4）动脉痉挛。

5）静脉及淋巴回流不畅。

6）血管吻合口不通畅。

7）受区组织不健康。

8）手术操作不当，损伤蒂部血供或皮瓣的轴型血管。

9）术后处理不当，如术区包扎过紧、体位姿势不正确，皮瓣受压、蒂部扭曲牵拉、环境温度过低、疼痛或紧张刺激等。

(2)临床表现

1）动脉供血不足：皮肤颜色变浅或苍白、局部皮温低、毛细血管充盈缓慢或消失。

2）静脉回流不畅：轻者皮瓣颜色呈暗红或紫红色，皮纹消失，表面光亮，重者呈紫黑色，局部有水疱或皮纹出血，多发生于皮瓣的远端。

(3)治疗

1）术中发现皮瓣血液循环障碍，应停止手术，将皮瓣原位缝合或做延迟手术。

2）对游离皮瓣应扩张血管和检查吻合口通畅与否。

3）术后出现血液循环障碍应分析原因及时治疗。对于动脉痉挛可以通过保暖、扩容、抗凝、镇静、补充血容量改善循环。应用糖皮质激素、自由基清除剂等治疗缺血再灌注损伤，改善全身情况，纠正缺氧。怀疑血管吻合口栓塞者须尽早再度手术探查、重新吻合，皮瓣肿胀等静脉回流障碍可用皮瓣边缘抗凝放血疗法。严重的或静脉损伤性静脉回流障碍应重新行静脉吻合。

此外，有学者建议也可应用促进新生血管生长的药物（如血管内皮生长因子等）和通过干细胞移植改善皮瓣的血液循环，有效防治皮瓣缺血再灌注损伤。

(4)预防及护理

1）体位：术后保持受区部位略高于心脏 10°~15°，一般应使皮瓣远端稍高于蒂部。动脉供血障碍，应放平或放低肢体。皮瓣蒂部受压、扭曲等应及时调整体位，缓解血液循环障碍。

2）保暖：术后注意保暖，改善皮瓣微循环，可使用红外线治疗仪 7~10 天，距离 40~60cm，在防止烫伤的同时，避免过冷致皮瓣血管痉挛和过热致皮瓣耗氧量增加。

3）保持静脉回流通畅：敷料包扎松紧适宜，特别是皮瓣的近心端，防止绷带缠绕过紧导致静脉回流受阻，从而影响皮瓣的成活。若静脉回流不畅，可抬高患肢，并向心性按摩皮瓣。

禁止在术区肢体或术区周围进行输液、注射等有创性和加压性操作。

4）减轻疼痛：各项操作宜轻柔，分散受者注意力，减轻疼痛；遵医嘱使用镇痛药，防止伤口疼痛和紧张而引起血管痉挛。

5）皮瓣血液循环观察：皮瓣移植术后，血液循环障碍主要发生在术后3~5天内。术后要密切观察皮瓣的温度、颜色、毛细血管充盈反应和表面张力等，及时发现问题，早期处理，避免发生严重后果。术后第1天每1~2小时观察1次，若皮瓣血液循环良好，可适当延长观察间隔时间。观察皮瓣血液循环时应特别注意皮瓣的远端血液循环，带蒂皮瓣的远端是距离蒂部最远的边缘，而双蒂皮瓣的远端则是皮瓣的中段。主要从以下几个方面进行观察：①皮瓣温度。皮瓣温度的观察已被证明是最敏感最有效的方法。一般移植皮瓣的温度略低于正常皮温0.5~2℃，若相差2℃以上，提示可能有血液循环障碍，动脉供血不足和静脉回流不畅都会有皮温低的现象，应结合其他指标综合分析。若皮温增高超过正常，且局部有刺痛或疼痛持续加重，提示可能发生感染。②皮瓣颜色。正常情况下，皮瓣移植术后皮瓣颜色应红润或潮红，若皮肤颜色变浅或苍白，提示有动脉供血不足或栓塞；若皮瓣颜色呈暗红或紫红色时，提示有静脉回流不畅。观察时注意，因人体各部位皮肤颜色不同，观察皮瓣颜色时既要与受区周围皮肤比较，又要与供区皮肤颜色对照；在自然光线下观察皮瓣颜色，若有烤灯应关闭或将其移开；皮瓣表面避免涂擦有色消毒剂，以免影响观察结果。③毛细血管充盈反应。用玻璃棒或棉签棒压迫皮瓣表面，使皮肤颜色变白后迅速移开，皮肤颜色应在1~2秒内转为红色，如果毛细血管充盈缓慢或消失，则可能是皮瓣动脉供血障碍，相反则是皮瓣静脉回流障碍所致。④皮肤张力。皮瓣移植术后均有不同程度水肿，3~4天后静脉回流逐渐畅通，皮瓣水肿逐渐改善。肿胀程度可根据皮纹是否消失、水疱等表现作参考。动脉供血不足可见皮瓣塌陷，皮纹增多；静脉回流受阻可见皮纹消失，张力增大，表面光亮，有水疱或皮纹出血。⑤客观监测。如数字成像、温度探测仪皮温测定、彩色多普勒超声成像、近红外光谱仪、微量渗析、激光多普勒血流仪等。

6）皮瓣血液循环阻断训练：远位皮瓣的完成需要2~3次手术，一期带蒂皮瓣术后3周左右，蒂部与受区建立血液循环，须断蒂进行二期手术。在二期手术前，为防止因血流量骤减而造成不良影响，应进行皮瓣血液循环阻断训练，临床常用的方法有橡皮筋捆扎法、肠钳钳夹法等。具体方法：用橡皮筋套过皮瓣的蒂部，适当拉紧并用血管钳夹住橡皮筋，以阻断皮瓣血供，观察皮瓣颜色、温度等，如无缺血表现，阻断时间从数分钟开始，逐渐延长时间，当阻断蒂部血液循环时间达到 1 小时以上而皮瓣温度、颜色无改变，即可行二期断蒂手术。用肠钳钳夹法行皮瓣血液循环阻断训练，肠钳须套以橡皮圈或垫以纱布，防止皮瓣损伤。

2．皮瓣下血肿

(1) 原因

1) 术中止血不彻底。

2) 受者凝血功能异常。

(2) 预防及护理

1) 术前查明受者的凝血功能。

2) 术中应用可靠的方法止血。

3) 皮瓣缝合后常规放置引流物。

4) 术中和术后应用止血药。

5) 术后发现皮瓣下血肿，应及时拆除缝线，清除血肿，必要时再次手术探查。

3．皮瓣或皮管感染

(1) 原因

1) 创面污染较重。

2) 早期对失活组织辨别不清。

3) 二期皮瓣断蒂存在创面，局部血供较差。

4) 受者全身情况不佳，合并其他疾病。

(2) 预防及护理

1) 彻底清创，清除坏死组织。

2) 严格无菌操作。

3) 术后加强观察和护理，早发现、早处理，防止感染扩散。

4) 支持治疗，增强全身抵抗力。

5) 合理应用抗生素。

4．皮瓣或皮管撕脱

(1) 原因：皮瓣或皮管撕脱的主要原因是制动不佳或受者发生意外所致。

(2) 处理措施：远位带蒂皮瓣移植术后，为保证有效的制动(如交腿皮瓣)，防止皮瓣扭曲、撕脱等，往往采用石膏绷带做支架固定，术后立即使用烤灯将石膏烘干。给受者换床和移动受者时，应将支架和受者一同抬起，避免拖拽，以防石膏断裂。为保证受者舒适，必要时在空隙部位加垫软枕。一旦发生皮瓣撕脱应重新手术缝合固定，重新计算断蒂时间。

（四）健康教育

1. 皮瓣成活后，创面完全愈合，应早期佩戴弹性织物持续压迫 6 个月，以保持皮片平整，减轻术后挛缩，预防创面出现瘢痕增生。

2. 受皮区或供皮区皮肤瘙痒，切忌用手抓，以免破溃出血感染，可外用或口服止痒药止痒；受皮区皮肤避免使用刺激性的肥皂清洗；避免阳光曝晒，防止色素沉着。

3. 移植皮片出现水疱时，应及时告知医师或护士，可用无菌注射针头在其最低位穿刺抽出渗液，外用抗生素药膏促进愈合。

4. 皮瓣移植术后告知受者绝对戒烟，向受者强调维持正确体位的重要性，在皮瓣感觉未恢复前，要注意保护皮瓣，防止烫伤和冻伤，断蒂前保持皮瓣及附近皮肤的清洁卫生，防感染；断蒂后，指导其进行肢体功能锻炼，以循序渐进为原则，逐渐加大幅度、力度和频率，由被动到主动，持之以恒，使皮瓣移植术后各项功能恢复到最佳水平。

（黄建琼　王艳琼　高佳丽）

第三节　皮肤软组织扩张术的护理

皮肤软组织扩张术（简称皮肤扩张术），是指将皮肤软组织扩张器置入正常皮肤组织下，通过注射壶向扩张囊内注射液体，以增加扩张器容量，使其对表面软组织产生压力，利用增加的皮肤软组织进行组织修复和器官再造的一种手术方法。

皮肤软组织可以扩张是一种自然现象。妊娠妇女，随着胎儿的生长，腹部的皮肤软组织逐渐扩张；肥胖的人随着皮下脂肪的增多，表面的皮肤随之生长扩张；病理状态下，如肿瘤、疝等，均可导致表面的皮肤生长扩张。1976 年，美国整形外科医师 Radovan 和生物医学工程师 Schulte 合作研发出了第一个真正的皮肤软组织扩张器。1985 年，我国的张涤生等首次在国内报道了皮肤扩张术在 10 例烧伤后遗畸形修复受者中的应用。

该治疗方法一般包括Ⅰ期手术和Ⅱ期手术 2 次手术。Ⅰ期手术即为扩张器置入术（图 9-7，图 9-8），是在预定的正常皮肤区域内埋植一个软组织扩张器，待伤口完全愈合后，开始为期 1~2 个月的注水扩张皮肤；Ⅱ期手术即为扩张器取出、皮瓣移植术，是将扩张的“额外”皮肤移植到组织缺损区域，以完成组织修复和器官再造的治疗过程（图 9-9）。与传统修复方法比较，这种“额外”的皮肤组织从色泽、质地、厚度、毛发分布及美观程度等方面都与缺损周围皮肤近似或一致，而且还具有血运好、敏感性高的特点，同时可避免供皮区产生新的瘢痕或畸形，手术操作也相对简单。该技术经过 40 余年的发展，随着扩张技术的变革、皮瓣血管解剖认识的加深、影像学技术的介入、干细胞移植技术的引入等，扩张皮瓣的临床应用范围也随之而扩大，现已用于全身各部位皮肤软组织缺损的修复，尤其适用于头、面、颈、乳房等涉及需要用正常皮肤进行美容整形修复的部位，成为了整形外科组织修复重建的常规治疗手段，被认为是烧伤整形外科“里程碑”性的成果。

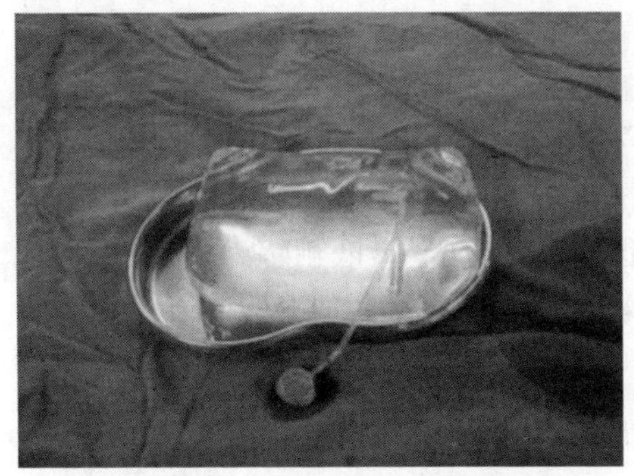

图 9-7 注水后的扩张器

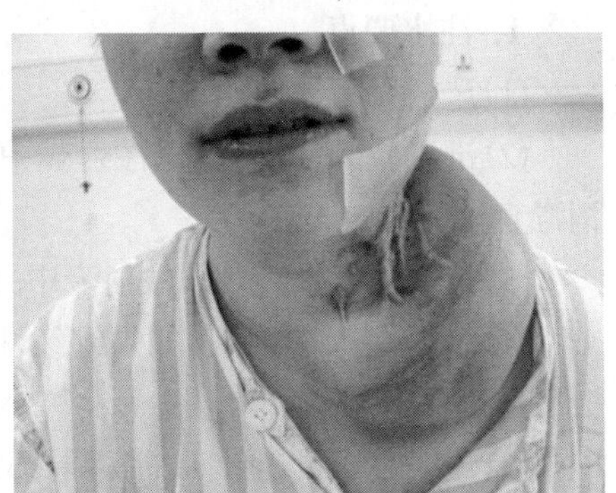

图 9-8 皮肤软组织扩张器置入术后

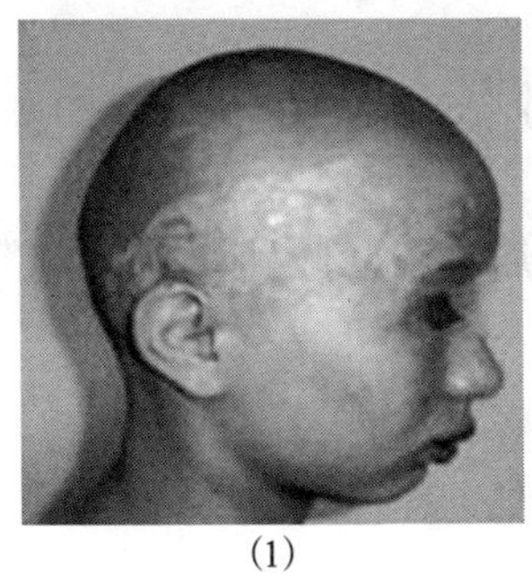

(1)

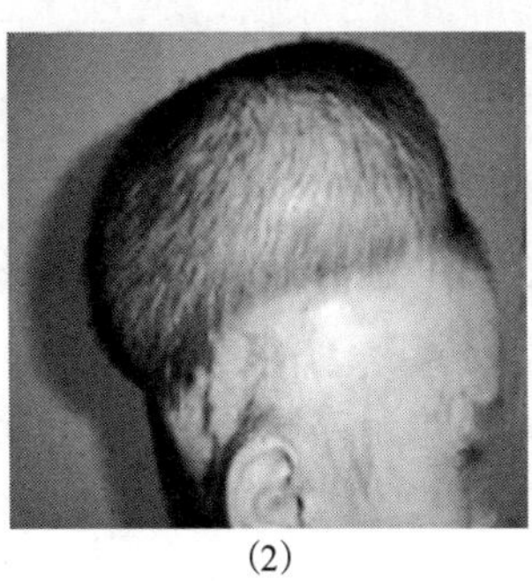

(2)

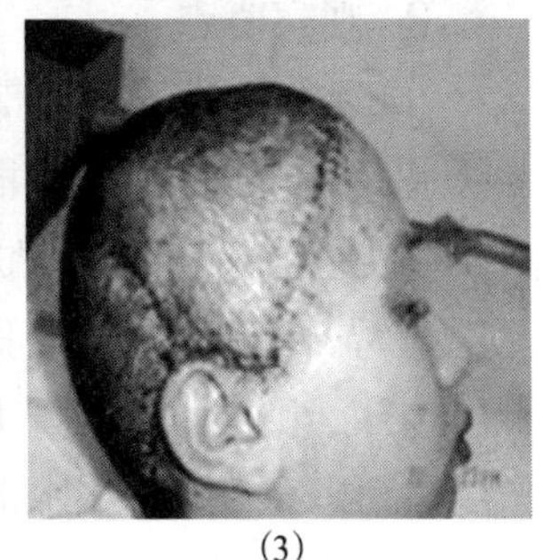

(3)

图 9-9 Ⅱ期手术过程

但由于软组织扩张器需 2 次手术和 1~2 个月甚至更长时间的注液扩张，整个疗程长达 3~4 个月，可能会发生如血肿、扩张器外露、感染、扩张器不扩张、皮瓣坏死等并发症，轻者影响治疗效果，重者可导致治疗失败而前功尽弃。因此，加强皮肤软组织扩张术治疗期间的护理尤为重要。

一、扩张囊注水期间的护理

(一) 注水前准备

1. 埋植扩张器部位的伤口观察　观察伤口有无渗血、渗液，伤口周围有无红肿、膨隆等血肿，有无感染等并发症的发生。

2. 用物准备　注射器 1 只(根据注水量选择大小)、皮肤消毒液、无菌橡胶手套一副、头皮针 2 枚和注射液(0.9% 无菌生理盐水)。

3. 受者准备　解释注水的目的、方法和配合事项，根据扩张器置入部位安置受者体位。

(二) 扩张器注水护理

1. 注水要点

⑴ 严格无菌操作。

⑵ 准确找到注射壶，以注射壶中心为圆心，消毒注射壶表面及周围皮肤，消毒直径为 5~8cm。

⑶ 持头皮针垂直刺入注射壶中央部位，达到有金属抵触感为止。

⑷ 缓慢注入注射液，如须继续注液，头皮针保留不动，将注射器拔下，抽液后继续注射。

⑸ 注射完毕拔出针头，消毒局部皮肤后用无菌敷料覆盖。

⑹ 每次注水量为扩张器容量的 10%~20%，或局部皮肤稍呈苍白而受者能耐受为止，间隔 3~5 天注射 1 次。

2. 观察要点

⑴ 观察扩张器埋植部位皮肤颜色，受者有无局部疼痛、压迫症状，发现血肿及血液循环障碍，及时报告医生处理。

⑵ 注水时若局部皮肤苍白、血管反应差，感觉疼痛难忍，可回抽少许注射液减轻局部压力，防止皮肤坏死。

⑶ 面部注水时，观察局部有无感觉发麻、活动障碍等。

⑷ 颈部扩张器注水后期，严密观察有无呼吸困难。若有，应回抽少量注射液，减轻压力。

⑸ 注意观察局部有无感染、皮肤裂开、扩张器外露等现象。

⑹ 在注水表格上准确记录注水时间及每次注水量。

(三) 扩张器注水期间的健康教育

1. 注意保护术区

⑴ 注意勿穿过紧的衣物，紧贴扩张器皮瓣表面的衣物应宽松、柔软，以免

摩擦引起扩张皮瓣的损伤。

(2)避免暴力或锐器等直接作用于扩张皮瓣表面。术区避免被污染、浸湿、压迫及碰伤；沐浴、洗头时勿烫伤或用力揉搓挤压扩张器埋植部位；防蚊虫叮咬。

2. 不宜进行剧烈活动，避免损伤扩张皮瓣。

3. 发现局部红肿热痛、皮瓣颜色和厚度的改变、有液体渗出、注水壶或扩张器外漏等情况时，应及时来院就诊。

二、并发症及其防治措施

(一) 血肿

1. 临床表现 表现为术区肿胀、疼痛、青紫，并进行性加重，多发生在术后 72 小时内。

2. 防治措施

(1)保证术后术区负压引流持续有效，引流时间达 48~72 小时以上。

(2)适当加压包扎术区。

(3)术后 3 天局部制动，面、颈部术后进流质饮食。

(4)必要时手术探查血肿、彻底止血。

(二) 扩张器外露

1. 临床表现 表现为局部伤口裂开或皮肤感染坏死，可见外露的扩张器。

2. 防治措施

(1)术中放置扩张器时应充分展平。

(2)在注液过程中发现有扩张囊折叠成角时应按摩使其展平。

(3)一次注液量不可过多，以防影响血液循环致皮肤坏死。

(4)回抽部分注射液减小切口张力，用胶布粘贴切口或重新缝合。

(5)必要时手术取出扩张器。

(三) 感染

1. 临床表现 表现为伤口红、肿、热、痛，引流液变混浊，严重者体温升高、淋巴结肿大、白细胞升高等。

2. 防治措施

(1)严格无菌操作。

(2)积极处理血肿、扩张器外露等并发症。

(3)遵医嘱合理使用抗生素。

(4)将扩张囊内液体更换为含抗生素的液体,并加快扩张速度,使扩张器展平,减少无效腔。

(5)上述处理无效时,手术取出扩张器。

(四)血液循环障碍

1. 临床表现 表现为伤口疼痛,局部皮肤发绀或苍白,皮温低,继而皮肤坏死。

2. 防治措施

(1)严格设计皮瓣。

(2)充分展平扩张囊。

(3)遵医嘱使用改善微循环的药物。

(4)红外线局部照射,每天2次,每次4小时。

(5)上述处理无效时,手术取出扩张器。

(五)扩张器不张

1. 临床表现 表现为注水过程中未见扩张囊随注水量的增加而膨隆或已膨隆的扩张器短时间内瘪缩。

2. 防治措施

(1)选择高质量的扩张器,并在消毒前和埋植前检查有无漏液、漏气现象。

(2)不重复使用扩张器。

(3)在安置过程中或注水期间避免损坏扩张器。

(4)上述处理无效时,手术取出扩张器。

(黄建琼 王艳琼 高佳丽)

第四节 进展与展望

随着医学技术的发展,各种取皮刀的不断问世以及取皮质量的提高,皮肤移植技术也不断得到更新,如米克植皮术、微粒皮肤移植术、网状植皮术、邮票状皮片移植、脱细胞真皮基质加自体薄皮片移植、人工真皮加自体薄皮移植和自体表皮细胞移植等。其中,米克植皮术由于其皮肤移植扩展比高、手术时间短、感染发生率低、修复创面时间短和单位面积修复费用低等,在大面积烧伤创面的修复中具有独特的优势。大量文献均报道了米克植皮术的优点,并从临床研究中得到了肯定的结论。然而也有学者指出了其不足之处,如与小皮片移植后的网眼纱固定相比，米克植皮术引流作用较差；其封闭创面的效果不如同种或异种皮片；对于特大面积烧伤受者，其取皮量多于微粒皮片技术，给后期的手术治疗增加了一定的困难；该技术需要专用的机械设备以及耗材，价格不菲，在部分地区开展有一定的困难等。

此外，随着组织工程学的发展，组织工程化人工皮肤在临床上也得到一定的应用。组织工程皮肤是利用组织工程技术将体外培养的上皮细胞和成纤维细胞扩增后，接种于具有良好生物相容性的材料上，经体外培养，形成有正常皮肤的表皮和真皮结构的皮肤替代物。进而将其移植于皮肤创面处，以修复、维护和改善损伤皮肤组织功能和形态。目前的组织工程皮肤主要包括表皮替代物、真皮替代物和全皮替代物 3 种类型。然而，组织工程皮肤的韧性及机械性能同正常自体皮肤仍有较大的差距，且没有正常皮肤的毛囊、血管、汗腺以及黑色素细胞、朗格汉斯细胞等成分，存在异物反应、感染等风险，因此限制了其应用范围。将两种或两种以上的材料复合在一起，或对生物材料表面进行各种各样的修饰，促进细胞与材料间的黏附、提高细胞的生物活性、维持生物功能是目前组织工程生物材料的研究热点。

综上所述，对于创面的修复有多种皮肤移植的方法，每种方法均具有其优缺点。在实际治疗中应结合受者的具体情况选择不同的皮肤移植方法，做到个体化的针对性手术治疗，以达到最佳的成本效益比。

（黄建琼　王艳琼）

第十章　角膜移植受者的护理

第一节　角膜的解剖和生理

一、角膜的解剖

眼球(图 10-1)是人体复杂的器官之一,主要作用是将光信号转换成电信号并在大脑中成像。眼球的结构包括眼球壁和眼内容物。眼球壁有三层:最外层由纤维结缔组织构成,包含了角膜和巩膜;中间是眼球血管膜,包括虹膜、睫状体和脉络膜;最内层是视网膜。眼球的最外层具有维持眼球形态和保护眼内容物的作用。角膜位于眼球前极中央,略向前突,约占整个眼球外壁的前1/6,就像相机最前面的镜头,是一层透明无血管组织,具有屈光、透光的功能(彩图 10-2)。

形态上,角膜呈横椭圆形,横径 11.5~12.0mm,垂直径 10.5~11.0mm。角膜曲率半径,前表面约 7.8mm,后表面约 6.8mm。角膜的厚度,中央部0.50~0.55mm,周边部约 1mm。临床上把角膜分为四个区域,从内到外分别为中央区、旁中央区、周边区和角膜缘区。

在组织学上,角膜分为 5 层,从外到内分别为:上皮层、前弹力层、基质层、后弹力层和内皮层。其中,上皮层是非角化鳞状上皮,共 6~8 层,厚度50~52μm,表面光滑、湿润,含有丰富的神经纤维,可保持角膜湿润,并防止病原体侵入。前弹力层和后弹力层是均质的胶原。基质层约占角膜总厚度的90%,由 200~250 层胶原纤维板构成,其间有少量角膜细胞。内皮层由扁平、规则的六角形细胞构成,细胞数量随年龄增长而下降,不能再生,损伤修复只能靠细胞分布的改变来实现。

角膜缘是角膜和巩膜的移形区。由于透明的角膜嵌入不透明的巩膜内,并逐渐过渡到巩膜,所以在眼球表面和组织学上没有明确的分界线。角膜缘在解剖上是前房角和房水引流系统的所在部位,临床上又是许多内眼手术切口的标志部位,组织学上还是角膜干细胞的所在部位,因此十分重要。

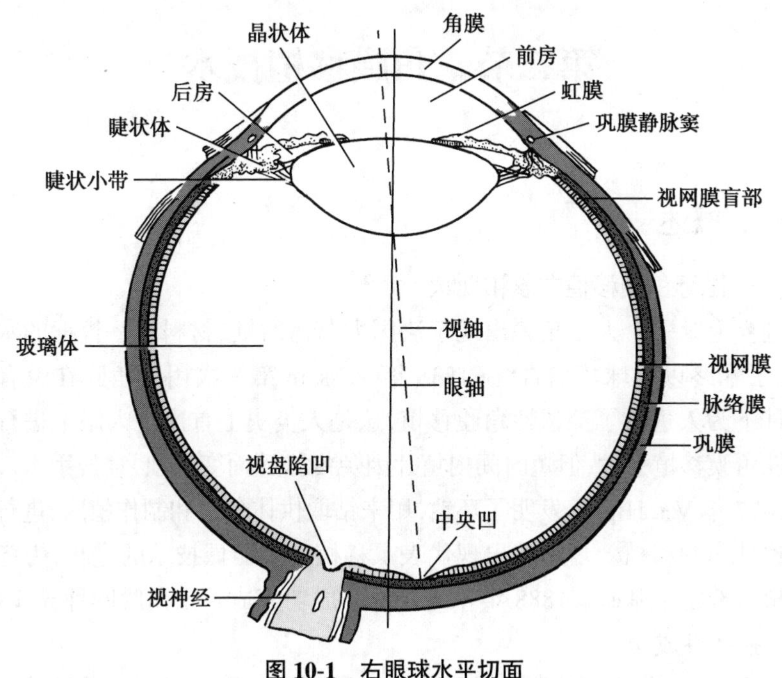

图 10-1　右眼球水平切面

二、角膜的生理

角膜富含感觉神经，属于三叉神经的眼支，通过睫状长神经支配，神经末梢在角膜内脱髓鞘，从前弹力层后份进入上皮层，因此感觉十分敏锐，具有良好的自我保护和修复特性。穿透角膜移植术后，角膜植片神经可以有限地恢复，垂直能穿越穿透性切口的瘢痕，但是神经的密度和感觉的恢复即使在术后数年，也不可能完全达到健眼的水平。表层角膜镜片术和穿透角膜移植术后也会有供体神经纤维长入植片，感觉随时间延长也有恢复，但在术后 1 年至更长时间，仍然达不到正常眼的水平。

（唐　静　邓应平　曾继红）

第二节　角膜移植技术

一、概述

（一）国际角膜移植发展和现状

世界上第一个人工角膜出现于法国大革命时期，材料为一银框的水晶表蒙，但手术终以眼球萎缩告终；1838 年，Kissam 第一次用猪角膜在没有麻醉的条件下为人进行了穿透性角膜移植，这是人类史上首次在人眼上进行异种穿透性角膜移植手术，但短时间内植片因免疫排斥而变混浊，宣告手术最终失败。1877 年 Von Hipple 发明了环钻，用来钻取供体角膜和制作植床，进行了部分穿透性角膜移植。环钻的出现代表了移植史上器械技术的进步，为穿透角膜移植术奠定了基础。1888 年 Von Hippel 成功完成了人角膜同种异体移植，并获得持久性成功。

如果说 19 世纪人类对角膜移植进行了艰辛的探索，那 20 世纪世界眼科学界则对该手术及其相关技术进行了大胆的改进并获得长足的发展，为当今角膜移植的广泛开展、帮助角膜盲患者脱盲奠定了坚实的基础。1905 年，德国人 Edward Zirm 用外伤后被剜除了眼内容物的眼的完整角膜为另一位碱烧伤受者行穿透性角膜移植，术后角膜植片成活并透明，开启了人类同种异体穿透性角膜移植的先河。1931 年苏联角膜移植医生 Filatov 首创保存人供体角膜的方法，应用 2~4℃的低温条件，使供体角膜的使用期限得以延长，成为供体角膜应用和眼库建立的基础。1935 年 Stilling 开创了人类穿透性角膜移植的起源，通过使用环钻制作植片近似瞳孔大小，进行移植获得成功。1906 年 Eduard Konrad Zirm 成功制作人类第一例同种异体部分穿透性角膜移植手术。在后来的很多年环钻在保持其原有结构基础上进一步发展，使角膜移植成功率大大提高，并在光学效果上获得了革命成果。

在角膜植片的固定技术上，经历了多年的发展到现代各种不同型号的 10-0 单丝尼龙线角膜移植专用缝合线。

1952 年 Littman 设计制造第一台 Zeiss 手术显微镜，第一次在眼科手术中应用，随后多年进行了各种改进，设计出各种不同型号的眼科显微镜。

1931 年 Filtor 首创 2~4℃保存供体眼球，使角膜移植的发展向前迈进了一步；1987 年到 1992 年间角膜保存液经历了多次探索和革新，Lindstrom、Skelnik、Kaufman 相继报告了 CSM 角膜活性液、Dexsol 角膜活性保存液和 Optisol 角膜活性保存液，使角膜片的保存时间稳定于 2~3 周，由于在眼库使用中的安全可靠，Optisol 角膜活性保存液也成为全世界眼科以穿透性角膜移植为目的的、保存角膜植片首选的保存液，其他的活性保存方法也因其发展而淡出。但在我国，目前还更多应用湿房保存法。

(二) 国内角膜移植发展和现状

在角膜活性保存的研究上，国内专业人员也做了很多工作：1981 年马镇西报告了小牛血清和无血清角膜保存液；1981 年谢立信等报告了人脐带血清活性保存液；1988 年邱孝芝等报告了改良深低温冷冻角膜保存法；1997 年董晓光等报告了 DX 角膜活性保存液，该保存液是在 Optisol 保存液的基础上加以改进，以 DEM 为基础液，经过成分调整使保存液在 1 周左右应用安全可靠，这就解决了依赖进口的局面，为推动我国角膜移植的发展起了积极的作用。2002 年谢立信教授等人在国内首次研究成功"人脐带血血清器官培养液保存角膜"，使我国眼库的保存技术达到了国际先进行列。我国角膜移植手术，在眼部感染，特别是化脓性角膜炎、化学伤等方面，无论手术技术还是医疗水平都达到了国际先进行列；尽管基础研究也有较大发展，但在分子水平上的许多研究仍存在与其他国家的差距。

角膜移植作为一种新的复明手术，为推动防盲、治盲工作的发展起到了重要的作用，在漫长的人类科学技术发展史中，为许多角膜盲患者带来了复明的希望。角膜移植手术已从原来的只有几个中心可以开展扩展到许多基层医院都可以开展，手术人员的技术也得到了较快的发展和较大的提高。近年来，随着各区域手术技术的发展和区域间合作的拓展，全国建立起多家眼库，为角膜移植手术提供了长期的供体来源。我国脱细胞组织工程角膜的研发，使异体(异种)角膜移植的临床应用迈上新台阶，为大量感染性角膜移植受者的急诊手术提供了有效保证。

二、适应证和禁忌证

(一) 角膜移植的适应证

1. 感染性角膜疾病 在发展中国家，感染性角膜疾病仍然在角膜移植的受者中占最大比例。对于此类受者，角膜移植的目的是清除病灶或改善视力。原则上应把手术控制在炎症静息期，因为在感染的炎症期，手术难度大，风险高，并发症多，免疫排斥反应发生概率高。但是，当角膜化脓性感染(彩图

10-3)用药物治疗无效时,可以先行穿透角膜移植术;或角膜穿孔经药物治疗前房形成不佳时也可考虑手术治疗。此阶段的手术非增视目的,仅仅为了保留眼球结构,术后可能出现免疫排斥反应,新生血管生长,角膜迅速混浊,可于观察病情稳定后二期进行以提高视力为目的的穿透性角膜移植。细菌、真菌和病毒感染后形成的角膜瘢痕(彩图 10-4),在病情稳定后 3~6 个月可进行穿透角膜移植术以改善视力。在此期间炎症吸收、组织修复,水肿消退、瘢痕形成,病灶直径缩小至最小程度,视力可能有所恢复,因此须避免过早手术给受者带来不必要的损失。最终形成的瘢痕是否需要角膜移植,首先要看瘢痕的面积和愈合深度,是云翳、斑翳还是白斑,还须参考受者当前视力以及是否是单眼,若术前视力低于 0.1 才考虑手术解决。如果受者为单眼或全身条件较差则须根据具体情况选择是否手术并征求受者本人意见。

2. 圆锥角膜　圆锥角膜也是一种临床可见的先天性角膜发育异常,双侧发病,体现为旁中央区变薄,局限性角膜圆锥样隆起和角膜扩张(彩图 10-5,彩图 10-6)。可引起角膜严重散光,视力持续下降。地形图上表现为局部角膜曲率异常增高、大于正常。早期可通过佩戴硬性角膜接触镜矫正,若持续发展,可考虑手术。

3. 眼外伤　眼外伤可分为机械伤和化学伤,外伤后形成的角膜瘢痕严重影响视力时,可考虑通过角膜移植改善外观和提高视力。若外伤的影响不仅限于角膜,则须参考全眼球情况,考虑手术是否有价值。最常见的眼外伤后行二期角膜移植的是化学伤,如酸烧伤(彩图 10-7)。

化学伤早期一般不主张行穿透角膜移植术,可首先进行抗炎、抗感染、组织保护和抗凝处理,后行羊膜覆盖,防止角膜组织进一步溶解坏死,保存眼球原有结构。待观察稳定后,二期行穿透角膜移植术(彩图 10-8)。由于化学伤行角膜移植术后免疫排斥反应高,有研究报告其发生概率可高达 70%,属于高危角膜移植范围。既往对严重化学伤受者,先行板层移植,再二期行穿透角膜移植术,经随访发现,植片均因免疫排斥反应发生角膜混浊。现在技术在不断改良以解决这些问题。对角膜内皮仍能代偿者,先通过带新鲜上皮的异体角膜板层移植,联合自体或异体角膜缘干细胞移植,有时还需要羊膜移植辅助重建眼表,术后常规应用免疫抑制剂。之后,待眼表稳定 3~6 个月,再次行穿透角膜移植术可有效提高视力。

4. 大泡性角膜病变　大泡性角膜病变(彩图 10-9)源于角膜内皮功能失代偿。角膜内皮细胞具有泵的功能,可以维持角膜正常的生理脱水状态;当内皮细胞功能异常时,可发生角膜水肿、上皮水疱,当水疱破裂时患眼刺痛难忍，临床上诊断为大泡性角膜病变。最常见于白内障手术引起的内皮损伤、严重化学伤或误将药物注入前房等原因。当角膜水肿且1~3个月内不能恢复透明，任何药物或羊膜覆盖治疗均难奏效时，应行穿透角膜移植术。闭角型青光眼和糖尿病受者，晚期均出现内皮细胞密度变化和功能障碍，如出现其他内眼病变须再次手术，发生内皮失代偿的机会就会明显增加，此时最佳治疗方法就是穿透性角膜移植。

5. 角膜变性和角膜营养不良 角膜变性发生于先天正常的组织，由于角膜本身病变引起继发性组织损害，如前弹力层变性（彩图10-10）。角膜变性多于中年发病，常先期患有炎症性角膜病变，进展缓慢，最终导致视力损害。对于严重的角膜变性，用药或一般处理不能解决时，最终通过穿透性角膜移植，达到增视的目的，彩图10-11为前弹力层变性移植术后1年。

角膜营养不良是一类先天性角膜病变，可以出现在角膜的任何层面（彩图10-12）。如发生于角膜基质的颗粒状营养不良、发生于内皮的富克斯角膜内皮营养不良等，晚期表现为上皮水疱和不同程度的水肿，最终治疗方法为穿透性角膜移植（彩图10-13）。

6. 免疫相关性角膜溃疡 最常见边缘性角膜溃疡和蚕食性角膜溃疡。这类受者就诊时往往面临角膜穿孔的风险，最终可通过手术清除局部坏死组织后，实施板层角膜移植来修补溃疡区，达到恢复眼球完整性、保留有用视力的目的，彩图10-14为蚕食性角膜溃疡行板层角膜移植术后。

7. 肿瘤和其他角膜病变 角膜上最常见角膜皮样瘤（彩图10-15），根据病变区域和受者年龄，适时选择全身麻醉或局部麻醉下的肿物切除联合板层角膜移植手术（彩图10-16）。角膜的恶性肿瘤较少，临床较常见的是鳞癌，可以选择浸润范围的角膜切除联合板层角膜移植术。

（二）角膜移植的禁忌证

1. 青光眼 术前一旦发现，必须经药物、激光或抗青光眼手术有效控制眼压后，才能考虑行穿透角膜移植术。

2. 活动性炎症 眼内炎症如葡萄膜炎、化脓性眼内炎不宜行穿透角膜移植术。如果因穿通伤形成化脓性眼内炎，为重建角膜透明度，可行穿透性角膜移植联合玻璃体切除。结膜囊急性炎症如细菌性或病毒性结膜炎，必须在控制炎症后方能手术。

3. 眼干燥症 角结膜干燥会导致穿透角膜移植术后的植片上皮难以愈合，进而植片混浊。因此必须重建眼表或泪液分泌≥10mm/5min后方可手术。泪液分泌量<3mm/5min，眼部明显干燥者，手术后植片容易混浊和自溶。

4. 麻痹性角膜炎　对因角膜缘血管病变导致的营养障碍引起的角膜混浊,应先治疗原发病。神经麻痹性角膜炎,应使用无防腐剂的人工泪液保持眼表的湿润、抗炎抗感染、包扎患眼以减少蒸发和暴露,积极治疗三叉神经损害,若引起营养障碍性角膜溃疡,则仍考虑羊膜覆盖或联合角膜移植保护眼球。

5. 视网膜和视路功能障碍　弱视、严重视网膜病变、视神经萎缩或视路的其他损害,术后难以达到提高视力的目的,仅在一些为改善外观的要求下行角膜移植术。

6. 单纯疱疹性角膜炎　行板层角膜移植后极易复发,要慎重选择。

7. 附属器化脓性炎症　如慢性泪囊炎,要等待炎症治愈后方可手术。睑板腺或皮脂腺的急性化脓性炎症,必须治愈后才能手术。

8. 全身情况不能耐受者　有严重高血压、心脏病或糖尿病的受者,应在有效的内科治疗后考虑手术。

9. 其他　如获得性免疫缺陷综合征不宜行穿透角膜移植术。

三、角膜移植手术方式

实施角膜移植的目的主要是:提高视力、维持眼球完整性、缓解疼痛和控制感染。角膜移植手术主要有两类:穿透角膜移植术(penetrating keratoplasty,PK)和板层角膜移植术(lamellar keratoplasty,LK)。穿透角膜移植术是对角膜的全层移植,去除病变角膜,对应处覆盖异体角膜并缝合,多年来PK一直是角膜移植的主流术式。板层角膜移植术是对部分角膜的移植手术,根据植片替换的部位,分为前板层角膜移植和角膜内皮移植,后来也有很多改良术式,比如深板层角膜移植、后板层角膜移植等方法。由于全层植片的紧缺,受者群体庞大,有效利用同种异体角膜使得LK的比例持续上升。随着近几年生物技术飞速发展,我国已经有生物工程角膜投入临床使用,部分解决了植片紧缺的问题。

(一) 穿透角膜移植术

PK适用于严重的角膜感染或穿孔、化学伤、陈旧性瘢痕导致的视力低下、内皮功能失代偿、角膜变性和营养不良、圆锥角膜以及再次行复明性PK的受者。手术步骤包括:供体植片的准备、受体植床的准备、植片缝合固定、重建前房。

1. 供体植片的准备　年轻的供体更适合穿透性角膜移植,年龄和角膜内皮细胞的健康程度与数量有着直接的关系。许多年老的供体(50~60岁)角膜由于角膜内皮计数合格也可用于角膜移植。因为内皮细胞的死亡速度很快，供体角膜应在48小时内被使用，最好是在24小时以内。新型的保存液中的角巩膜可以在供体死亡后6天内使用。使用组织培养液可以延长到6周左右。如果准备做穿透性角膜移植，将角巩膜内皮面朝上置于准备器皿中，用环钻向下压入角膜做全层植片(彩图10-17)。

2. 受体植床的准备 用吸引式环钻环对受体眼角膜病变部位做环形板层切割，用角膜剪剪出全层或做板层剖切(彩图10-18)。

3. 植片缝合固定 改良的缝线和器械以及成熟的手术显微镜及照明系统将明显地改善所有需要角膜移植的受者的预后(图10-19)。

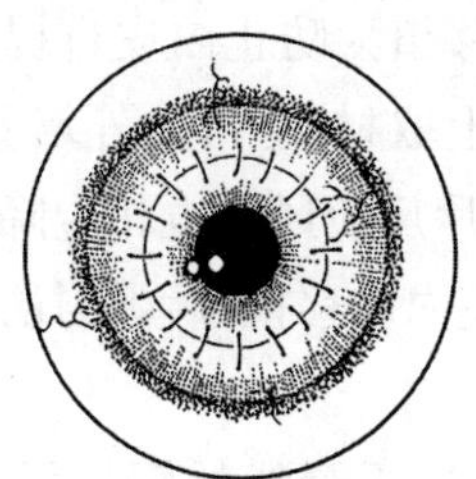
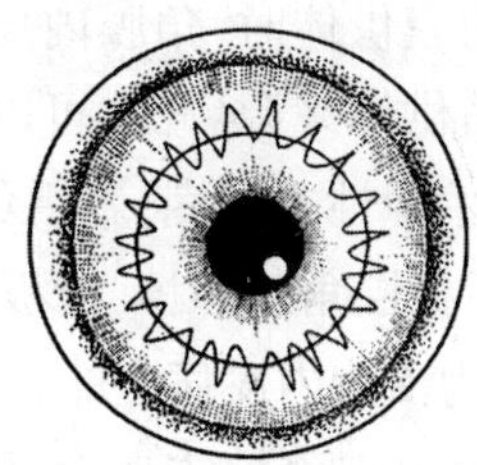

图10-19 穿透性角膜移植缝合示意图(左：间断缝合；右：连续缝合)

4. 重建前房 重建前房是手术成败的关键步骤，可以用过滤空气、平衡液和粘弹剂建立前房的空间，对术后防止渗漏和粘连有重要作用。但粘弹剂填充的受者术后须降眼压处理。

(二) 板层角膜移植术

板层角膜移植术是临床常见的治疗性角膜手术，分全板层移植和部分板层移植。对于板层角膜移植，角膜植片可以被冷冻、去水或冷藏保存几个星期，且在部分厚度的移植过程中常常不涉及内皮移植，因此LK手术适应证更广。如果准备做板层移植，用环钻在眼球角膜上做板层切口并剖切下板层植片，移植覆盖正常的板层角膜，用以治疗角膜病变或改善视力。近5年来，用板层移植手术治疗真菌性角膜炎的病例数量大大增加，并开展了一批深板层角膜移植治疗除角膜内皮营养不良以外的各种角膜营养不良，取得较好的手术效果。

板层角膜移植术中并发症主要包括：穿破植床、植片植床对合困难、植片边缘不整齐或隆起导致上皮愈合困难、植片下异物残留或积血等。术后并发症主要包括：持续性上皮缺损或溃疡、植片新生血管增生、免疫排斥反应、植片移位或脱落、原发病复发和感染等。

由于近年来许多新的手术方式出现，逐渐替代原有的PK，可扩大手术的适应证，减少眼内操作引起的并发症，并有助于术后中央和周边扩张角膜的恢复。其中，深板层角膜移植术（deep lamellar keratoplasty，DL）是一种剖切角膜、切除角膜病变组织、直接暴露后弹力层并移植角膜供体组织的过程，可用于治疗部分较深层的角膜病变，部分缓解了新鲜角膜植片短缺的状况。同时，桥式角膜移植等板层移植的设计层出不穷，均为治疗角膜疾病、增进受者视力提供了选择。

（三）角膜内皮移植术

当内皮损伤、邻近细胞的移行和扩大不足以维持单层细胞的完整性，且没有合适的全层角膜供体时，角膜内皮细胞移植为防止内皮盲提供了新的治疗途径。内皮移植供体来源广泛，可以供体上取材，也可体外培养，减少眼内容物的暴露，减少术源性并发症，术后免疫排斥反应风险也相应降低。角膜内皮移植术衍生了后板层角膜移植、深板层角膜内皮移植、后弹力层角膜内皮移植等诸多方式，成为治疗内皮病变的有效方法。

常规的角膜内皮移植主要有两种方式：无缝线的深板层角膜内皮移植和后弹力层角膜内皮移植。主要用于各种原因引起的角膜内皮功能障碍，若合并眼内其他疾病，则须酌情考虑手术价值，因为选择适宜的手术适应证对提高受者术后满意度具有重要作用，且手术技巧对提高手术成功率有重要意义。

手术步骤包括：麻醉—角膜表面标记—做角膜缘切口—行角膜板层剖切（根据具体情况确定是否包括前弹力层）—前房穿刺、剪除深层角膜内皮—前房灌注和抽吸—准备供体内皮植片后植入前房并展开固定—轻轻按摩角膜表面使内皮展开、层间液体流出—前房内注入气体或液体。

角膜内皮移植术对术者手术技术要求较高，在手术发展过程中也不断有报道该术式的改良，均为了减少内皮细胞功能下降，提高手术成功率。目前基础研究中对内皮细胞的扩增技术可能为未来该手术的发展提供可靠的体外植片来源。

（唐　静　邓应平　曾继红）

第三节　角膜移植术后的创伤愈合和慢性植片失功

一、角膜移植术后的创伤愈合

了解角膜移植术后伤口的愈合过程，对选择手术方式、减少术后并发症、提高视力均有重要作用。

（一）角膜切口与愈合的关系

用剪刀和环钻完成角膜移植术的供体和植床准备后，角膜组织切口的边缘均有一条很窄的带状区的细胞缺失或坏死，如供体角膜在完成环钻制作后，植片的内皮细胞要丢失 1%~2%。另外完成切口后角膜组织的前、后弹力层同角膜整体的弹性均导致其向切口内卷曲。第三个原因为单纯用角膜环钻制作植床，植床的边缘均会产生一个斜角，一般为上小下大，即植床的内皮要大于上皮面的切口，增加了植片与植床愈合的空间，延长了愈合的时间。

（二）正常切口角膜的愈合

正常切口的愈合分为 3 个阶段：最早为角膜上皮；其次为基质，包括基质纤维和胶原的合成；最后为内皮细胞及后弹力层的愈合。而后弹力层是纤维细胞生长的一个屏障，所以对合完美的切口，术后的瘢痕会明显减少。

1. 角膜上皮　在手术后几个小时内角膜植床和植片的上皮均向切口的上皮缺损区移行。一般 24 小时角膜表层上皮就可覆盖切口，3~4 天上皮基底膜开始在切口处增殖，并达到较牢靠与下方前弹力层或基质的黏附。这种情况同样可见于 EP 术后共聚焦显微镜下观察。

2. 角膜基质　由于植床和植片手术切口缘角膜基质细胞及胶原的损坏，移植后数小时内多核白细胞分泌的蛋白水解酶就会消化这些坏死的细胞和胶原，清理伤口。术后约 12 小时基质的修复过程开始，基质细胞开始增殖，扩大并分化为纤维细胞，这些成纤维细胞接着产生大量硫酸软骨素及前胶原纤维。一开始，这些纤维细胞的生长无方向性，如果伤口之间对合良好，在切口边缘的纤维细胞为放射状排列，并平行于伤口边缘，术后形成的瘢痕很小。伤口瘢痕大小与植床和植片之间的空隙有关，如对合不好，留下的空隙较大，需要更多的增殖纤维填充伤口，伤口内的纤维往往为鞋带式或交错式，此类伤口愈合后瘢痕就很明显。

3. 角膜内皮　穿透角膜移植术后 20~24 小时，植片或植床的内皮就向切口处移行并开始分泌新的基底膜，但这个过程十分缓慢，往往要在数月后才能达到正常后弹力层的厚度。由于后弹力层具有弹性，植床和植片内的后弹力层回缩明显，愈合过程很难达到精确的对合。

（三）影响切口愈合的因素

1. 植片和植床对合不良　这样在植片和植床之间需要大量排列紊乱的纤维和胶原填充，术后易出现明显的瘢痕。

2. 炎症和感染　微生物感染或缝线刺激引起植床和植片的炎症，并释放大量的胶原酶，严重者出现角膜基质的坏死，造成边缘部分缺损。

3. 高眼压　伤口未愈合，术后早期高眼压会造成伤口之间的移位。

4. 化学伤　眼表化学伤致角膜与巩膜移行区细胞功能失代偿，移植术后往往愈合迟缓。

5. 缝线影响　由于各方向缝线松紧有差异，拉力和压力不均衡，瘢痕易在缝线紧张的边缘发生。精确、良好的缝线能减少切口愈合的空间，减少纤维细胞的增生，减少炎症和切口的瘢痕，这些与材料、直径、缝线的方式和手术者的技巧有关。目前临床上用 10-0 尼龙缝线有较好的拉力，炎症刺激较轻。比较尼龙缝线间断缝合 16 针和连续缝合 20~22 针（彩图 10-20，彩图 10-21），后者切口愈合更好，但瘢痕明显，影响光学效果。缝线拆除的时间与伤口愈合没有确切的关系，判断愈合主要检查伤口是否出现瘢痕或瘢痕密度是否增加、原本缝合细密的缝线是否变松、切口处有无新生血管长入以及年龄相关考虑。

二、角膜移植术后植片慢性失功

由于角膜本身无血管性和免疫赦免特性，在 PK 中血型配型的价值不会像其他器官移植那么显著。角膜移植术后的排斥反应和术后散光一样，是术后须解决的主要问题。但是，随着配型技术和新型免疫抑制剂的临床应用，器官和组织移植后早期急性免疫排斥反应发生率明显下降，移植物存活率增高，慢性移植物失功成为导致远期器官和组织移植失败的主要原因。慢性移植物失功一般是指实质器官和组织数月或数年后无特殊原因出现的移植物功能缓慢地持续性、进行性减退，甚至引起移植物功能衰竭，并伴有特征性的组织学变化。角膜移植术后存活率约为 90%，术后 5 年降低至 74%，术后 10 年 62%，高危角膜移植受者植片 10 年内存活率低于 35%。角膜植片的远期存活率并不高，且在过去的 10~15 年内没有得到明显的提高。即使没有明显的免疫排斥反应，植片也逐渐混浊，这种现象用传统的免疫排斥理论难以解释，因此角膜移植术后可能和全身实质器官移植术后一样存在角膜植片慢性失功的过程。

角膜组织缺乏血管和淋巴管，因此非高危角膜移植术后免疫排斥反应的发生率较低，即使如此，临床上仍能观察到许多受者在没有发生明显免疫排斥反应的情况下，角膜植片出现水肿、混浊，功能丧失，这是角膜移植术后远期（10~15 年）植片失败的最主要原因（彩图 10-22，彩图 10-23）。

角膜移植术后植片的内皮细胞和基质细胞都会发生超生理性下降。健康人的角膜内皮细胞生理性损失率为 0.6%/ 年，角膜移植术后即使没有发生明显的免疫排斥反应，术后 1~3 年植片内皮细胞的损失速率约 20%/ 年，3~5 年约为 7.8%/ 年，5~10 年间约为 4.2%/ 年，即使移植术后 20 年，其下降的速率也远远高于正常人。随着角膜内皮细胞的损失，即使角膜植片维持透明，厚度也会增加。基质细胞同样如此，正常的角膜基质细胞处于稳定状态，移植术后 1 周角膜基质细胞就开始凋亡，细胞密度下降，这个过程一直持续到植片完全混浊。

对于角膜植片的超微结构观察，病理学显示移植后角膜内皮细胞数量减少、形状不规则、细胞质丢失、空泡现象等萎缩性改变；后弹力层不健康，内皮细胞的双核现象等退化性改变。这些改变均干扰了角膜内皮细胞的功能并引起植片混浊。

目前的研究表明，角膜的慢性失功主要包括抗原依赖性因素和非抗原依赖性因素。有研究证实了自体角膜移植和异体角膜移植术后内皮细胞的损失率相似，说明内皮细胞的损失率与自体移植还是异体移植关系不大。

（唐　静　邓应平　曾继红）

第四节　角膜移植围手术期护理

一、术前护理

（一）常规准备

告知受者术前做好个人卫生，通知全麻受者禁食、禁水时间，嘱其去除饰物挂件，脱去内衣裤，贴身穿病员服，摘除活动义齿等。

（二）术前评估

评估受者的眼部情况、自理能力、身心状况、教育程度、受者及家属对角膜移植手术相关知识的认知程度，了解家庭及社会支持情况。

（三）心理护理

鼓励受者表达自身的感受，给予心理疏导，消除焦虑、恐惧心理，树立信心。向受者讲解角膜移植手术的相关知识，说明手术的目的、注意事项，指导受者配合手术。

（四）术前准备

1. 双眼泪道冲洗、术眼结膜囊冲洗　对于角膜溃疡、后弹力层和角膜穿孔的受者冲洗结膜囊时不能翻转眼睑和加压眼球，冲洗时压力不能过高。

2. 缩瞳　术前 1 小时给予 1% 毛果芸香碱滴眼液缩瞳 2~3 次，瞳孔缩小可以降低环钻植孔时损伤晶体的危险性，有利于制作移植床时的中央定位，还有利于术毕注气或注液以重建前房。

3. 降低眼压　术前静脉滴注 20% 甘露醇 250ml，使术中眼压稳定，保证手术顺利进行。

二、术后护理

（一）术后常规

手术结束受者返回病房后，护士应向受者及家属解释可能的不适，告知受者进食、进水注意事项等。

（二）休息与活动

术后嘱受者多闭眼静卧休息，减少眼球运动和头部运动。深板层角膜内皮移植术后须保持面朝上的仰卧位，因植片与植床无缝线，仅靠空气泡支撑，利用空气的上浮力、表面张力顶托植片，体位的维持时间要求保持至气泡变小，无顶压作用为止。向受者解释特殊体位要求的重要性，督促受者坚持正确体位，保持治疗效果，减少并发症的发生。

（三）饮食护理

术后当天半流质饮食，以后改为普食。给予易消化、粗纤维食物及补充各种维生素，避免过硬的食物，保持大便通畅。

（四）观察病情

术后绷带包扎，了解受者术眼包扎的舒适度；观察眼部敷料有无松脱、渗血、渗液，角膜移植上皮愈合情况，眼痛的情况；监测眼压的变化，根据病情变化，实施相应的护理措施。

（五）用药护理

术后静脉滴注糖皮质激素抗排斥反应，坚持足量、规则、缓慢停药的原则，注意观察药物的不良反应，观察受者有无消化道不适感或出血征象，告知受者如何观察大便颜色，注意观察受者血压、体重、睡眠情况和情绪，局部使用糖皮质激素滴眼液、眼膏。要密切观察眼压的变化。如角膜组织愈合不佳者，遵医嘱给予促进角膜上皮修复的药物。

（六）预防感染

按医嘱正确滴用抗生素滴眼液；保持眼周皮肤的清洁，用生理盐水清洁睑缘和眼睑皮肤；眼部敷料如有渗血、渗液应及时更换。

（曾继红 唐 静）

第五节 角膜移植免疫抑制治疗及护理

角膜移植排斥反应属于Ⅳ型变态反应，一般发生在手术 2 周以后，易发生于术后 4~18 个月内，是导致移植片混浊、移植失败的重要原因。不同的供体、受体条件可导致较大差异的排斥反应率，无血管化病变角膜术后排斥反应率低于 10%，严重血管化病变角膜术后排斥反应率可达 20%~50%。轻、中度角膜移植排斥反应发现后立即用免疫抑制剂治疗，角膜植片多能恢复透明，拖延治疗或严重的排斥反应则多以移植片混浊告终。

一、免疫抑制方案

角膜移植术后最关键的是要预防排斥反应，所以术后即开始使用免疫抑制剂。最早发生的排斥反应在术后 1 周，也可发生于 3 个月至半年。所以角膜移植术后用药常在半年以上。对于出现药物治疗无效的排斥反应可以行再次手术，预后很难确定，所以首次手术就要重视免疫抑制剂的应用。表 10-1 列出了常用的免疫抑制剂，其中眼科常用的有环孢素 A 和他克莫司，糖皮质激素常常短期使用，用于术后的快速抗炎，但须随访监测眼压。

表 10-1 角膜移植常用免疫抑制剂

免疫抑制剂	作用机制	代表药物
钙调磷酸酶抑制药	抑制 Th 的分化和减少 IL-2 的分泌	环孢素 A、他克莫司

续表

免疫抑制剂	作用机制	代表药物
抗细胞增殖类药物	抑制 T 和 B 淋巴细胞的增生或合成	霉酚酸酯
糖皮质激素	减少淋巴细胞与血管内皮细胞的黏附，减少抗原 - 抗体复合物的形成	地塞米松
抗 CD25 单克隆抗体	抑制 IL-I、IL-2 的作用	达利珠单抗

二、免疫抑制剂的正确使用

免疫抑制剂的使用遵循长期、稳定的安全剂量，术后环孢素滴眼液(0.4ml∶0.2mg)常用剂量为每日 4 次，每次 1 滴。若产生排斥反应，根据水肿和新生血管的生长情况，可酌情增加地塞米松滴眼液(5ml∶1.25mg)，每日 1~4 次不等，每次 1 滴。近年来，因他克莫司的临床效果较好，也广泛应用于角膜移植术后的抗排斥反应，但价格较为昂贵，他克莫司滴眼液(5ml∶5mg)每日 2 次，每次 1 滴。

（曾继红　唐 静）

第六节　角膜移植主要并发症及护理

一、术中并发症

(一) 制作植片时

1. 植片上皮损伤　可能由于操作损伤或过度干燥引起，因此术前应用人工泪液、术中粘弹剂的保护可以减少上皮损伤。

2. 内皮损伤　在环钻钻取植片和缝合过程中，都可能引起内皮细胞的数量减少。若细胞损失过多，内皮的屏障功能和泵功能下降，可能导致术后角膜水肿甚至手术失败。

3. 切口不垂直　可能受到各种因素的影响，尤其是术者技术的熟练程度。切口不垂直可能导致缝合困难、伤口愈合延迟或不愈合、不规则散光，严重者可能无法与植床形成密闭切口，影响手术的成功率。

4. 植片污染　取材、运输、消毒和手术台上都必须严格无菌操作要求，尽量避免因植片污染带来的手术失败。

（二）制作植床时

1. **植床偏中心**　由于术中对位不准导致植床偏移，可以通过标记和反复校对来避免。随着术者手术熟练度的提高，偏中心情况也会逐渐减少。

2. **刨缘不整齐、倾斜**　可能引起伤口漏水、缝合困难，也可引起术后愈合困难或不规则散光。

3. **移植床不圆**　可引起顺规性、逆规性或不规则散光。若与植片对合困难，可能影响缝合。

4. **移植床底层组织残留**　因内皮和后弹力层剥离不完全导致。

5. **损伤邻近组织**　如虹膜、房角、晶状体损伤，因虹膜和睫状体血管丰富，可能引起出血。

6. **术中高眼压**　术前一般静脉输注甘露醇，提前降低眼内压。

7. **脉络膜上腔出血**　为少见的并发症。若出现应立即关闭切口，暂停手术。

（三）固定植床时

1. **缝合不均及张力不均**　缝合技巧尤为关键，对避免术源性散光具有重要作用。

2. **植片高度不平**　取决于很多因素，常引起视力较差或视力波动。

3. **前房重建困难**　切口对合不良、眼压过高、虹膜前粘连以及大瞳孔都可能导致前房消失或塌陷。

二、术后并发症

1. **免疫排斥反应**　角膜排斥反应是由于细胞免疫或HLA不匹配导致的机体对外源性植片的排斥，常在术后1~2个月发生，半年内亦可发生，表现为植片突然水肿、混浊，睫状充血，房水闪光，角膜后沉着物（keratic precipitates，KP）（+），甚至角膜植片灰白、有新生血管长入、内皮出现排斥线和后弹力层皱褶等（彩图10-24、彩图10-25）。部分短期急性的上皮性排斥可有自限性，1~2周角膜植片恢复透明，但基质和内皮的混浊常常引起植片最终混浊，受者视力下降。

2. **伤口渗漏**　由于缝合深度不够、缝线松脱或跨度较小，可能导致伤口闭合不好。部分因操作不慎，缝合时穿透角膜圈层，也可能形成缝线隧道，局部渗漏。

3. **感染**　为术后严重并发症，要严格无菌操作。

4. 虹膜前粘连 由于眼压高、房水渗漏或长期眼内炎症，可能引起植片周围组织粘连。

5. 内皮功能失代偿 大多由于供体材料不佳或操作损伤引起。

6. 继发性青光眼 长期应用激素可能引起继发性青光眼，也可由于反复长期炎症引起房角关闭粘连引起房水外流受限，眼压升高。

7. 植片上皮缺损或溃疡 术前有严重眼干燥症、结膜或眼表炎症者，建议在充分治疗后再行手术，术后长期用人工泪液或血清制剂保持表面湿润，保护上皮。

（曾继红 唐 静）

第七节 健康教育与随访管理

一、健康教育

1. 向受者讲解角膜移植手术的有关知识，介绍角膜移植排斥反应的症状，若出现眼红、眼痛、视力下降、植片混浊，应立即到医院就诊。

2. 指导受者继续眼部用药，并正确掌握滴眼液、眼膏的使用方法 滴眼液按药物使用说明书的要求保存，如抗排斥药物他克莫司滴眼液须冷藏保存，存放温度为2~8℃。使用糖皮质激素者，告知受者按医嘱及时用药，停药时要逐渐减量，不能随意增加使用次数和突然停药，并告知其相关危害性。

3. 术后角膜移植片知觉尚未恢复，应指导受者保护术眼 ①滴滴眼液时瓶口不能触及角膜移植片。②减少头部活动，避免碰伤，外出须佩戴防护眼镜。③患眼不能热敷，受者不能进行游泳、打篮球等剧烈活动，可以进行慢跑、太极等运动。

4. 角膜缝线未拆除前，告知受者须定期随访。

5. 向受者宣传手卫生知识，不用手或不洁毛巾擦眼，避免洗头、洗脸时水进入眼睛。一旦发生水进入眼睛，先用干净毛巾或纸巾擦干后，再用抗生素滴眼液滴眼。

6. 饮食起居要有规律，保证充足睡眠，注意预防感冒；多吃易消化的食物，多吃水果、蔬菜，忌吃刺激性食物和饮酒，保持大便通畅。

7. 防止眼睛过度疲劳，避免强光刺激，少看电视、电子产品，阅读时间每次应少于 1 小时。

二、随访管理

1. 随访时间　嘱咐受者要按时复诊,尤其是出院早期应每周复查 1 次;若病情无特殊,1 个月后可每月 1 次;待角膜缝线拆除后,每 3 个月复查 1 次。如有特殊情况须随时复诊。

2. 随访方式　门诊随访。

3. 随访内容　主要内容包括视力、眼压、角膜透明性,缝线是否在位、有无松脱,有无结膜、睫状充血等。

(曾继红　唐 静)

第八节　进展与展望

当前角膜移植最大的问题在于供体缺乏,这是一个全球性的问题。因此更促进了组织工程角膜的研发、各种角膜细胞的培养以及地区性眼库的建立,都是为了解决大量角膜盲患者的脱盲需求。我国在组织工程角膜研发方面一直走在前列,由中国人民解放军空军军医大学、山东省眼科研究所分别研发了脱细胞的组织工程角膜,通过了四期临床观察,已在临床开始使用,解决了大批因急性感染导致的角膜穿孔受者的供体需求。角膜内皮细胞是不可再生细胞,内皮移植的技术已在很多医院得到开展,使许多穿透性角膜移植的适应证转为了板层角膜移植的适应证;从供体细胞的移植再到内皮细胞的培养,实现内皮细胞的永生化体外扩增,使体外培养的细胞片用于体内逐渐成为可能。干细胞的培养和移植、基因编辑技术的应用,为许多遗传性角膜病的治疗带来了希望,有可能使角膜移植的需求逐渐下降。各地眼库纷纷建立,区域间的合作开展,使角膜移植受者的等待周期大大缩短。我们相信,随着角膜移植科研与技术的进展,越来越多的角膜盲患者可以得到及时的治疗,避免失明。

(曾继红　唐 静)

第十一章　器官移植受者的营养支持

器官移植受者移植前多处于疾病终末期，移植手术后组织损伤严重，分解代谢远大于合成代谢，常存在不同程度的营养不良和代谢紊乱。营养不良是影响器官移植受者结局的主要因素之一。营养不良不但增加受者术后感染等并发症的发生率、病死率，还会延长受者 ICU 和总体住院时间，增加住院费用。因此，临床营养师及时介入，对移植受者进行营养状态评估和营养干预，能有效改善受者结局。

第一节　营养状况评定

器官移植受者营养评价方法与非移植患者相同，包括临床评价、人体测量、膳食评价、生物化学指标、综合营养评定等。

一、临床评价

临床评价主要包括受者疾病史、个人史和体格检查。了解受者有无恶性肿瘤、糖尿病、慢性疾病（如肝硬化）史等，是否长期服用激素，有无肌肉和脂肪过度消耗等情况。临床评价较为简单，却是发现器官移植受者营养不良迹象的第一道防线。

二、人体测量

人体测量包括体重、BMI、皮褶厚度、上臂围等测量。

（一）体重

体重是营养评定中最简单、直接而又可靠的指标，其改变与机体能量与蛋白质的平衡改变平行，因此，能从总体上反映人体营养状况。

（二）BMI

《营养风险及营养风险筛查工具营养风险筛查 2002 临床应用专家共识

(2018 版)》提出 BMI<18.5kg/m^2 并且一般状态差的患者可直接定义为营养不良。但须注意的是，BMI 对某些受者的价值比较低，比如儿童和高龄、腹水、肾性水肿、胸腔积液者。

(三) 皮褶厚度

测量皮褶厚度的常用部位包括三头肌部(左上臂背侧中点，即左肩峰至尺骨鹰嘴的中点上约 2cm)、肩胛下部(肩胛下角下方约 2cm 处)、腹部(距脐 1cm 处，将皮肤连同皮下组织与正中线平行捏起进行测量)。皮下脂肪含量约占全身脂肪总量的 50%，通过测定可推算出体脂总量，间接反映能量的变化。皮褶厚度正常参考值男性为 8.3mm，女性为 15.3mm。实测值在正常值的 90% 以上为正常，介于正常值的 80%~90% 为轻度亏损，介于正常值的 60%~<80% 为中度亏损，小于正常值的 60% 为重度亏损。

(四) 上臂围

上臂围可间接反映体内蛋白质贮存水平，与血清白蛋白水平相关。正常参考值男性为 24.8cm，女性为 21.0cm。实测值在正常值 90% 以上为正常；介于正常值的 80%~90% 为轻度营养不良；介于正常值的 60%~<80% 为中度营养不良；小于正常值的 60% 为重度营养不良。

三、膳食评价

膳食评价包括饮食既往史和目前的口服和 / 或营养支持情况。饮食既往史包括最近一段时间的饮食摄取量、食物种类、食物习惯、食物不耐受、医疗营养补充和维生素 / 矿物质的使用。常用膳食调查方法有食物记录法、膳食回顾法、膳食史法和食物频率问卷法等。24 小时膳食回顾法是常用的膳食调查方法，要求受者回顾 24 小时内摄入的所有食物种类和数量、用餐次数和时间，然后估算出 24 小时摄入总能量，以及蛋白质、脂肪、碳水化合物的量。除此之外，还应评估住院期间受者是否受环境(在嘈杂环境下无法进食)、身体(有咀嚼或吞咽困难)、功能(无法自主进食)、心理(抑郁)等因素影响饮食摄取情况。

四、生物化学指标

生物化学指标包括血清白蛋白、前白蛋白、转铁蛋白等。血清白蛋白低于 30g/L 是判断营养不良的可靠指标。值得注意的是营养支持治疗后，白蛋白和前白蛋白水平升高不明显，并不能说明营养支持不足，而很有可能是原发疾病未得到有效控制，比如肝移植后受者肝功能尚未恢复。其他指标如肌酐、血红蛋白、淋巴细胞绝对值下降，一定程度上也可反映患者营养不良。

五、综合营养评定

综合营养评定包括营养风险筛查 2002（nutritional risk screening2002，NRS 2002）、主观全面评定（subjective global assessment，SGA）、微型营养评定（mini-nutritional assessment，MNA）。

（一）营养风险筛查 2002

营养风险筛查 2002（表 11-1）主要筛查包括原发疾病对营养状态影响的严重程度、近期内（1~3 个月）体重的变化、近 1 周饮食摄入量的变化、BMI（身高、体重）4 个方面。NRS2002 得出的营养风险与患者的临床结局相关，具有循证医学基础，并且在回顾性和前瞻性临床研究中得到验证，是目前很多指南推荐的首选筛查工具。

表 11-1　营养风险筛查 2002

筛查项目	评分	定义	得分
营养状态受损			
没有	0 分	正常营养状态：BMI ≥ 18.5kg/m²，近 1~3 个月体重无变化，近 1 周摄食量无变化	
轻度	1 分	3 个月内体重丢失>5% 或食物摄入比正常需要量低 25%~50%	
中度	2 分	一般情况差，或 2 个月内体重丢失>5% 或食物摄入比正常需要量低 50%~75%	
重度	3 分	BMI<18.5kg/m² 且一般情况差，或 1 个月内体重丢失>5%（或 3 个月体重下降 15%），或前 1 周食物摄入比正常需要量低 75%~100%	
疾病严重程度			
没有	0 分	正常营养需要量	
轻度	1 分	需要量轻度增加：髋关节手术，慢性疾病有急性并发症者（肝硬化、慢性阻塞性肺疾病、血液透析、糖尿病、一般肿瘤患者）	
中度	2 分	需要量中度增加：腹部大手术，脑卒中，重度肺炎，血液系统恶性肿瘤	
重度	3 分	需要量明显增加：颅脑创伤，骨髓移植，急性生理学和慢性健康状况评价（APACHE）>10 分的 ICU 患者	
年龄评分			
	0 分	<70 岁	
	1 分	≥ 70 岁	
合计			

（二）主观全面评定

主观全面评定详见表 11-2。

表 11-2　主观全面评定

指标	A 级 营养良好	B 级 轻中度营养不良	C 级 严重营养不良
近 6 个月内体重下降	无	5%~10%	10% 以上
饮食改变	无	摄入量减少或流质饮食	摄入严重减少或呈饥饿状态
胃肠道症状（恶心、呕吐、腹泻等）	无	轻度消化道症状：持续时间≤2 周	重度消化道症状：持续时间>2 周
活动能力	无限制	正常活动受限；或虽不能正常活动，但卧床或坐椅时间不超过半天	活动明显受限，仅能卧床或坐椅子；或大部分时间卧床，很少下床活动
应激反应	无发热	近 3 天体温波动在 37~39℃之间	体温≥39℃持续 3 天以上
肌肉萎缩	无	轻度～中度	重度
皮下脂肪丢失	无	轻度～中度	重度
踝部水肿	无	轻度	重度

备注：SGA-A 级（营养状况正常），SGA-B 级（轻～中度营养不良），SGA-C 级（重度营养不良）；上述 8 项中，至少 5 项属于 C 或 B 级者，可分别判定为重度或中度营养不良。

（三）微型营养评定

微型营养评定适合老年受者，其评价内容包括：身高、体重及体重丧失，生活类型、医疗及疾病状况的整体评定，有关食欲、食物数量、餐次、营养素摄入量、是否存在摄食障碍等内容的膳食问卷，以及对健康及营养状况的自我主观评定等。若 MNA≥24，表示营养状况良好；若 17≤MNA<24，表示存在发生营养不良的危险；若 MNA<17，表示有确定的营养不良。

任何单一的方法都不能完全反映出被评估者的整体营养状况。对于移植受者的营养状况评价，应结合多项营养评价指标综合分析，以提高营养状况评价的准确性、敏感性和特异性。

（罗羽鸥　刘双双　王　瑶）

第二节　器官移植受者营养需求特点及营养支持

一、肾移植

肾移植受者术后 2 小时后可少量饮水，若无呛咳、恶心、呕吐等不适，术后 6 小时后可进食少量流质饮食，少食多餐，循序渐进，逐步过渡到普食。观察受者进食后有无恶心、呕吐、腹胀、腹痛等不适，如果有，适当推迟进食时间。

对于肾功能尚未恢复的受者，应适当限制蛋白质的摄入量，每天约 24g，其中优质蛋白占 80% 以上。另外，由于大量糖皮质激素的使用，受者易出现高血糖，故饮食中应严格限制单糖、蔗糖及其制品的摄入，摄入复合糖类如藕粉、麦淀粉作为能量来源，还可以静脉滴注脂肪乳以提供能量。同时应根据尿量及电解质检查结果，指导受者限制摄入富含钠、钾等的食物。

对于肾功能恢复良好者，心情愉悦，食欲好，此期应进食优质高蛋白、高维生素、低盐饮食。由于术前低蛋白血症加之手术消耗、出血、禁食及免疫抑制剂的应用，蛋白质分解代谢增强，合成减少，此期应进食足量的优质蛋白。糖类占总能量的 55%，宜选用血糖指数较低的复合糖，限制小分子糖（葡萄糖、麦芽糖、蔗糖，如糖果）摄入。多补充含维生素丰富的新鲜蔬菜和水果。为了预防免疫抑制剂引起高脂血症，鼓励进食高纤维素饮食。食物纤维及免疫抑制剂可影响钙吸收，增加钙排出，故应适当补钙，每日可进食牛奶 220~450ml，鸡蛋 1 个。此期，静脉输液量逐渐减少，鼓励患者多饮水，每日饮水量根据前日尿量而定，一般为 2 000~3 000ml。

二、肝移植

肝移植受者术后 24 小时内机体正处于手术后应激期，胃肠功能尚未恢复，通常给予完全肠外营养，即通过静脉途径补充机体所需的能量及营养，热能的主要来源为葡萄糖。肝移植受者在术前大多存在不同程度的肝源性营养不良，移植后早期肝功能尚未完全恢复，糖、脂肪、蛋白质代谢能力差，且分解代谢远大于合成代谢。因此，在术后 1 周内都应注意调节代谢平衡，不提倡高能量营养支持以免加重移植肝的负担和造成进一步的代谢紊乱。

术后第 1 天，可口服或经胃管缓慢滴注少量葡萄糖盐水，维持肠道黏膜屏障功能。

术后第2天起,可口服低脂肪、易消化、无渣的肠内营养素。肠内营养遵循从少到多、由慢到快、由稀到浓的原则,使肠道能够更好地适应。早期逐步进食,通过食物对消化道的机械性刺激,兴奋迷走神经,反射性地引起胃肠蠕动增加,促进胃肠功能的恢复,能减少静脉营养时间。

肝移植受者肛门排气即可逐渐恢复正常饮食,起始以易消化的粥、蒸蛋为宜,逐渐过渡到普通饮食。饮食应以低脂肪、低盐、低糖、高维生素和适量的优质蛋白为原则。优质蛋白质包括动物蛋白,如鱼、禽、蛋等,以及植物蛋白如大豆。少吃或不吃动物内脏、猪蹄、糖果、蜜饯、甜点等,少饮或不饮含糖饮料,适当增加含纤维素丰富的食物,包括豆类、蔬菜、粗谷物、含糖分低的水果。避免食用煎、炸、爆炒的油腻食品,烹饪方式以煨、炖、烩、清蒸、水煮、凉拌为宜。

三、心脏移植

心脏移植手术前有较长时间的等候期,等候名单中的受者可在此期间调整营养状态。术前一般采用的营养支持方案为肠内营养和肠外营养。消化系统无异常者首选胃肠道途径进行营养支持,可保护受者肠道黏膜屏障、改善营养代谢、提高机体免疫功能。口服营养补充(oral nutritional supplement,ONS)是营养支持治疗的方式之一,术前推荐使用高蛋白口服营养补充,强化蛋白质摄入。若受者不能通过口服方式补充营养时,应放置胃管或肠内营养管,进行超过7天的肠内营养支持。若肠内营养支持不能够达到蛋白质和热卡摄取量要求(<50%推荐摄入量),则可行肠外营养支持以改善营养状况。若受者血清蛋白<25g/L,可输注人血白蛋白以迅速纠正蛋白缺乏。

心脏移植术后初期则以肠内营养为主。受者气管插管拔除后的第1天,可进食流质饮食,第2天可进食半流质饮食。营养师每日评估受者的胃肠道耐受性,包括有无呕吐、腹胀、腹泻、胃潴留等,根据胃肠道耐受性制订营养支持方案。由于手术应激和糖皮质激素促进分解代谢的作用,移植术后氮的排泄增加,在抗排斥反应的治疗过程中,蛋白质的需要量增加。因此,心脏移植受者术后应适当增加蛋白质供给量。同时,为了减轻心脏负担,须控制饮食中的液体供给量,每天低于1 000ml,根据血清电解质指标控制钾和钠的摄入。

心脏移植术后稳定期应保证受者摄入充足的热量、蛋白质、维生素及微量元素,将体质恢复至正常水平,以促进受者伤口愈合、维持免疫功能。营养师根据受者个体情况制订每日能量需要量及各营养供能比例。对糖尿病受者,应按糖尿病饮食要求计算总热能的供给量,注意限制碳水化合物和糖类的摄取；对血清总蛋白低于 60g/L 的受者要适当增加饮食中的蛋白量。对无特殊情况的心脏移植术后受者，要适当控制能量供给，因为过高的能量供给会导致脂肪在体内沉积、肝功能障碍和肺功能不全。同时也须对膳食中的胆固醇量进行控制，以每日小于 300mg 为宜。

移植术后远期，受者宜选取低糖、低脂饮食；应多食蔬菜水果，摄入充足的维生素改善心肌代谢和心肌功能；注意补充钙质，如脱脂牛奶、豆制品、虾米等，以预防骨质疏松症；在补钙的同时注意补充维生素 D 以促进钙的吸收；同时供给适当比例的动物蛋白与植物蛋白。

四、造血干细胞移植

与大器官移植不同，造血干细胞移植受者的营养需求特点有特殊性。造血干细胞移植受者营养不良是影响造血重建和免疫重建的关键因素之一。

(一) 造血干细胞移植受者营养不良的主要原因

1. 预处理的影响　放、化疗造成大量的组织损伤，特别是对细胞代谢快的消化道上皮细胞及造血细胞，常出现恶心、呕吐、食欲减退、腹泻等，导致营养不良。同时，预处理后受者白细胞降低，免疫力下降，易导致全身及消化道感染，引起高热、腹泻，增加能量的消耗，减少能量的吸收。

2. 口腔黏膜炎　预处理中应用全身照射及化学药物治疗(如环磷酰胺)等，常可引起口腔溃疡，可持续 3~4 周。单纯疱疹病毒在造血干细胞移植过程中也常被激活，出现口腔部的疱疹或溃疡。口腔溃疡引起的疼痛使受者进食、进水困难，极大影响了受者经口摄入营养。

3. 味觉改变　骨髓移植受者多有味觉的改变，表现为味觉减退甚至丧失，多由放疗或化疗、使用抗生素引起，持续时间较长。另外，食物经微波炉消毒后水分丢失、色泽和口味改变也会影响受者进食。

4. 急性移植物抗宿主病　急性移植物抗宿主病受者因严重的腹泻，大量的液体、电解质及热量丢失，胃肠道损害影响食物吸收，导致严重的水电解质平衡失调。肝功能损害也影响蛋白质、脂肪、葡萄糖的合成和转换。

(二) 造血干细胞移植各阶段的饮食特点

1. 预处理阶段　因大剂量的放疗及化疗，尤其是放射线的损伤，导致恶心、呕吐、腹泻等胃肠道反应，受者进食量减少，甚至会出现严重营养障碍而致体重下降。处于这一阶段的受者，胃肠道反应严重，食欲减退，进食困难，因此，应少量多餐，进食易消化的半流质或少渣饮食，尤其以各类富含维生素和微量元素的菜汤、肉汤适宜，以免加重胃肠道反应，又能补充营养。

2. 移植后早期　在这个阶段，植入体内的造血干细胞已经存活，胃肠道的消化吸收功能也有所恢复，需要大量营养物质满足造血重建，如蛋白质、叶酸、维生素、铁等，营养不足将影响造血细胞的数量及质量。受者可根据自身消化能力及口腔的恢复情况，进食软食，如炖肉、软米饭。可不断变换饭菜种类，促进食欲，使受者逐渐恢复进食。

3. 移植后恢复期　这个阶段受者的胃肠道消化吸收功能已基本恢复，食量增加，造血干细胞数量也开始上升，饮食以提高维生素及蛋白质的含量为主。

受者进入层流病房后，都应给予无菌饮食，所有饮食均须经微波炉消毒。食物消毒后送入层流仓，稍凉即可食用，未吃完的食物应弃去，不能再次消毒食用。带皮的食物须去皮并经微波炉消毒后方可食用。受者进食前应清洁双手，餐前餐后用漱口水漱口。

(三) 造血干细胞移植受者的营养需要

1. 每日基础能量消耗(basal energy expenditure, BEE)

男性每日基础能量消耗(kcal): 66+13.7× 实际体重(kg)+5× 身高(cm)-6.8× 年龄(岁)

女性每日基础能量消耗(kcal): 655+9.6× 实际体重(kg)+1.7× 身高(cm)-4.7× 年龄(岁)

儿童每日基础能量消耗见表 11-3。

表 11-3　儿童(体重≤21kg)每日基础能量消耗表

体重 /kg	BEE 值 /kcal
3	140
5	270
7	400
9	500
11	600
13	650
15	710
17	780
19	830
21	880

注：1kcal=4.18kJ。

2. 蛋白质　不同年龄移植受者每日蛋白质需要量见表 11-4。

表 11-4　不同年龄移植受者每日蛋白质需要量

年龄/岁	蛋白质/$(g \cdot kg^{-1})$
>18	1.5
15~18	1.8
11~14	2.0
7~10	2.4
4~6	2.5~3.0
1~3	3.0

造血干细胞移植时因为口腔溃疡、移植物抗宿主病等原因，导致进食困难，消化、吸收和合成蛋白质障碍，必要时可由静脉直接补充。

3. 维生素和微量元素　维生素与微量元素是人体必需营养素，总量很少，但却参与多项代谢与功能，且人体无法自身合成，须每天补充。造血干细胞移植后由于进食困难，常须经静脉补充。

4. 水　正常成人人体水分生理需要量每天约 2 500~3 000ml，大部分为直接通过食物补充的水(包括液态水和食物所含的水分)，造血干细胞移植受者应根据病情变化补充水分或限制液体入量，如有高热、呕吐、腹泻时要增加静脉补液，而有心、肝、肾功能障碍时适当限制液体入量。

5. 电解质及酸碱平衡　电解质用于维持血液酸碱平衡和内环境稳定，造血干细胞移植时因进食困难，可由静脉补充氯化钾、硫酸镁、葡萄糖酸钙以维持正常的需求。

在预处理前期，受者的胃肠道反应不太严重，口腔黏膜完整，应鼓励受者尽可能由口腔进食。在移植中后期，受者由于胃肠道反应严重，恶心、呕吐、口腔溃疡、口腔炎等影响进食，此时，应在进食无菌流质食物的情况下，评估受者的营养状况，可采用肠内营养制剂。如受者有严重的腹泻或肠道移植物抗宿主反应，影响营养的吸收，应尽早采用肠外营养，以满足机体的需求。肠外营养的输注须经中心静脉，外周静脉的耐受性差，不能满足机体的需要。造血干细胞移植受者常见肠外营养制剂的配制及所提供的能量见表 11-5。

表 11-5　造血干细胞移植受者肠外营养制剂的配制及所提供的能量表

处方制剂	液体量 /ml	非蛋白质热卡 /kcal	热氮比	氮 /g	糖 /g	脂 /g
11.4% 复方氨基酸注射液	500	0	—	9	0	0
多种微量元素注射液（Ⅱ）	10	0	—	0	0	0
10% 葡萄糖注射液	1 500	630	—	0	150	0
甘油磷酸钠注射液	10	0	—	0	0	0
30% 脂肪乳注射液（$C_{14\sim24}$）	250	720	—	0	0	75
脂溶性维生素注射液（Ⅱ）（成人）	10	0	—	0	0	0
注射用水溶性维生素	10~40	0	—	0	0	0
10% 氯化钠	40	0	—	0	0	0
10% 氯化钾	40	0	—	0	0	0
10% 葡萄糖酸钙注射液	37	0	—	0	0	0
25% 硫酸镁注射液	3	0	—	0	0	0
总计	2 410~2 440	1 350	150∶1	9	150	75

（白阳静　罗羽鸥　卢　丹）

第十二章　器官移植受者的心理护理

健康,是一种身体上、精神上和社会适应上完善安宁的状态,不只是没有身体的疾病。世界卫生组织制订的健康标准是:身体、智力、情绪协调;适应社会环境,人际关系融洽;在学习和工作中能充分发挥自己的能力,过有效率的生活;有幸福感。

心理健康是指一个人的情绪、意志、行为和个性等方面都处于良好的状态。而不良的心理状态和情绪会导致中枢神经系统、消化系统、呼吸系统、内分泌系统等功能紊乱,不利于受者术后的康复。

器官移植发展迅速,其疗效不断提高,移植受者生存期不断延长。随着医学模式的转变,生活质量(quality of life,QoL)成为新的健康指标;心理问题已成为影响移植受者 QoL 的主要因素。研究表明,移植受者普遍存在不同程度的心理问题,尤以焦虑、抑郁为主。加强移植受者个体化心理护理干预成为必要。

一、器官移植对受者的心理影响

(一) 受者对移植手术的生理反应

移植和手术作为一种刺激引起交感神经兴奋,促使肾上腺素、去甲肾上腺素分泌增加,导致血压升高、心率加快、四肢发凉、震颤、意识域狭窄,对手术环境和器械等异常敏感,甚至出现病理性心理活动。

(二) 移植对受者的心理影响

移植对每位受者都是一个应激源。移植受者普遍存在焦虑、恐惧、抑郁心理。受者的焦虑和恐惧心理可增加术中失血量、延缓伤口愈合、引起并发症等,直接影响手术效果和术后恢复。移植导致的不良情绪作为一种刺激,可刺激机体类固醇激素分泌增加,使巨噬细胞吞噬异物能力降低,导致机体免疫力下降。

(三) 器官移植受者的心理问题

1. 器官移植受者的心理反应

(1) 心理排斥:多见于术后初期,受者对移植器官有“异物”感,从主观感觉功能不协调到为生命担忧而恐惧不安；有时排斥心理来源于人际关系矛盾，即供体与受体个人间的矛盾。有的受者因靠别人的器官生存而对移植器官有厌恶感或负罪感。

(2)心理同化：受者喜欢打听供体的情况，甚至在康复后仍想方设法详细了解，并因之发生心理的改变，如移植男性器官的女受者有男性化表现，移植女性器官的男受者有女性化表现。

2. 器官移植受者的心理状态

(1)希望心理：由于长期受慢性疾病的折磨，对生活感到无奈、厌倦，恶性肿瘤受者更是对癌症充满恐惧，迫切希望通过移植手术彻底治愈。一旦获得移植机会，受者常有绝处逢生的感觉，认为手术是唯一能带来新生活的希望，期待彻底治愈。这样的心理容易导致期望值过高，对困难估计不足。

(2)焦虑心理：受者既希望通过手术解除痛苦，又担心手术风险，怕手术失败可能危及生命。此外，对昂贵的手术费用和长期服用免疫抑制剂等费用的担心，首次手术失败而需二次移植等，均可导致受者焦虑不安。表现为对手术及治疗顾虑重重，认为不能治疗，无法治疗，容易产生注意力不集中、睡眠不佳、夜梦增多、易怒、烦躁、心悸、心率加快、气促汗多、血压升高等症状。

(3)抑郁心理：由于长期接受药物治疗，效果不明显或病情逐渐加重，受者会对医生及治疗失去信心，或者对医务人员不信任。对自身病情及未来悲观失望，情绪低落，自我感觉不良，有自责自罪感，甚至可能产生自杀倾向。虽然希望通过器官移植手术获得较高的生活质量，但更担心手术失败。表现为消极懒言、忧心忡忡、愁眉不展、动作减少或激越、睡眠障碍等症状。

(4)酒精依赖：有相当一部分肝移植受者的肝功能衰竭是由于长期酗酒所致，可能出现酒精依赖和酒精中毒性精神障碍，发病或入院后戒酒，会出现幻觉、痉挛发作、震颤性谵妄等症状，表现为多语烦躁、失眠不安、食欲减退、注意力涣散、自杀倾向、人格改变等，严重者可能出现癫痫大发作样表现。

(5)其他：移植受者还可能同时存在一些其他心理特征，如自尊心增强、依赖性增加、猜疑心加重、敏感性增强、感情脆弱、情绪不稳等。在等待器官移植期间，由于多方面原因，还可能出现一系列精神症状，如恐惧、敏感等。

3. 器官移植受者手术等待期最主要的心理问题

(1)担心手术是否成功。

(2)担心供者器官情况。

(3)担心术后器官功能恶化与排斥反应。

(4)担忧手术日期不确定。

(5)担心器官移植手术对器官的影响。

4. 器官移植受者手术等待期最需要的支持因素

(1)家人的沟通与支持。

(2)心理支持。

(3)信息支持。

(4)具体护理技术指导。

5. 器官移植受者术后心理状态

(1)器官移植术后受者近期心理状态：器官移植术后，受者进入ICU监护。ICU基本上是一个与外界隔离的封闭环境，由于与家人的分离，受者情感交流受阻，由此会产生孤独、失落情绪。由于应用免疫抑制剂、抗菌药物等，受者还可能出现精神、神经症状，表现为激越、失眠、焦虑、妄想及被害妄想等。因远离亲人，加之伤口疼痛、体内留置各种导管、持续心电监护、医务人员频繁检查与治疗，会使受者感到不适和恐惧。有研究报道，大部分移植受者生活质量、生活满意度和心理症状都会明显改善，但其社会支持感下降。受者在ICU表现出更多抑郁症状，离开后则更多表现为焦虑症状。抑郁心理者一般文化层次较低，收入较差；希望心理者一般文化层次较高，经济状况较好。

(2)器官移植术后受者远期心理状态：多数受者敏感多虑，对自身出现的各种不适特别在意，对医护人员及他人的态度异常敏感。一些受者表现明显的抑郁状态，如自我感觉不良、精力下降、活动减少、情绪低落、对生活无望、担心成为家人及社会的负担、有负罪感甚至产生自杀倾向。也有一些受者会产生精神性焦虑，表现为紧张、恐惧、坐立不安等，还可出现躯体焦虑，表现为震颤和心悸、生活节律紊乱、睡眠障碍、多梦易醒、头痛恶心、食欲减退。部分受者生活自理能力良好，但存在情感淡漠、工作能力下降、对周围环境缺乏兴趣、不愿与人交往。肝移植受者负性心理的程度高于一般住院患者，文化程度低的肝移植受者更易抑郁和孤独，肝移植受者的年龄也会影响焦虑和抑郁的发生。

肾移植受者术前及术后均存在明显焦虑、抑郁，总体幸福度低，但术后焦虑、抑郁程度明显低于术前，总体幸福度明显高于术前。术后1周焦虑和抑郁发生率最高，程度最重。术后1年内各阶段均存在焦虑和抑郁，随时间推移，其焦虑和抑郁逐渐减少和减轻，但仍高于普通人群。各阶段主要影响因素不同，主要有排斥反应、康复知识缺乏、生活自理问题、药物不良反应、对未来生活不确定、感染等问题。

6. 活体器官移植受者心理问题　①负罪欠情心理。②期待心理。③紧张、恐惧心理。④孤独、烦躁心理。⑤敏感、谨慎心理。

二、导致器官移植受者心理问题的原因

(一) 器官移植受者心理问题的常见原因

1. 惧怕麻醉意外。
2. 担忧手术安全性及效果。
3. 担忧疾病性质、病变程度。
4. 惧怕术后切口疼痛或严重不适。
5. 惧怕术后并发症。
6. 惧怕术后移植器官功能障碍。
7. 担忧手术对生活、工作及社交的影响。

(二) 器官移植受者心理问题的实际原因

1. 术前长期慢性疾病困扰，常规治疗疗效不显著。
2. 等待移植器官过程产生或加重焦虑。
3. 术后大剂量应用抗生素和免疫抑制剂。
4. 治疗费用超出预期。
5. 预后与期望值不符。
6. 术后感染、肿瘤复发产生的压力。
7. 社会舆论形成的压力。
8. 家庭成员间关系及亲属情感上的变化。
9. 对移植器官的认同感及对供者的看法。

(三) 亲属间器官移植心理问题的主要原因

1. 负罪欠情心理。
2. 担心手术效果。
3. 担心并发症，尤其是排斥反应。
4. 害怕家属手术不顺利。
5. 监护室隔离环境。

三、器官移植受者心理干预的意义

1. 增进对移植和手术的了解，提高对手术的安全感，促进有效应对，提高受者术后护理配合的主动性。

2. 缓解焦虑、恐惧情绪，使受者安全接受手术治疗，平稳度过手术期。

3. 减少术中麻醉剂用量及术后止痛药需求。

4. 预防手术并发症(出血、感染等),提高手术安全性和有效性,确保术后顺利康复,缩短住院时间。

四、器官移植受者心理评估内容

1. 受者的年龄、性格、文化背景、宗教信仰、生活习惯,受者及家属的心理素质。

2. 受者及家属对疾病和器官移植的理解和认识、对手术有无思想准备、对手术的期望值。

3. 受者既往住院史或手术经历。

4. 受者对社会支持系统的期望值。

5. 受者的社会支持系统,尤其家庭支持。

6. 受者对疾病和器官移植的不良情绪反应及原因。

五、器官移植受者心理干预措施

(一) 器官移植受者心理干预基本措施

1. 正视受者的情绪反应,表达理解。

2. 鼓励受者表达自己的焦虑、恐惧感受或疑问。

3. 提供及时、有效的心理疏导和支持。

(二) 器官移植术前心理干预

终末期疾病受者由于病情反复,经济方面的原因,以及长时间等待供体等,会出现不同程度的焦虑、抑郁。另外,器官移植手术复杂、时间长,存在很大的风险,受者对手术能否成功的信心不足,会产生恐惧感。因此,术前应告知受者器官移植手术、排斥反应、自理能力训练和康复过程相关的医学知识,以便受者在整个过程中能很好地配合医护人员,使其在术前具有良好的情绪和心理准备。受者还可查看相关的书籍了解所患疾病的基本常识、发病原因、治疗方法、医学技术前沿的发展情况,并与亲人、朋友、病友加强沟通,相互交流,树立战胜疾病的信心,保持乐观向上的精神和良好的心态,以消除恐惧感,做好心理准备。受者的家属和朋友一定要有耐心,多与受者交流,尽量让受者说出其心理感受、愿望和疑虑,并针对受者的心理状态,进行引导、说服和安慰,让受者减轻思想负担,为其创造一个良好的环境。

由于器官移植手术复杂,手术风险大,而绝大部分受者及家属缺乏疾病及康复的相关医学知识,因此,在医护人员对其进行相关指导及做出一定要求时,应尽可能得到他们的理解及配合。因为只有在医护人员正确和有效的指导下，受者才能恢复得更快更好。这一点在进行器官移植手术的术前准备期及术后恢复期显得尤为重要。

1. 消除未知，增加受者控制感 介绍疾病及器官移植相关知识，包括移植的必要性、重要性、目的、效果、成功率及既往受者的治疗效果；术前准备要求，尤其心理准备的重要性；手术环境、程序及术中配合要求；术后常见不适反应及并发症的原因和预防措施；术后可能需要的医疗处置、护理措施及配合方法等。须注意的是，对病情和器官移植的解释医护应保持一致。对主管医生告知受者的信息要心中有数，提供给受者及家属的信息不能与主管医生讲述的手术益处、风险、经费、过程、预期结果等相矛盾，避免加重受者的疑虑。

(1)器官移植受者术前心理准备内容

1)受者了解心理准备的必要性。

2)受者了解移植相关知识、现状、费用、疗效。

3)受者了解移植术后常见并发症及不适。

4)受者能及时、有效反馈其提出的问题。

(2)器官移植受者术前心理准备方法

1)与受者面对面沟通，了解心理和精神状态。

2)家属参与心理评估和心理干预。

3)建立良好护患关系，取得信任。

4)进行相关知识教育，使其进入移植角色。

5)针对希望心理者：正确引导，消除疑虑和幻想。

6)针对焦虑心理者：沟通、解释、安慰、支持。

7)针对抑郁心理者：鼓励、引导，使其看到自我价值和生活希望。

8)对酒精依赖者：杜绝一切酒精来源；解释饮酒危害及戒酒益处。

9)对待自卑、敏感者：积极解释，使其相信被一视同仁。

10)告知移植术后可能发生的并发症和结果。

11)告知术后可能发生的心理变化。

12)告知长期使用免疫抑制剂的副作用。

13)介绍情绪自我调节和应对策略。

2. 鼓励诉说，耐心倾听，做好解释。

3. 针对性组织移植成功受者信息交流。

4. 鼓励听音乐，营造轻松舒适的环境和氛围。

(三) 器官移植术中心理干预

1. 手术室清洁整齐，床单干净平整，手术器械隐蔽。

2. 医护人员举止端庄大方、态度和蔼、言语亲切。

3. 医护人员不闲谈嬉笑、窃窃私语，相互说话声音轻柔。

4. 注意观察受者情绪变化，及时关心和安慰。

5. 尽量减少、减轻手术器械碰撞声。

6. 手术开始前播放音乐，舒缓情绪。

7. 发现病情变化或发生意外时，沉着冷静。

8. 设立交流窗口，及时向家属通报手术信息。

（四）器官移植术后心理干预

移植手术成功后，受者应当逐渐从受者角色向健康人角色转换，重新融入家庭生活和社会生活，这才算是移植真正成功。但常见的心理问题，如焦虑、抑郁、孤独、愤怒、悲伤、无助等常困扰着受者，成为恢复健康的障碍因素。免疫抑制剂副作用的出现也会引起不安，移植受者服用糖皮质激素及他克莫司会引起精神或神经症状，如情绪激动、焦虑、失眠、欣快、感觉异常等。加上住在ICU，陌生的病房环境、远离亲属、手术后引起的疼痛、体内留置的各种管道、持续监护发出的各种报警声、治疗和护理措施的频繁实施，都会增加焦虑和恐惧感，引发一系列的精神症状。

移植受者可通过以下方法进行自我调适。

1. 信心疗法 充分调动受者及家属的积极性，争取其配合治疗。建立良好的医患关系，缓解和消除其疑虑，使其在正视疾病的基础上树立战胜疾病的信心。鼓励并引导其看到自身存在的价值，其存在对其配偶、子女及整个家庭的重要性，重建对生活的希望和信心。

2. 安慰疗法 该方法需要家属、朋友、医护的帮助，帮助受者解除思想上的负担，消除顾虑。在进行安慰疗法时应真诚、热情，不能敷衍、搪塞、哄骗，但可以避重就轻。

3. 音乐疗法 此法即听音乐。应用音乐疗法时，治疗者根据受者的病症、体质、心理状况、文化背景、爱好、欣赏能力、性格、治疗目的等因素制订专门的治疗方案，但听音乐的时间不宜过长，音量以70dB以下最佳。

4. 幽默疗法 研究发现癌症受者有规律地笑，可使病情得到缓解。这一疗法，同样适用于移植受者。

5. 疏泄支持治疗 指鼓励受者表达自己的消极情绪，以治疗性语言针对其困惑给予解释、心理疏导、安慰和鼓励。

6. 教育干预法 指通过相关健康知识教育和行为指导等，以提供各种信息进行干预的方法。教育内容包括移植的一般知识、服用免疫抑制剂的正确方法及不良反应、营养需求、工作与休息、运动与旅游、生育等，并介绍不同的应对方式和社会支持利用状况。

7. 认知疗法　可针对受者对终末期器官病变及器官移植的错误认知进行分析和讨论，树立正确的认知，引导出积极的感觉、行为和思维。

8. 注意力转移法　让受者参加一些喜爱的活动或承担一些感兴趣的任务，如棋牌、歌舞、阅读书报、担任娱乐活动组织者等，使其分散注意力，有助于减轻肉体上的痛苦和精神上的苦恼。

9. 鼓励参与工作或社会活动　对于移植术后受者，参与一定的工作或社会活动，将有助于受者维持良好的心理，而且可以增强对生活的信心，有助于受者建立乐观的生活态度，从生活中获得满足感。不建议受者家属出于爱护受者的心理而在家陪伴受者，甚至因此放弃正常的工作、学习，这对于受者而言，一方面会产生负疚感，觉得自己是家庭的负担；另一方面，会增强受者"受者"角色的定位，从而放弃追求正常生活的积极性，这些对于受者或家人都是不利的。

当然，受者术后是否恢复工作取决于很多因素，包括工作性质和受者的动机。如果其恢复良好，完全可以从事力所能及的工作。一般说来，术后 4~6 个月就可以重返工作岗位了。但在初期最好每天工作 2~4 小时，如果没有出现不良的感觉，可试着逐渐延长工作时间，但应注意以下几点：①避免较大量的体力活动。②避免与有毒物质接触。③保证较好的工作环境，最好邻近医院，以便发生意外时可随时就诊。④每天工作时间不要超过 8 小时。⑤保证充足的睡眠。⑥按时服用免疫抑制剂，如出差，一定带充足的药物备用。

器官移植受者普遍存在着不同程度的心理问题，不良情绪影响器官移植受者的康复和生活质量。关怀是一股强而有力的愈合力量，加强器官移植受者心理护理干预势在必行。

（张　丹　王　瑶　梁诗琪）

第十三章　器官捐献的管理

器官移植作为器官衰竭受者最有效的治疗方式，在蓬勃发展的同时，必须受到相关法律的保护与约束。对器官的获取，要保证其是在法律允许的范围内，在尊重人体器官捐献人意愿的基础上进行，严禁人体器官买卖，界定合法与非法获取人体器官的界限，防止不法分子违法获取人体器官。根据《人体器官捐献和移植条例》规定，活体器官捐献应当遵循自愿、无偿的原则。应按照公平、公正、公开的要求确定申请人体器官移植手术的受者排序，规范医疗机构及医务人员在人体器官切取、植入等环节的行为，维护人体器官捐献人的合法权益，提高人体器官移植的临床疗效，保障人体器官接受人的安全。

一、器官捐献的基础知识

(一) 基本概念

1. 人体器官移植　是指将捐献的人体器官植入接受人身体以代替其病损器官的活动。

2. 人体器官捐献　是指自愿、无偿提供具有特定生理功能的心脏、肺脏、肝脏、肾脏、胰腺或者小肠等人体器官的全部或者部分用于移植的活动。

(二) 脑死亡

根据《中国成人脑死亡判定标准与操作规范(第二版)》，脑死亡是以中枢性自主呼吸完全停止为首要特征的，包括脑干在内的全脑功能永久性丧失，患者昏迷原因明确，并排除各种原因引起的可逆性昏迷。

(三) 心脏死亡

1. 定义

(1)狭义心脏死亡：即心脏不可逆性停止搏动。最简单的临床判定方法为用听诊器听不到心跳，同时也触摸不到外周体表动脉搏动。最简单的临床客观检查及记录为心电图波形平直。狭义心脏死亡概念强调的是心搏停止本身，而不是大、小循环中血液流动的不可逆性终止。因此，狭义心脏死亡概念完全不适用于有体外循环设备或体外膜肺氧合介入的案例。

(2)广义心脏死亡：即心源性不可逆性血液循环终止。临床表现为：①听诊器听不到心跳。②触摸不到外周动脉搏动。③检测不到外周血压。最简单的临床客观检查为有创动脉压监测成平直线。广义心脏死亡概念强调的不仅仅是心脏停止搏动本身，而是心脏射血功能的终止。故广义心脏死亡亦称为不可逆性心源性循环终止死亡，简称循环死亡。

2. 我国现阶段如何界定心脏死亡　中国心肺复苏指南学术委员会、中国医学救援协会、中国医师协会急救复苏和灾难医学专业委员会、中国灾害防御协会救援医学专业委员会4个学术团体共同制订、编写的《中国心肺复苏指南2021（初稿）》指出，原则上对所有呼吸心搏停止的患者均应尽最大努力复苏，但存在下列情况时可考虑终止或不进行心肺复苏：①患者有有效的放弃复苏的遗嘱，或出现不可逆性死亡征象如断头、尸僵、尸腐等，可不进行心肺复苏。②如果心肺复苏持续30分钟，患者仍深昏迷，无自主呼吸，心电图成直线，脑干反射全部消失，可终止心肺复苏。

（四）器官捐献分类

1. 亲属活体器官捐献　公民享有捐献或者不捐献其人体器官的权利，对已经表示捐献其人体器官的意愿，有权予以撤销。任何组织或者个人不得强迫、欺骗或者利诱他人捐献人体器官。捐献人体器官的公民应是年满18周岁的具有完全民事行为能力的公民。活体器官的接受人限于活体器官捐献人的配偶、直系血亲或者三代以内的旁系血亲。

2. 公民逝世后器官捐献　公民逝世后器官捐献可分为脑死亡器官捐献和心脏死亡器官捐献。公民生前表示不同意捐献其遗体器官的，任何组织或者个人不得捐献、获取该公民的遗体器官；公民生前未表示不同意捐献其遗体器官的，该公民死亡后，其配偶、成年子女、父母可以共同决定捐献，决定捐献应当采用书面形式。

我国现阶段公民逝世后器官捐献分为三大类。

（1）中国一类（C-Ⅰ）：国际标准化脑死亡供者（donor of brain death，DBD）器官捐献，即脑死亡案例，经过严格医学检查后，各项指标符合脑死亡国际现行标准和《中国成人脑死亡判定标准与操作规范（第二版）》，由通过国家卫健委委托机构培训认证的脑死亡专家明确判定为脑死亡；家属完全理解并选择按脑死亡标准停止治疗、捐献器官；同时获得患者所在医院和相关领导部门的同意和支持。

（2）中国二类（C-Ⅱ）：国际标准化心脏死亡供者（donor of cardiac death，DCD）器官捐献，即包括Maastricht标准分类中的M-Ⅰ~Ⅴ类案例；其中M-Ⅰ、M-Ⅱ、M-Ⅳ、M-Ⅴ几乎没有争议，但成功概率较小，其器官产出对医疗技术、组织结构及运作效率的依赖性极强。M-Ⅲ所面临的主要问题是关于抢救与放弃抢救之间的医学及伦理学争论，须用具有法律效力的、权威性的医学标准、共识或指南来保证其规范化实施。

按照 1995 年和 2003 年修订的 Maastricht 标准，DCD 分为 5 大类。

1）M-Ⅰ：入院前已经宣告死亡，但时间不超过 45 分钟。

2）M-Ⅱ：于医院外发生心脏停搏，急诊入院后经心肺复苏 10 分钟无效，宣告死亡。

3）M-Ⅲ：受到严重的不可救治性损伤，通常为毁灭性脑外伤，但还没有完全达到或完全满足脑死亡的全套医学标准；同时生前有意愿捐献器官，经家属主动要求或同意，在 ICU 中有计划地撤除生命支持和治疗，主要手段为终止呼吸机人工通气给氧，使心脏缺氧而停搏及残余脑细胞彻底失活，等待死亡的发生。

4）M-Ⅳ：脑死亡判定成立后、器官捐献手术之前所发生的非计划性、非预见性心脏停搏。

5）M-Ⅴ：住院患者的心脏停搏（2003 年新增标准）。主要为 ICU 抢救过程中发生的非计划性、非预见性心脏停搏。

⑶ 中国三类（C-Ⅲ）：中国过渡时期脑 - 心双死亡标准器官捐献（donation after brain death plus cardiac death，DBCD），即虽已完全符合 DBD 标准，但鉴于脑死亡法律支持框架缺位，现仍严格按 DCD 程序实施；这样做实际上是将 C-Ⅰ类案例按 C-Ⅱ类处理，既类似 M-Ⅳ类，又不同于 M-Ⅳ类（M-Ⅳ为非计划性、非预见性脑死亡后心脏停搏）。

目前在我国主要推进的是中国三类（C-Ⅲ）器官捐献，即 DBCD，这也是具有中国特色的 DCD 器官捐献。

二、我国器官捐献相关法律法规

2023 年 12 月 4 日国务院公布《人体器官捐献和移植条例》，自 2024 年 5 月 1 日起施行。该条例指出人体器官捐献和移植工作坚持人民至上、生命至上。国家建立人体器官捐献和移植工作体系，推动人体器官捐献，规范人体器官获取和分配，提升人体器官移植服务能力，加强监督管理。国家鼓励遗体器官捐献，并加强人体器官捐献宣传教育和知识普及，促进形成有利于人体器官捐献的社会风尚。公民可以通过中国红十字会总会建立的登记服务系统表示捐献其遗体器官的意愿。申请人体器官移植手术的患者，其配偶、直系血亲或者三代以内旁系血亲曾经捐献遗体器官的，在同等条件下优先排序。2023 年 11 月 15 日国家卫生健康委员会共公布了 188 所具有人体器官移植执业资格的医疗机构名单。自 2017 年起,设每年 6 月 11 日为中国器官捐献日。

三、器官捐献流程

(一) 活体器官捐献申报流程

活体器官捐献流程见图 13-1。

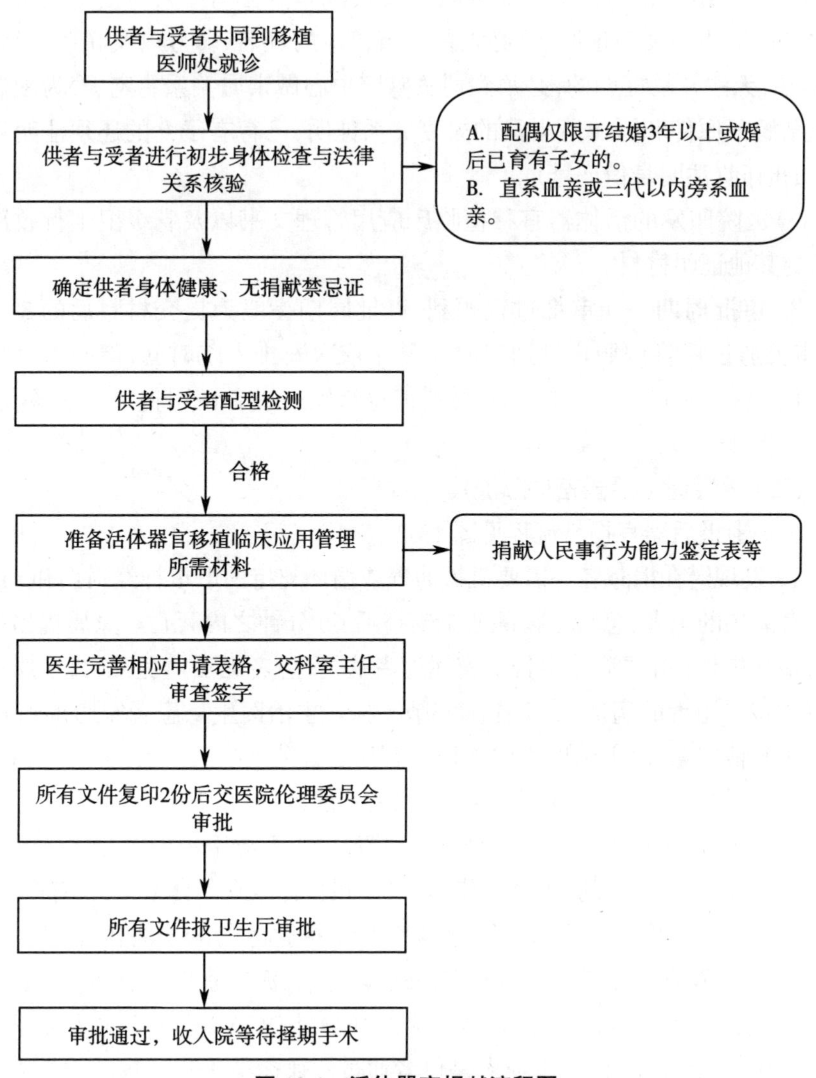

图 13-1　活体器官捐献流程图

1. 活体器官捐献人与接受人的关系　活体器官捐献人与接受人仅限于以下关系:①配偶。②直系血亲或者三代以内旁系血亲。

2. 伦理审查准备文件

(1)捐献人民事行为能力鉴定表。

(2)签署的活体器官捐献人自愿、无偿捐献器官的书面意愿和活体器官接受人同意接受捐献人捐献器官的书面意愿。

(3)供者与受者双方身份证和户口本原件及复印件、近期证件照。

(4)由户籍所在地公安机关开具的反映活体器官捐赠人与接受人亲属关系的户籍证明和关系证明(且必须留办事警员的姓名、警号以及联系电话,以备核实),无法开具证明的,必须到司法鉴定中心做亲属关系鉴定、若为配偶须提交结婚证原件和派出所出具的夫妻关系证明,已育有子女的还须注明育有子女的时间(注明身份证号)。

(5)医院印发的活体器官移植临床应用管理文书以及省级卫生行政部门要求的其他证明材料。

3. 审批周期　如审批过程顺利,审批周期一般为提交材料后的3~4个月,审批通过后将按照审批通过时间顺序依次安排入院时间,但并不意味着3~4个月后就一定可以入院。如材料信息有缺失或者证明材料无法核实,审批时间将延长。

(二)公民逝世后器官捐献流程

公民逝世后器官捐献流程见图13-2。

1. 发现潜在捐献者　需要机械通气或循环支持的严重神经损伤和/或其他器官衰竭的患者,患者在撤除心肺支持后60分钟之内死亡。家属提出撤除支持治疗申请:由主治医生告知家属患者病情,患者无法避免死亡,家属充分理解并接受患者的病情,决定撤除心肺支持。主治医生从患者家属得到DCD的口头知情同意,由主治医生向人体器官捐献办公室提交患者的基本资料,确定患者是否符合最低捐献标准。DCD供者一般评估:供者身份明确,年龄不超过65岁,无活动的HIV感染,无静脉注射毒品史,无滥用药物史,无血友病/凝血机制紊乱,无活动性的、未经治疗的全身细菌、病毒或者真菌感染,有严重的、不可逆的心肺或者神经损伤。预计撤除生命支持后将在60分钟内死亡。

2. 确定器官捐献者　人体器官捐献办公室指派器官捐献协调员到达捐献医院,与家属进行深入的访谈,向家属介绍和解释DCD的具体过程和要求。家属是指配偶、成年子女、父母或者是供者通过法律途径正式授权的委托人。无论是家属在撤除心肺支持之前自行提出的器官捐献,还是供者在清醒时提出的捐献意愿,均要在医疗文书上详细记录,并按照供者的临床状况和家属进行进一步的讨论,在家属充分理解器官捐献,并无任何反对捐献的意见后,医生在病历中详细记录，并由器官捐献协调员与家属签署正式的器官捐献知情同意书。

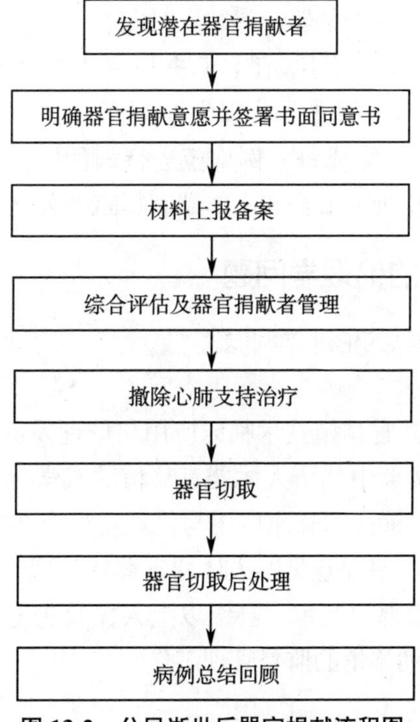

图 13-2　公民逝世后器官捐献流程图

3. 材料上报备案　将 DCD 材料上报医院捐献委员会或者伦理委员会备查，并由医院捐献委员会或者伦理委员会完善器官捐献的知情同意及相关法律程序，并监督器官捐献过程。同时上报省级人体器官捐献办公室。

4. 综合评估及器官捐献者管理　供者器官捐献须主治医生进行大量的综合评估及医疗干预，这些评估和干预都是为了潜在供者的健康而实施的。所有的医疗干预均要在供者（清醒时）或者直系亲属的同意下进行，并且要遵循知情同意和不伤害原则，不能因为器官捐献而限制或者减少能减轻供者痛苦的措施，也不能应用加快供者死亡的措施。

5. 撤除心肺支持治疗　若家属要求在撤除心肺支持治疗时在场，应允许他们的要求，供者心脏死亡后家属应立即撤离。移植医师或人体器官获取组织（organ procurement organization，OPO）人员不能在场，由 2 名或 2 名以上主治医师判断死亡。判断心脏死亡后，为确定循环停止的不可逆性或永久性，应观察 2~5 分钟，死亡过程录像备案。主治医师及器官捐献协调员应做好家属的安慰及关怀工作。

6. 器官切取　供者心脏死亡后,OPO人员方可介入,尽快开始捐献器官切取手术。准确记录手术开始时间,插管灌注时间,每个捐献器官切取时间,手术结束时间。尽量减少捐献器官热缺血时间。

7. 器官切取后处理　对于捐献器官摘取完毕的遗体,应当进行符合伦理原则的医学处理,除用于移植的器官以外,应当恢复遗体原貌。

8. 病例总结回顾　完成每一例均应进行病例回顾,并整理相关文件,上报医院捐献委员会或伦理委员会和人体器官捐献办公室,备案管理。

四、器官捐献的伦理学问题

(一) 活体器官捐献的伦理学问题

1. 伦理评估

(1)评估方:人体器官移植技术临床应用与伦理委员会由医学、法学、伦理学专家组成,且该委员会中从事人体器官移植的医学专家不超过委员会人数的1/4。由人体器官移植技术临床应用与伦理委员会2/3以上的委员同意,出具同意获取人体器官的书面意见。人体器官移植伦理委员会的组成和工作规则,由国务院卫生健康部门制定。县级以上人民政府卫生健康部门负责本行政区域人体器官捐献和移植的监督管理工作。

(2)评估内容

1)捐献人是否具有完全民事行为能力:《人体器官捐献和移植条例》规定,捐献人体器官的公民应当具有完全民事行为能力,任何组织或者个人不得获取未满18周岁公民的活体器官用于移植。

2)捐献人的捐献意愿是否真实:捐献人应当完全知情同意,自愿进行器官捐献,且应符合《关于规范活体器官移植的若干规定》及《人体器官捐献和移植条例》等法律的约束与保护,捐献人享有捐献或者不捐献其人体器官的权利,任何组织或者个人不得强迫、欺骗或者利诱他人捐献人体器官。

3)活体器官捐献人与接受人的关系:活体器官捐献人是否是活体器官的接受人的配偶、直系血亲或者三代以内旁系血亲。

4)器官接受人的状况:活体器官的配型与移植接受人的适应证是否符合伦理原则以及人体器官移植技术管理规范。

5)有无买卖或者变相买卖人体器官的情形:《人体器官捐献和移植条例》规定人体器官捐献应该遵循自愿、无偿原则,公民享有捐献或者不捐献其人体器官的权利。

2. 活体器官捐献伦理的深思与探讨　移植技术的不断发展,为许多疾病终末期受者带来了希望。但是,器官短缺与等待移植受者逐年增加之间的严重不平衡,导致我们不得不扩大潜在供者范围,亲属活体移植是解决器官短缺、家庭内自救的有效途径,而且亲属活体移植还有组织配型适合度高、供器官质量好、免疫抑制剂用量少、有利于把握手术时机等优点。研究显示,活体肾移植的短期和长期存活率明显高于遗体肾移植。移植学不仅仅需要相关法律法规的约束,还须有我们内在的道德与伦理法则去践行。

(二) 公民逝世后捐献器官的伦理学问题

1. 伦理评估

(1)评估方:同活体器官捐献。

(2)评估内容

1)公民生前表示不同意捐献:公民生前表示不同意捐献其遗体器官的,任何组织或者个人不得捐献、获取该公民的遗体器官。

2)公民生前没有明确表示反对捐献,死后由家属同意的器官捐献:公民生前未表示不同意捐献其遗体器官的,该公民死亡后,其配偶、成年子女、父母可以共同决定捐献,决定捐献应当采用书面形式。

3)捐献人死亡情况:遗体器官的摘取,必须在依法判定遗体器官捐献人死亡后进行。而且从事人体器官获取、移植的医务人员不得参与遗体器官捐献人的死亡判定。

4)杜绝器官买卖的发生:获取遗体器官前,从事遗体器官获取的医疗机构应当通知所在地省、自治区、直辖市红十字会。接到通知的红十字会应当及时指派 2 名以上人体器官捐献协调员对遗体器官获取进行见证。

5)尊重捐献人:对于器官摘取完毕的遗体,应当进行符合伦理原则的医学处理,除用于移植的器官以外,应当恢复遗体外观。

2. 公民逝世后器官捐献伦理的深思与探讨　活体器官捐献被定义为非不得已而为之,是对器官来源的一项补充,并不能作为器官捐献的主流。活体器官移植只在特定范围、有限的条件下进行。公民逝世后器官捐献目前是国内移植器官的主要获取途径,但其受传统文化、伦理观念及死亡标准界定的影响。2010 年 3 月,卫生部委托中国红十字会在我国正式启动以心脏死亡器官捐献为重点的人体器官捐献试点工作,红十字会依法参与、推动人体器官捐献工作,开展人体器官捐献的宣传动员、意愿登记、捐献见证、缅怀纪念、人道关怀等工作,加强人体器官捐献组织网络、协调员队伍的建设和管理。

(程 柳　李蕊利　郭 晖)

参考文献

[1] 中华医学会器官移植学分会围手术期管理学组. 肝衰竭肝移植围手术期管理中国专家共识 (2021 版)[J]. 中华消化外科杂志, 2021, 20 (8): 835-840.

[2] 中华医学会器官移植学分会围手术期管理学组. 肝移植围手术期营养支持专家共识 (2021 版)[J]. 中华器官移植杂志, 2021, 42 (7): 385-391.

[3] 郑树森, 徐骁. 中国肝移植受者代谢病管理专家共识 (2019 版)[J]. 器官移植, 2020, 11 (1): 19-29.

[4] 张洪涛, 李霄, 陶开山. 中国肝移植免疫抑制治疗与排斥反应诊疗规范 (2019 版)[J]. 中华移植杂志 (电子版), 2019, 13 (4): 262-268.

[5] 赵文君, 郭艺芳. 国内外新版高血压指南要点与解读 [J]. 中国心血管杂志, 2019, 24 (2): 99-101.

[6] 国家卫生计生委医管中心加速康复外科专家委员会. 中国肝移植围手术期加速康复管理专家共识 (2018 版)[J]. 中华普通外科杂志, 2018, 33 (3): 268-272.

[7] 严律南. 中国大陆活体肝移植的现状及展望 [J]. 中国普外基础与临床杂志, 2018, 25 (8): 897-899.

[8] 赵文君, 郭艺芳. 2018 年加拿大高血压管理指南要点解读 [J]. 中华老年心脑血管病杂志, 2018, 20 (12): 1342-1344.

[9] 李江, 潘澄. 2016 年活体肝移植受体指南——专家解读 [J]. 实用器官移植电子杂志, 2017, 5 (4): 249-257.

[10] 黄洁夫, 叶啟发. 建立中国模式的公民器官捐献体系, 为人民群众提供高质量的器官移植医疗服务 [J]. 武汉大学学报 (医学版), 2017, 38 (6): 861-865.

[11] 黄洁夫, 李焯辉, 郭志勇, 等. 中国器官捐献的发展历程 [J]. 中华重症医学电子杂志, 2017. 3 (2): 81-84.

[12] 冯磊, 徐明清. 胰肾联合移植治疗糖尿病的历史、现状及展望 [J]. 中国普外基础与临床杂志, 2015, 22 (12): 1535-1541.

[13] 王鑫, 申传安, 赵东旭. MEEK 微型皮片移植技术的研究进展及应用 [J]. 解放军医学杂志, 2018, 43 (3): 263-267.

[14] 张守鹏. 造血干细胞移植的免疫学基础研究 [J]. 中国科技成果, 2017, 18 (21): 14-15, 17.

[15] 常英军, 张圆圆. 异基因造血干细胞移植在血液肿瘤治疗中的研究进展 [J]. 白血病·淋巴瘤, 2017, 26 (2): 65-67, 82.

[16] 杨兵兵, 甘一峰, 陈鹏, 等. ABO 血型不合对异基因造血干细胞移植的影响 [J]. 中国实验血液学杂志, 2017, 25 (2): 535-540.

[17] 覃春捷, 刘练金, 章忠明, 等. 造血干细胞移植后肝静脉闭塞病的临床分析 [J]. 中华内

科杂志, 2018, 57 (7): 483-486.

[18] 周莹, 史晓芬, 张利敏, 等. 肺移植患者营养评估与营养支持研究进展 [J]. 护士进修杂志, 2021, 36 (2): 107-111.

[19] 丁思妍, 周海琴, 史晓芬, 等. 肺移植营养不良患者多学科营养管理方案的构建与应用 [J]. 护理学杂志, 2021, 36 (16): 1-5.

[20] 张帅, 郑珊珊, 廖仲恺, 等. 儿童心脏移植围术期处理 [J]. 实用器官移植电子杂志, 2021, 9 (4): 333-336.

[21] 解衍博, 侯剑峰, 刘盛, 等. 体外膜氧合机械辅助在心脏移植手术中的应用 [J]. 中华器官移植杂志, 2021, 42 (2): 100-103.

[22] 顾敏, 廖中凯, 石丽, 等. 心脏移植术后神经系统并发症研究进展 [J]. 中华移植杂志 (电子版), 2020, 14 (4): 255-257.

[23] 李飞, 王怡轩, 孙永丰, 等. 儿童心脏移植单中心临床分析 [J]. 中华移植杂志 (电子版), 2020, 14 (3): 172-176.

[24] 陈丽萍, 王慧华, 李燕君, 等. 心脏移植受者居家康复影响因素的多因素 Logistic 回归分析 [J]. 护理研究, 2019. 33 (14): 2464-2469.

[25] 中华医学会器官移植学分会. 中国心脏移植受者术前评估与准备技术规范 (2019 版) [J]. 中华移植杂志 (电子版), 2019, 13 (1): 1-7.

[26] 中华医学会器官移植学分会. 中国心脏移植免疫抑制治疗及排斥反应诊疗规范 (2019 版)[J]. 中华移植杂志 (电子版), 2019, 13 (1): 15-20.

[27] 国家卫生健康委员会医管中心加速康复外科专家委员会器官移植学组. 中国肾移植围手术期加速康复管理专家共识 (2018 版)[J]. 中华移植杂志 (电子版), 2018, 12 (4): 151-156.

[28] 陈柳, 陈英华, 曾宽. 心脏移植术后常见的早期并发症及其临床管理进展 [J]. 岭南现代临床外科, 2018, 18 (1): 101-104.

[29] 柴军武, 薛奋龙, 王凯, 等. 心脏移植后他克莫司预防急性排斥效果的研究 [J]. 实用器官移植电子杂志, 2017, 5 (5): 355-358.

[30] 胡盛寿. 中国心脏移植现状 [J]. 中国器官移植杂志, 2017, 38 (8): 449-454.

[31] 李雨琪, 张海波, 孟旭. 心脏移植术后并发症及研究现状 [J]. 实用器官移植电子杂志, 2017, 5 (5): 389-397.

[32] 田海, 陈巍, 谢宝栋, 等. 心脏移植长期存活受者免疫抑制治疗经验总结 [J]. 中华移植杂志: 电子版, 2017, 11 (1): 24-27.

[33] 俞杰, 宋云虎. 心脏移植远期常见并发症的诊断与防治 [J]. 青岛大学医学院学报, 2017, 53 (2): 249-252.

[34] 李杨, 薛武军.《肾移植围手术期处理操作规范 (2019 版)》解读 [J]. 实用器官移植电子杂志, 2021, 9 (2): 95-96.

[35] 中华医学会器官移植学分会. 中国实体器官移植术后高血压诊疗规范 (2019 版)[J]. 器官移植, 2019, 10 (2): 112-121.

[36] 中华医学会器官移植学分会, 中国医师协会器官移植医师分会. 中国活体供肾移植临床指南 (2016 版)[J]. 器官移植, 2016, 7 (6): 417-426.

[37] 中华医学会器官移植学分会, 中国医师协会器官移植医师分会. 中国肾移植受者免疫抑制治疗指南 (2016 版)[J]. 器官移植, 2016, 7 (5): 327-331.

[38] 中华医学会器官移植学分会, 中国医师协会器官移植医师分会. 中国儿童肾移植临床诊疗指南 (2015 版)[J]. 中华移植杂志 (电子版), 2016, 10 (1): 12-23.

[39] 中华医学会眼科学分会角膜病学组. 我国角膜移植手术用药专家共识 (2016 年)[J]. 中华眼科杂志, 2016, 52 (10): 733-737.

[40] 中华医学会眼科学分会角膜病学组. 我国角膜移植术专家共识 (2015 年)[J]. 中华眼科杂志, 2015, 51 (12): 888-891.

[41] 李为民, 刘伦旭. 呼吸系统疾病基础与临床 [M]. 北京: 人民卫生出版社, 2017.

[42] 冷亚美, 刘霆, 王颖莉. 血液科护理手册 [M]. 北京: 科学出版社, 2015.

[43] ALMODUMEEGH A, HEIDEKRUEGER PI, NINKOVIC M, et al. The MEEK technique: 10-year experience at a tertiary burn centre [J]. Int Wound J, 2017, 14 (4): 601-605.

[44] RODE H, MARTINEZ R, POTGIETER D, et al. Experience and outcomes of micrografting for major paediatric burns [J]. Burns, 2017, 43 (5): 1103-1110.

[45] WEIMANN A, BRAGA M, CARLI F, et al. ESPEN guideline: Clinical nutrition in surgery [J]. Clin Nutr, 2017, 36 (3): 623-650.

[46] JOMPHE V, LANDS LC, MAILHOT G. Nutritional requirements of lung transplant recipients: challenges and considerations [J]. Nutrients, 2018, 10 (6): 790.

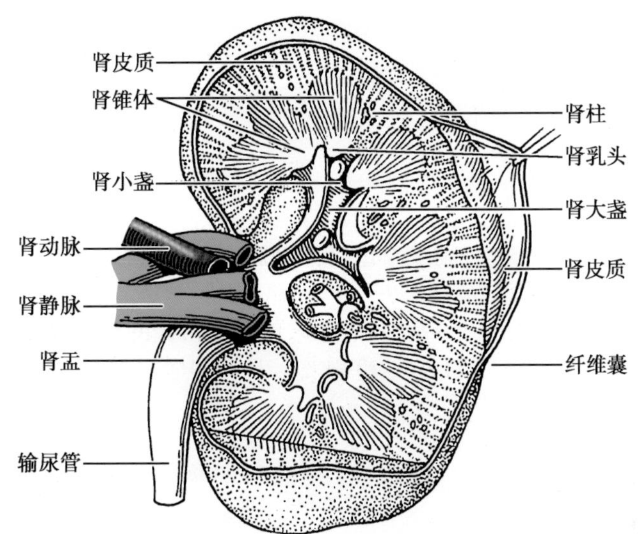

彩图 3-1　肾脏结构模式图

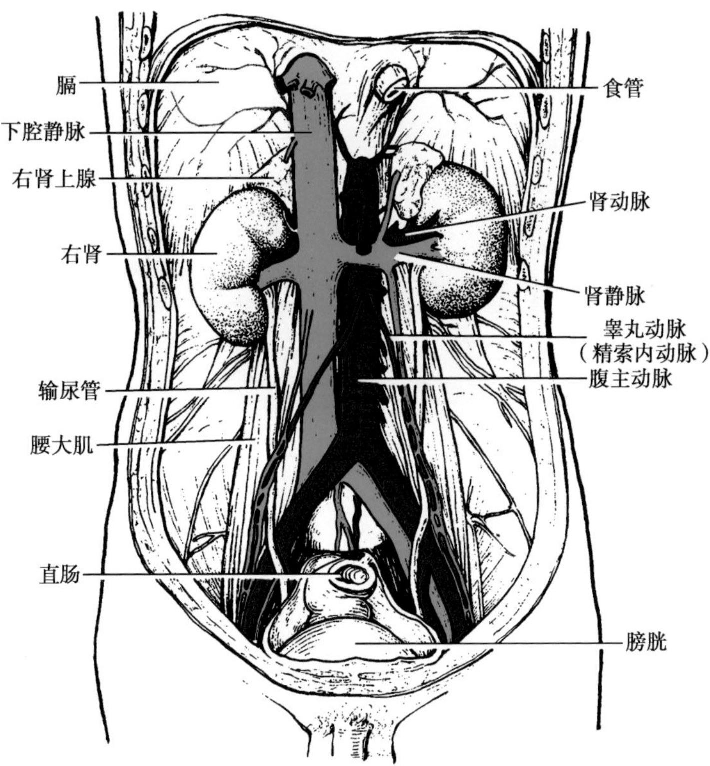

彩图 3-2　肾脏的位置

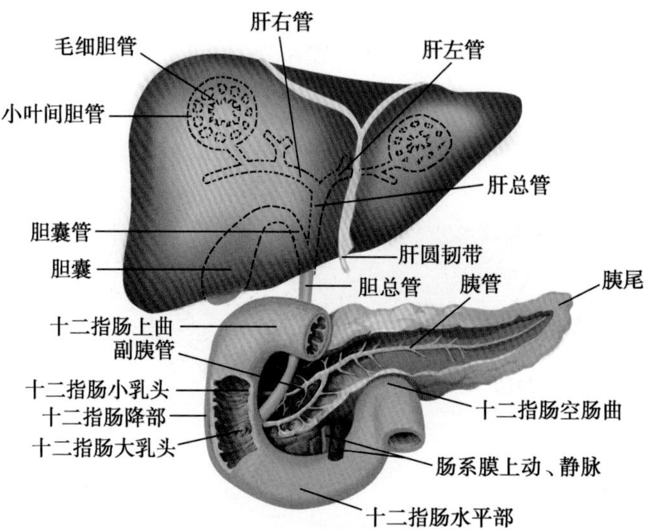

彩图 4-3 胆道系统、十二指肠和胰

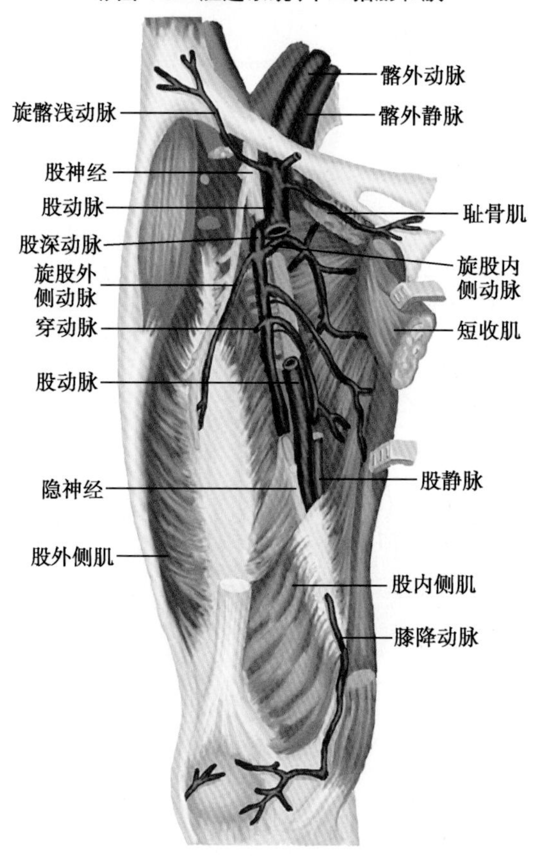

彩图 4-5 股动脉与股静脉毗邻关系示意图

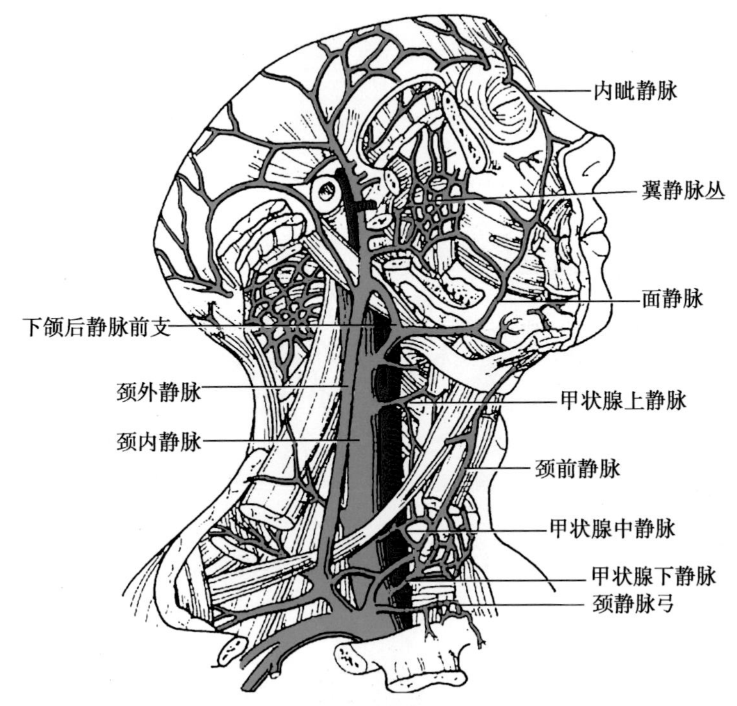

彩图 **4-6**　头颈部静脉

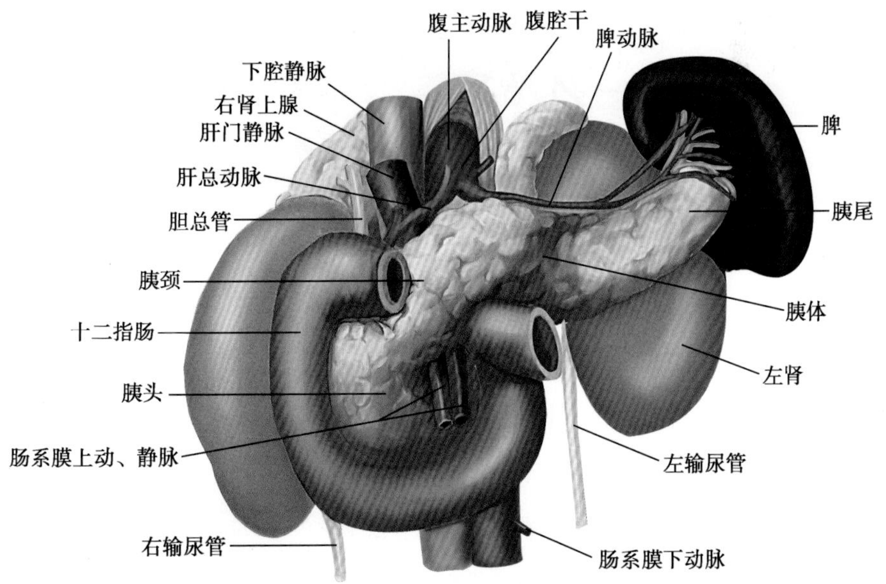

彩图 **5-1**　胰的分部与毗邻

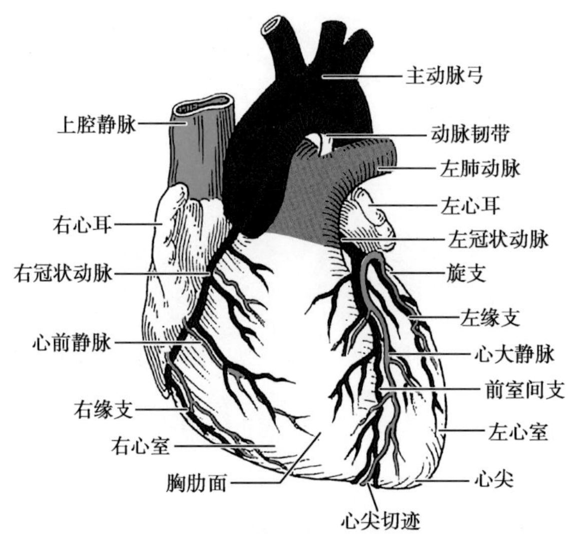

彩图 7-1　心脏的外形和血管(前面观)

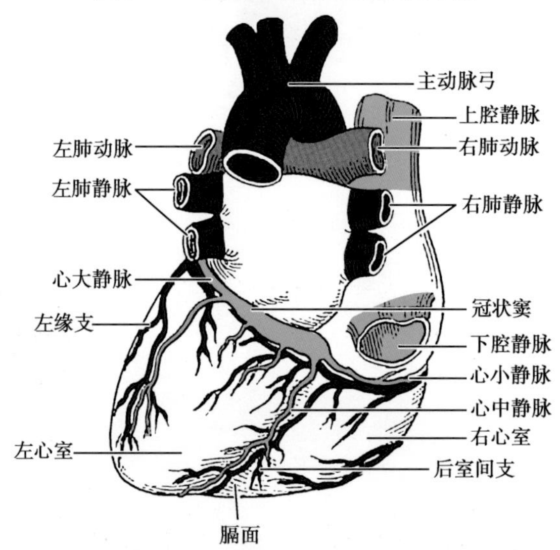

彩图 7-2　心脏的外形和血管(后面观)

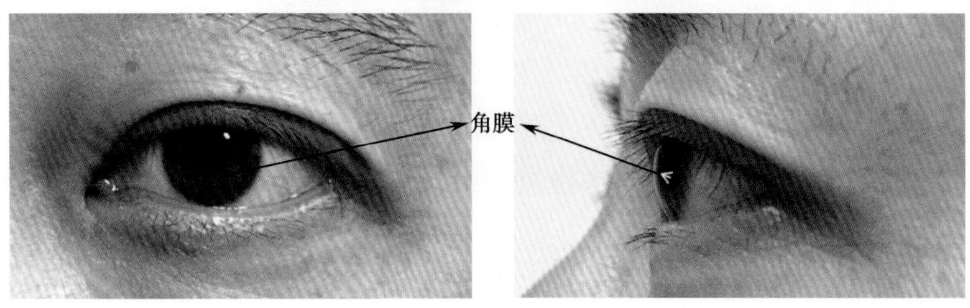

彩图 10-2　角膜的解剖位置

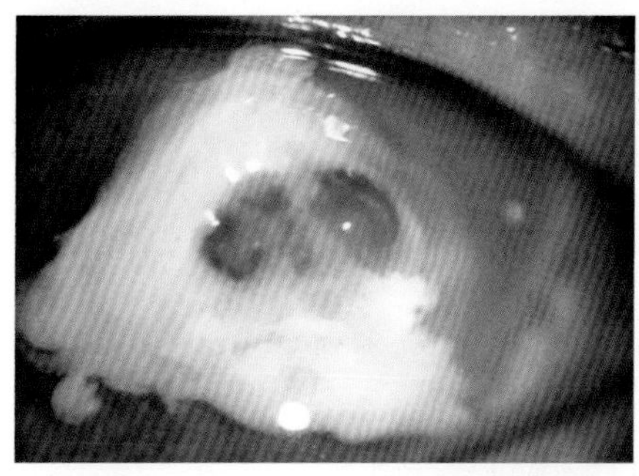

彩图 10-3　化脓性角膜溃疡伴穿孔

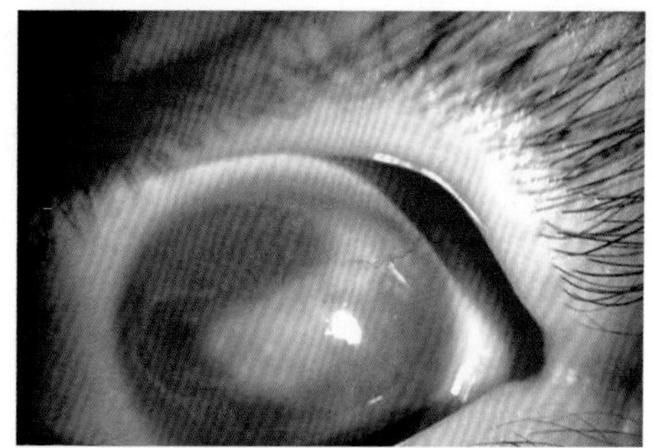

彩图 10-4　感染后形成的角膜白斑

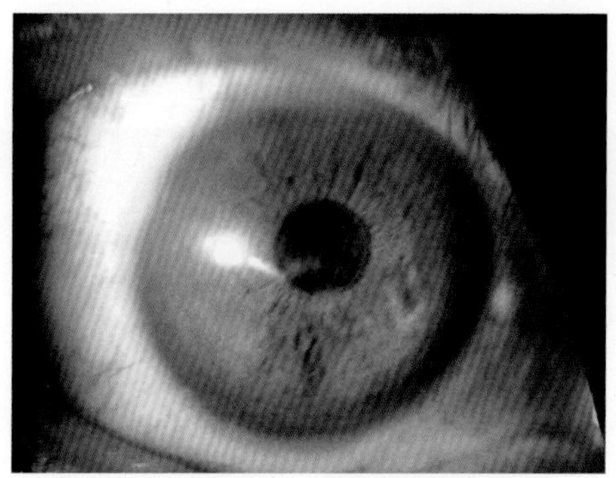

彩图 10-5　圆锥角膜正面图

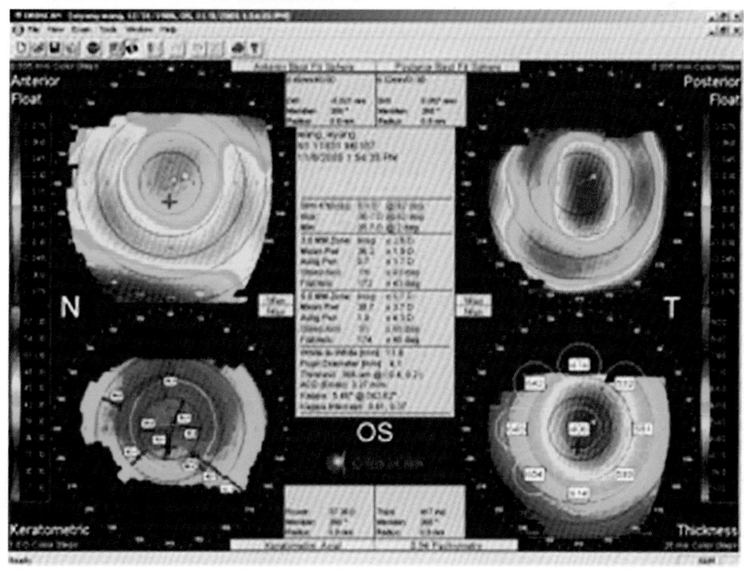

彩图 10-6　圆锥角膜地形图

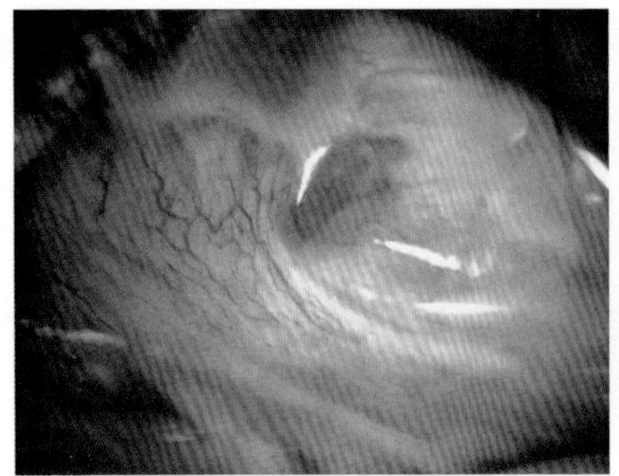

彩图 10-7　酸烧伤

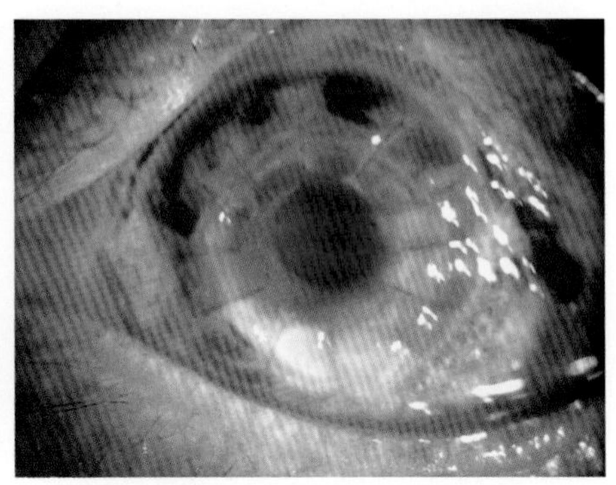

彩图 10-8　酸烧伤移植术后

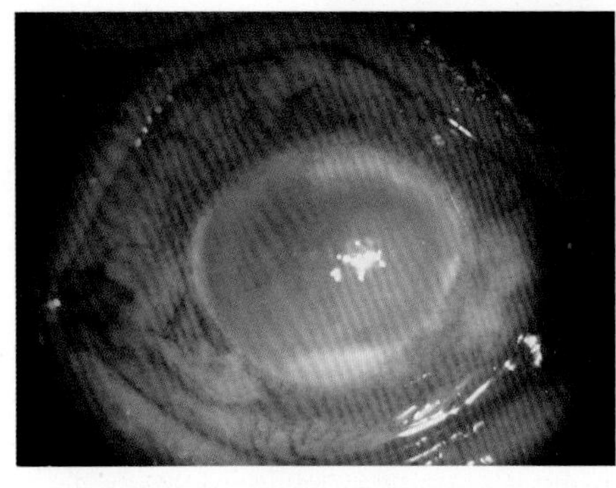

彩图 10-9　大泡性角膜病变：中央区上皮水肿，伴周边部角膜浸润

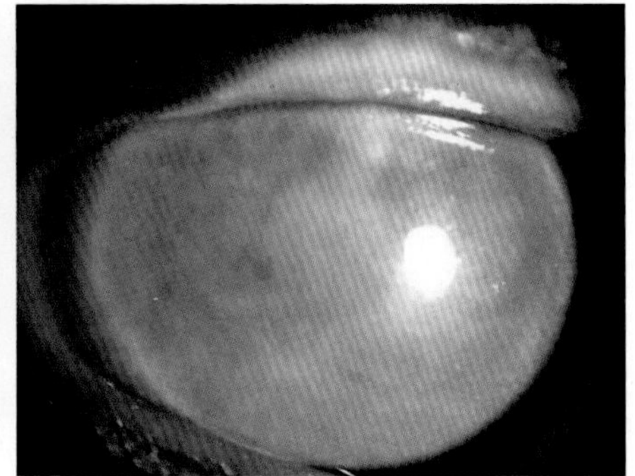

彩图 10-10　前弹力层变性

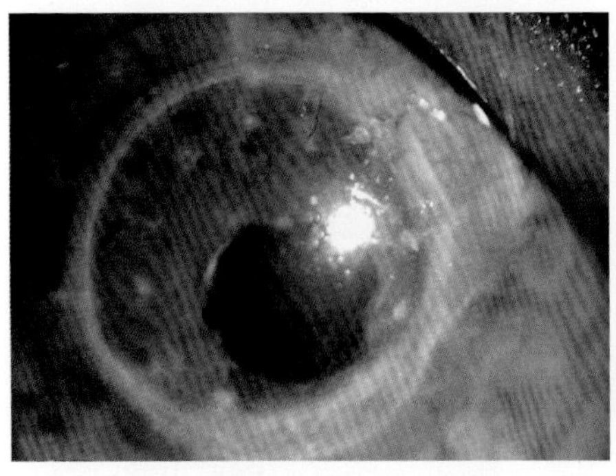

彩图 10-11　前弹力层变性移植术后 1 年

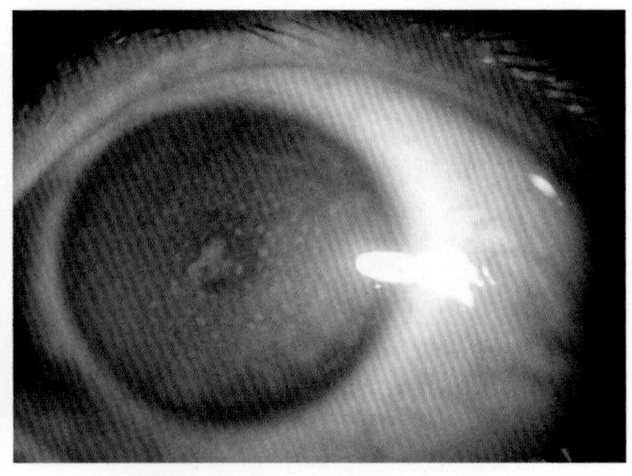

彩图 10-12　角膜营养不良图

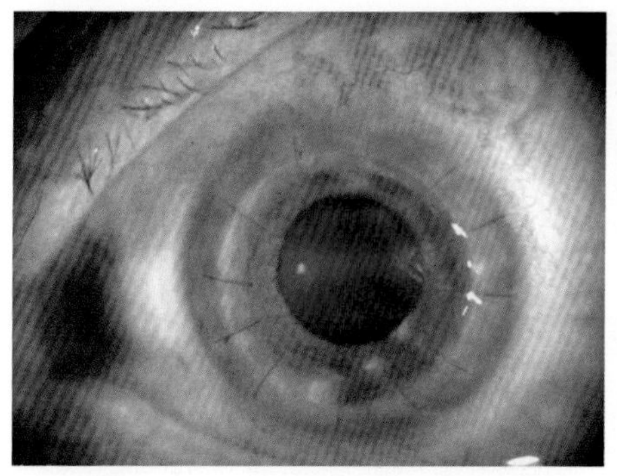

彩图 10-13　角膜营养不良移植术后

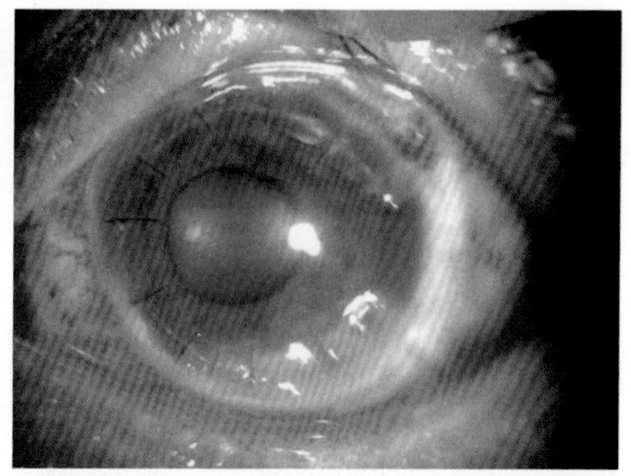

彩图 10-14　蚕食性角膜溃疡行板层角膜移植术后

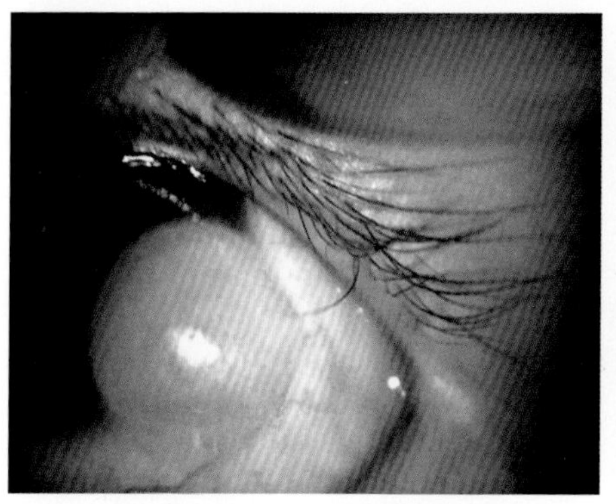

彩图 10-15　角膜皮样瘤

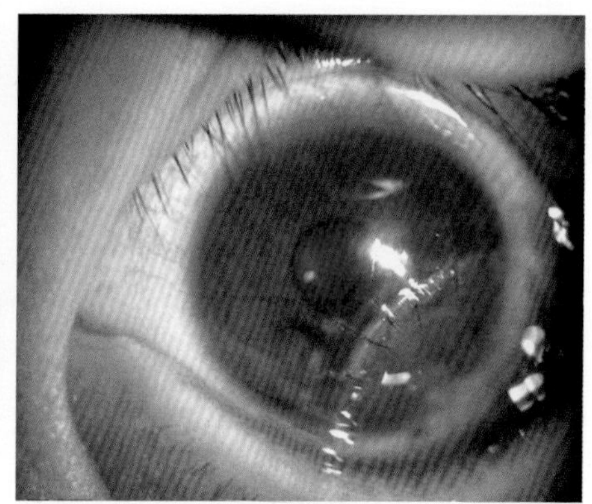

彩图 10-16　角膜皮样瘤行肿物切除联合板层角膜移植术后

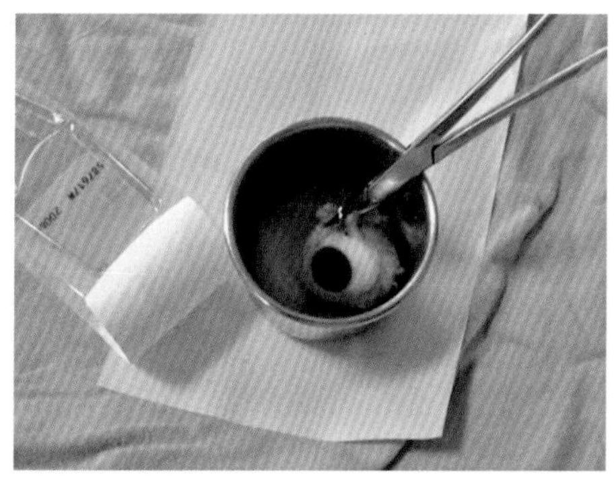

彩图 10-17　供体角膜的处理

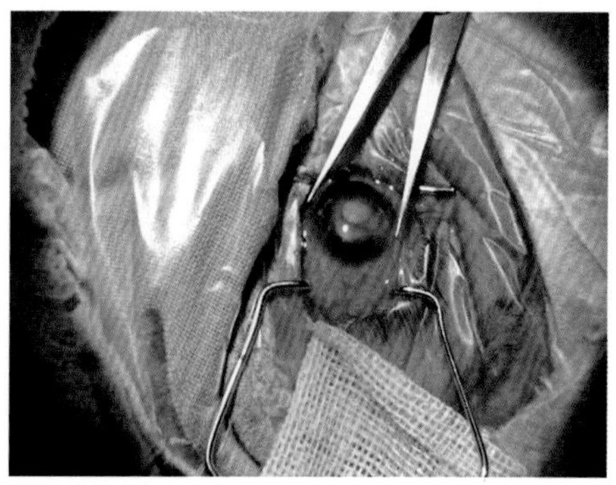

彩图 10-18　受体眼角膜的准备

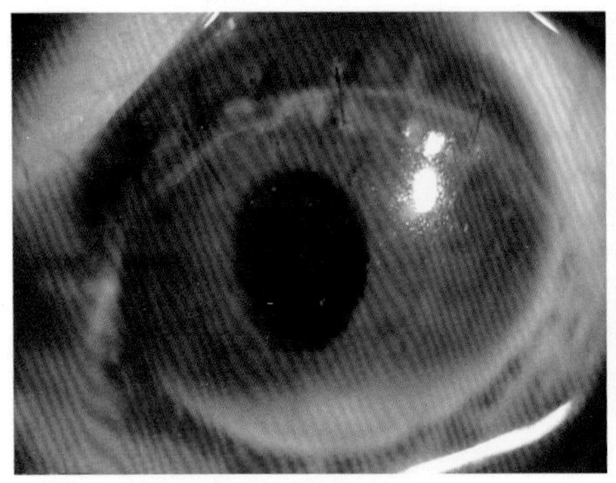

彩图 10-20　间断缝合

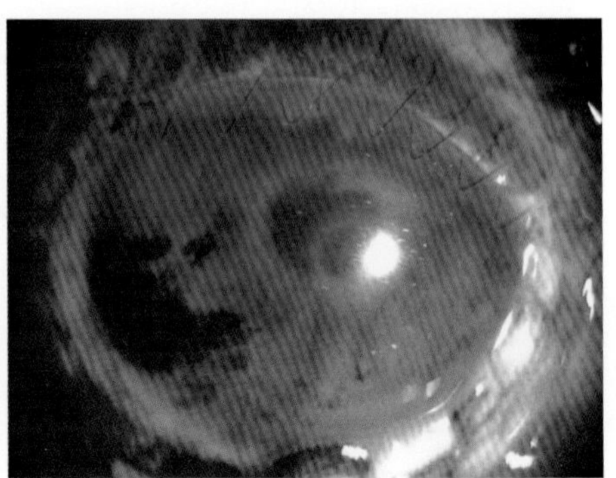

彩图 10-21　连续缝合

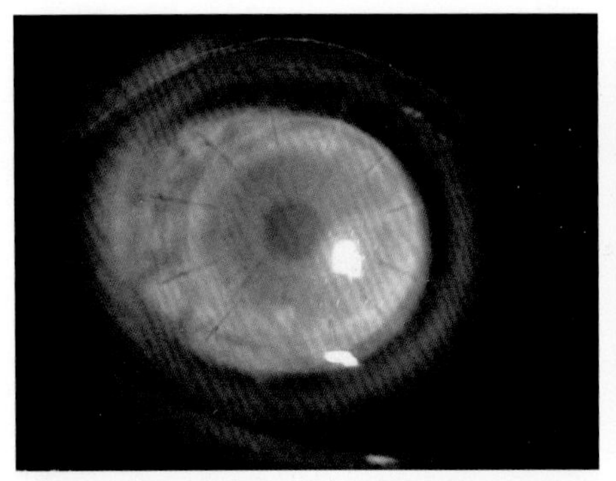

彩图 10-22　排斥反应出现后局部植片水肿

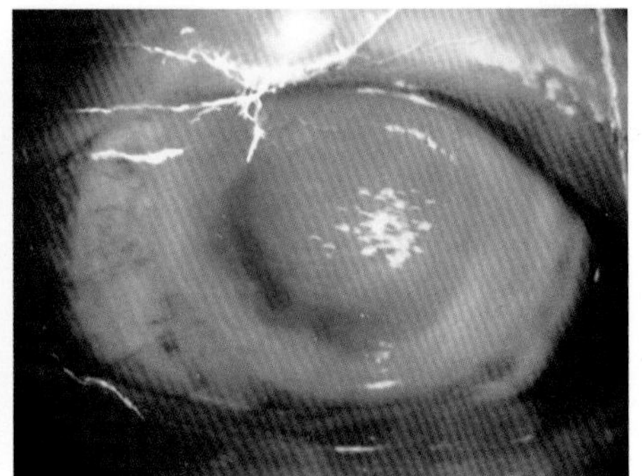

彩图 10-23　移植术后植片混浊

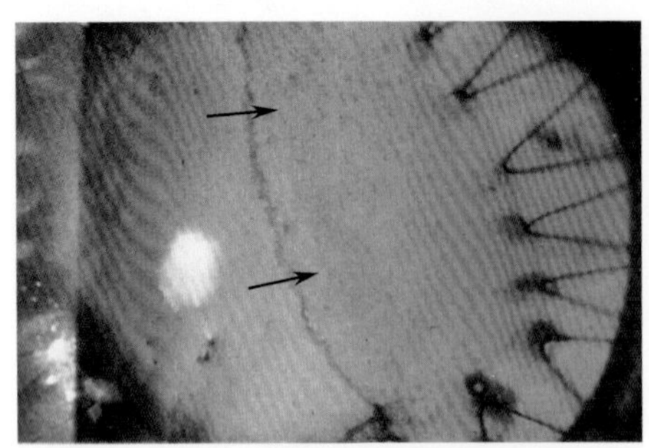

彩图 10-24　角膜移植术后内皮排斥反应

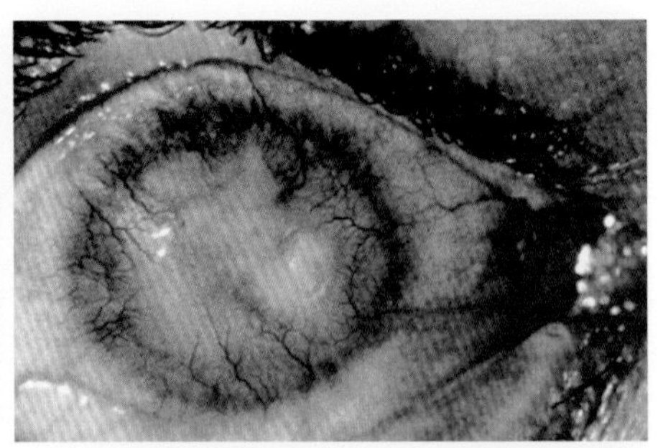

彩图 10-25　角膜植片全混浊伴新生血管